飞秒激光辅助白内障手术

Femtosecond Laser-Assisted Cataract Surgery Facts and Results

主　编　Zoltán Z. Nagy

主　审　王勤美　温州医科大学附属眼视光医院

主　译　赵云娥　黄锦海

副主译　胡　亮

译者(按姓氏笔画排序)

丁锡霞　温州医科大学附属眼视光医院
卢　奕　复旦大学附属眼耳鼻喉科医院
毕宏生　山东中医药大学附属眼科医院
李　明　温州医科大学附属眼视光医院
张　红　天津医科大学眼科医院
张劲松　中国医科大学附属第四医院
张素华　山西省眼科医院
张铭志　汕头大学·香港中文大学联合汕头国际眼科中心
赵云娥　温州医科大学附属眼视光医院
赵陈培　山东省眼科研究所青岛眼科医院
赵银莹　温州医科大学附属眼视光医院
胡　亮　温州医科大学附属眼视光医院
高蓉蓉　温州医科大学附属眼视光医院
黄子旭　河南省立眼科医院/河南省眼科研究所
黄锦海　温州医科大学附属眼视光医院
常平骏　温州医科大学附属眼视光医院

人民卫生出版社

图书在版编目（CIP）数据

飞秒激光辅助白内障手术/（匈）佐尔坦·Z. 纳吉（Zoltan Z. Nagy）主编；赵云娥，黄锦海主译. —北京：人民卫生出版社，2017
ISBN 978-7-117-25398-7

Ⅰ. ①飞… Ⅱ. ①佐… ②赵… ③黄… Ⅲ. ①白内障摘除术 Ⅳ. ①R779. 66

中国版本图书馆 CIP 数据核字(2017)第 285953 号

人卫智网	www. ipmph. com	医学教育、学术、考试、健康，购书智慧智能综合服务平台
人卫官网	www. pmph. com	人卫官方资讯发布平台

图字:01-2016-3243

飞秒激光辅助白内障手术

主　　译：赵云娥　黄锦海
出版发行：人民卫生出版社（中继线 010-59780011）
地　　址：北京市朝阳区潘家园南里 19 号
邮　　编：100021
E - mail：pmph @ pmph. com
购书热线：010-59787592　010-59787584　010-65264830
印　　刷：北京九州迅驰传媒文化有限公司
经　　销：新华书店
开　　本：889×1194　1/16　　**印张**：9
字　　数：279 千字
版　　次：2018 年 3 月第 1 版　2022 年 12 月第 1 版第 2 次印刷
标准书号：ISBN 978-7-117-25398-7/R · 25399
定　　价：120. 00 元
打击盗版举报电话：010-59787491　E-mail：WQ @ pmph. com
（凡属印装质量问题请与本社市场营销中心联系退换）

中文版序

科技的进步促进医疗新技术的飞速发展，现代眼科仪器的持续更新和改进促使现代白内障手术方式和技术的持续创新和发展。飞秒激光因其在眼组织的切割与分离中具有精确性高的优点，近7年来已成功应用于眼科屈光手术领域。

2009年*Nagy*教授首次报道用LenSx飞秒激光系统辅助进行白内障手术并取得成功，开创了飞秒激光应用于白内障手术的新纪元。与传统超声乳化吸除术相比，飞秒激光辅助的白内障手术在晶状体前囊膜切开、晶状体核裂解及角膜切口制作等方面有着明显的优越性。传统术式采用连续环形撕囊的方法，操作准确性和安全性因医师手术技巧不同而异，故术后人工晶状体移位的程度与发生率也因术者而异；而飞秒激光可以精确量化前囊膜切开这一步骤，通过OCT显像设备进行准确定位，其制作的前囊状切开的位置、大小与形状均具有良好的准确性和可重复性。飞秒激光辅助的白内障手术使白内障手术技术和效果进一步提升。

目前，全世界飞秒激光辅助的白内障手术实施量已经超过700 000例，随着飞秒激光系统应用范围的逐渐扩大，其优良的临床效果已得到验证。LenSx系统于2013年进入我国并应用于临床，全国已有上百家医院开展该手术，但是缺乏相应的参考书籍和专著，因此，及时引进和翻译国外权威著作可以弥补国内这一领域的空白。

本书的主编*Zoltán Z. Nagy*博士，是匈牙利森梅威思大学的眼科学教授，目前担任森梅威思大学健康科学学院的院长，他成功实施了全球首例飞秒激光辅助的白内障手术，并随后被授予“华林奖”（the Waring Prize）、“凯斯毕尔奖”（the Casebeer Prize）等多项荣誉。*Nagy*教授及其团队长期从事飞秒激光白内障手术领域的临床和基础研究工作，并取得了丰富的研究成果，近5年来已在国际权威期刊发表飞秒激光白内障手术相关论著20余篇。本书主译赵云娥教授在白内障、屈光手术领域已经开展了近30年的基础研究和临床研究工作，现任中华医学会眼科学分会专家会员，中华医学会眼科学分会白内障学组委员。主持多项国家级、省部级课题，在国际权威期刊IOVS、AJO、JCRS等发表SCI文章20余篇，以及中华眼科杂志、中华眼视光学和视觉科学杂志等文章数十篇。翻译团队成员中既有白内障和屈光手术医生、科研经验丰富的研究人员，又有一线临床工作的年轻医生，他们在付出辛勤汗水的同时也提升了自己的理论水平。

本书总结了*Nagy*教授及其团队5年来的研究成果，第一部分包含了飞秒激光白内障手术的研究热点和最新研究进展；第二部分则是*Nagy*教授等人发表的权威论著的合集。每个章节均以原版论著的形式呈现，章节末还附有参考文献，可供感兴趣的读者参阅。此著作不仅有临床研究进展，还包含了相关的基础研究成果，内容新颖、丰富，图文并茂，可供从事本专业和相关学科工作的临床医生和研究生参考，对力求在临床实践中与时俱进、不断创新的眼科医生而言，本书颇值一读。

姚 克

2017年12月 于杭州

主 译 简 介

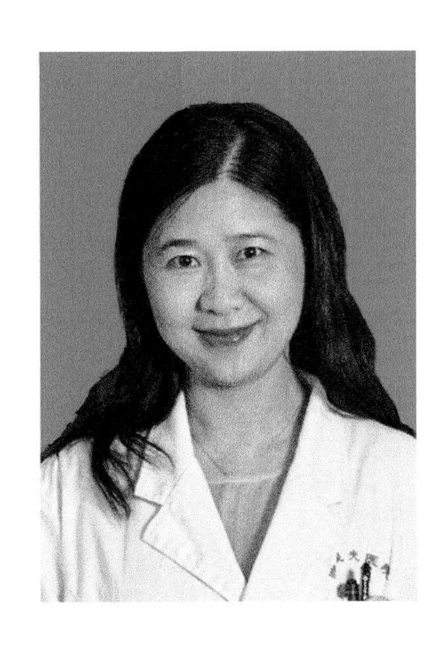

赵云娥,教授、主任医师、硕士研究生导师,现任温州医科大学眼视光学院附属眼视光医院、生物医学工程学院副院长,杭州院区白内障、屈光手术中心主任。任中华医学会眼科学分会专家会员、白内障学组委员、中国女医师协会视光学专业委员会副主任委员、中国医师协会眼科医师委员会白内障学组委员、浙江省康复医学会视觉功能专业委员会委员、温州市医学会眼科学分会委员。

赵云娥教授在我国晶状体病和视觉科学领域已经开展了近30年的基础研究和应用研究工作。研究方向主要有:白内障手术精准测量和精准手术方面的研究,屈光性白内障手术的功能学方面的研究,儿童晶状体病的基础和临床研究。在该领域的研究目前处于国内外先进水平,相关研究已在 *Investigative Ophthalmology & Visual Science*、*American Journal of Ophthalmology*、*Journal of Cataract & Refractive Surgery* 等权威专业期刊上发表论文。主持国家自然基金、省自然基金、省重点研发项目以及其他省部级课题多项,参与国家重点研发项目两项,主持浙江省创新学科儿童晶状体病学。致力于眼视光学的教学和教学改革探索,曾作为主要完成者获国家级教学成果二等奖、浙江省教学成果一等奖、浙江省高等教育教学成果奖二等奖等。开展白内障超声乳化手术技能训练和新进展继续教育项目已持续10年,多次在全国眼科年会进行现场手术演示,并开展数千人培训。

主 译 简 介

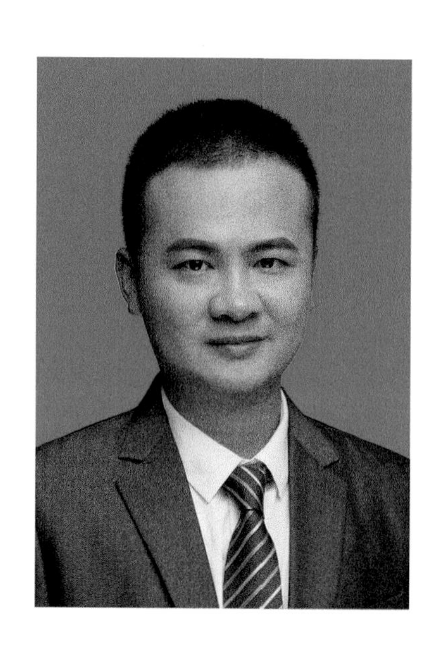

黄锦海,副主任主治医师、医学博士、硕士研究生导师。现任"国家眼视光工程技术研究中心·眼科和视光仪器评估与应用研究所"副所长,温州医科大学附属眼视光医院临床研究中心副主任,OCULUS 亚太科研培训中心副主任,眼科和视光学新技术评估与应用研究组组长,中国眼科超声委员会委员,中华预防医学会循证预防医学专业委员会循证医学方法学组委员。访美、访澳学者。美国白内障和屈光手术协会(ASCRS)会员,欧洲白内障和屈光手术协会(ESCRS)会员,美国眼科学会(AAO)会员,美国眼科和视觉研究学会(ARVO)会员。*PLOS ONE* 编委,*Ophthalmology*、*JCRS* 等 7 家国际权威眼科杂志专业审稿人。

对屈光手术、眼球生物测量技术、中高端医疗设备进行了大量的试验研究和临床应用评估,完成具有自主知识产权的眼科三维眼前节测量分析仪的研制,首次提出并建立了 SS-OCT 作为新的眼科生物测量技术"金标准"。被美国科学家与工程技术人员名人传记 *MARQUIS WHO'S WHO* 2015—2016 年第 33 版收录。获浙江省医药卫生科技奖一等奖、温州市科技进步一等奖、"Faculty of 1000 Medicine"优秀 F1000 论文、"国际眼科学学术会议"青年论文奖等奖励。先后主持和参与了国家自然基金、"十三五"国家重点研发计划、国家重大行业专项、浙江省卫生厅重大项目等 20 个研究项目,在 *NEJM*、*Lancet*、*JAMA*、*BMJ*、*Ophthalmology* 等国内外权威专业核心期刊发表及收录学术论文 110 篇,主编(译)、参编(译)眼科专著 5 部,其中高等教育"十二五"国家级规划教材、卫计委"十三五"国家级规划教材 2 部。

编 者 名 录

Ahmed A. Abdou, MD, PhD (Classic Paper 12)
Vissum Corporation
Alicante, Spain
Ophthalmology Department
Assiut University Hospital
Egypt

Jorge L. Alió, MD, PhD (Classic Papers 2, 7, 12)
Department of Ophthalmology
Universidad Miguel Hernández
Vissum Corporation
Alicante, Spain

Roberto Bellucci, MD (Foreword)
Director of Hospital Ophthalmology
Hospital and University of Verona
Verona, Italy

Zoltán I. Bocskai (Original Chapter 5)
Department of Structural Mechanics
Budapest University of Technology and Economics
Budapest, Hungary

Imre Bojtár, PhD, CSc (Original Chapter 5)
Department of Structural Mechanics
Budapest University of Technology and Economics
Budapest, Hungary

Eric Donnenfeld, MD (Foreword; Classic Papers 2, 9)
Clinical Professor of Ophthalmology
New York University
New York, New York
Trustee
Dartmouth Medical School
Hanover, New Hampshire

Árpád Dunai, MD (Original Chapter 8)
Department of Ophthalmology
Semmelweis University
Budapest, Hungary

Mónika Ecsedy, MD, PhD (Original Chapter 9; Classic Paper 10)
Department of Ophthalmology
Semmelweis University
Budapest, Hungary

Roberto Fernández-Buenaga, MD (Classic Paper 12)
Vissum Corporation
Alicante, Spain

Tamás Filkorn, MD (Original Chapters 6, 7; Classic Papers 1, 2, 8, 10, 11, 12, 13, 14, 15)
Department of Ophthalmology
Semmelweis University
Budapest, Hungary

Róbert Gergely, MD (Classic Papers 13, 15)
Department of Ophthalmology
Semmelweis University
Budapest, Hungary

Andrea Gyenes, MD (Original Chapter 13; Classic Paper 15)
Department of Ophthalmology
Semmelweis University
Budapest, Hungary

Éva Horváth, MD (Original Chapter 6; Classic Paper 8)
Department of Ophthalmology
Semmelweis University
Budapest, Hungary

Jaime Javaloy, MD, PhD (Classic Paper 12)
Vissum Corporation
Alicante, Spain
Division of Ophthalmology
Universidad Miguel Hernández
Alicante, Spain

Éva Juhász, MD (Original Chapter 13; Classic Paper 14)
Department of Ophthalmology
Semmelweis University
Budapest, Hungary

Tibor Juhasz, PhD, DSc (Original Chapter 1; Classic Paper 2)
Department of Ophthalmology
Semmelweis University
Budapest, Hungary
Department of Ophthalmology
University of California–Irvine
Irvine, California

Zoltán Kiss, PhD (Original Chapter 5)
Department of Polymer Engineering
Budapest University of Technology and Economics
Budapest, Hungary

Michael C. Knorz, MD (Original Chapters 6, 7, 8; Classic Papers 2, 3, 4, 5, 6, 7, 8, 9, 11, 13, 14)
Medical Faculty
Mannheim of Heidelberg University
FreeVis LASIK Center
Medical University of Mannheim
Mannheim, Germany

Illés Kovács, MD, PhD (Original Chapters 6, 7, 9, 11; Classic Papers 3, 4, 7, 8, 9, 10, 11, 15)
Department of Ophthalmology
Semmelweis University
Budapest, Hungary

Kinga Kránitz, MD (Original Chapters 4, 6, 8, 11, 13; Classic Papers 2, 3, 4, 5, 6, 7, 9, 13, 15)
Department of Ophthalmology
Semmelweis University
Budapest, Hungary

Ronald R. Krueger, MD, MSE (Foreword)
Professor of Ophthalmology
Lerner College of Medicine of Case Western Reserve University
Medical Director
Department of Refractive Surgery
Cole Eye Institute
Cleveland, Ohio

Kata Miháltz, MD, PhD (Original Chapter 7; Classic Papers 3, 4, 5, 6, 7, 10, 11)
Department of Ophthalmology
Semmelweis University
Budapest, Hungary

Rudy M. Nuijts, MD, PhD (Classic Paper 9)
University Eye Clinic Maastricht
Maastricht University Medical Centre
Maastricht, The Netherlands

Gábor László Sándor, MD (Original Chapter 5; Classic Papers 5, 9, 14)
Department of Ophthalmology
Semmelweis University
Budapest, Hungary

Melvin Sarayba, MD (Classic Paper 1)
LenSx Lasers Inc
Aliso Viejo, California

Gabor Mark Somfai, MD, PhD (Original Chapter 9)
Department of Ophthalmology
Semmelweis University
Budapest, Hungary

Felipe Soria, MD (Classic Paper 12)
Vissum Corporation
Alicante, Spain

Andrea Szigeti, MD (Classic Papers 6, 14)
Department of Ophthalmology
Semmelweis University
Budapest, Hungary

Ágnes I. Takács, MD (Original Chapters 5, 6, 7, 13; Classic Papers 1, 2, 3, 4, 5, 6, 7, 8, 10, 11, 13, 14, 15)
Department of Ophthalmology
Semmelweis University
Budapest, Hungary

目　录

第一部分　原创章节

第二部分　经典论文

第一部分

原 创 章 节

第1章

竞争激烈的白内障手术飞秒激光技术

Tibor Juhasz, PhD, DSc

摘　要

在过去几年间,飞秒激光技术在白内障手术中的应用快速发展。这些设备在外形、软件和患者接口方面有所不同,但它们有相同的基本特点。它们都采用三维光学成像模式来确定手术目标的准确位置,且应用飞秒激光脉冲完成手术切口。由于飞秒激光的局部组织效应和最小化的周边组织损伤,飞秒激光在20世纪90年代初期成为实用技术,其在高精度眼科手术中的价值很快得到关注。由于其相对简单地通过接触镜置于眼球表面进行激光传输,该技术在20世纪90年代后期首先被尝试应用于飞秒激光角膜手术。在过去10年里,这些设备成为许多国家准分子激光手术(LASIK)制作角膜瓣的主要工具。更高精度的成像技术能够越过角膜精确地定位其他组织,如晶状体,这促使了飞秒激光白内障手术的发展。在此章节中,将简要描述飞秒激光白内障手术技术的基本原理和操作特点,并讨论各技术间的异同点。

最近发展的激光技术,如飞秒激光,在眼科手术中获得早期的应用。手术主要利用了飞秒激光光爆破的特性。光爆破是一个基于透明组织离子化的复杂非线性过程[1]。在无机材料中,组织光爆破开始于激光诱导光学分解,高度聚焦的、瞬时高频的激光脉冲生成高强度电场,从而形成由自由电子和离子混合而成的等离子态。激光生成的热等离子体以超音速向周围组织扩张[1~5]。随着等离子体扩张减速,超音速光波前移,像一个冲击波穿过组织。这个冲击波随着传播损失能量和速度,降为普通的声波并最终消散[6]。相较于局部的热扩散时间常数,等离子体传热扩张发生在一个非常短时间内,因此限制了热损伤。等离子体在冷却过程中会蒸发掉小部分组织,最终形成一个空泡。这个空泡主要由 CO_2、N_2 和 H_2O 构成,这些可以从组织扩散出去[7]。

Nd:YAG 纳秒脉冲激光(钇铝石榴石激光)光爆破在20世纪80年代早期已经被临床广泛地应用在后囊膜切开术、深层巩膜切开术方面[8]。由于纳秒脉冲激光的持续时间和高能量阈值,这些手术会产生相对较大的周围组织损伤。激光-组织交互作用的研究表明,当脉冲持续时间缩短到几百飞秒范围内[9],光爆破阈值(和组织内累积的激光能量值)可以明显地减小。激光脉冲能量的减少导致更小的冲击波和空泡。切口的制作是通过扫描激光脉冲的焦点,将相邻的空泡融合,从而形成组织裂解。飞秒激光光爆破,明显地降低了空泡大小,形成了更精准的切口,而冲击波范围减小后更重要的结果是对周边组织损伤的最小化。此外,小型二极管泵浦飞秒激光的发展,例如基于 Nd:玻璃和镱的激光晶体,在眼科手术领域展现出长远的商业发展潜力[10]。

眼科飞秒激光的操作原理

白内障摘除联合人工晶状体植入手术是目前世界上最常见的眼科手术，也是最常见的用于矫正屈光不正的眼科手术，手术量更是角膜屈光手术的5倍以上[11]。在发达国家，超声乳化手术是白内障手术的主流术式，占比超过90%[12,13]。虽然最近晶状体（IOL）技术有一定的发展，然而在过去二十年里，包括角膜切口的制作，撕囊和超声乳化劈核在内的最基本的超声乳化术步骤仍大致保持不变。

尽管有很高的成功率，但每个手工步骤在安全和效率方面仍有改善的空间。例如，手工撕囊有近1%概率造成囊膜破裂以及有限的撕囊直径预测性，这些因素都会影响到人工晶状体的居中性、术后前房深度及后囊膜混浊发生率[14~18]。尽管有证据表明，与传统超声乳化技术相比，劈核技术可以减少超声能量的使用，但是充满挑战的劈核技术难度阻碍了它的广泛应用[18]。

精密的飞秒激光技术可应用于白内障手术的各个步骤[9,19~22]。为了更深刻地理解白内障飞秒激光技术的原理，简单回顾角膜屈光手术中飞秒激光的特性是非常有必要的，因为它的发展要早于白内障飞秒激光技术。

一、角膜飞秒激光操作原理

角膜成为应用飞秒激光手术的首个靶组织，因为它位于眼表，无血管，中心厚度只有500~600μm，故角膜能够用可忽略的非线性效应传递飞秒脉冲。近红外线波段的飞秒激光应用没有任何限制，角膜在小于1.2μm波长的近红外线波段有高度的透光度。

图1角膜飞秒激光的结构框架图。最主要的结构框架是激光光源（或者发动机），传输系统，患者接口和控制系统。

由于高精密度的角膜切割需要产生直径小于10μm的空气泡，所以必须使用低能量的激光脉冲。这需要极大的限制激光脉冲持续时间。既往针对角膜表面光爆破损伤阈值的研究表明，脉冲时长从纳秒降至几百飞秒内时，损伤阈值会显著降低[10]。因此，商业上可获得的飞秒激光脉冲持续时间范围是200~800fs。

为了将周围组织的损伤降至最低，每次脉冲的能量最好设定在尽可能接近爆破阈值的范围。第一个商用激光采用的脉冲能量是1~3μJ，近期角膜激光系统的能量在亚微焦范围。

由于角膜瓣制作需要几百万激光脉冲以及极短

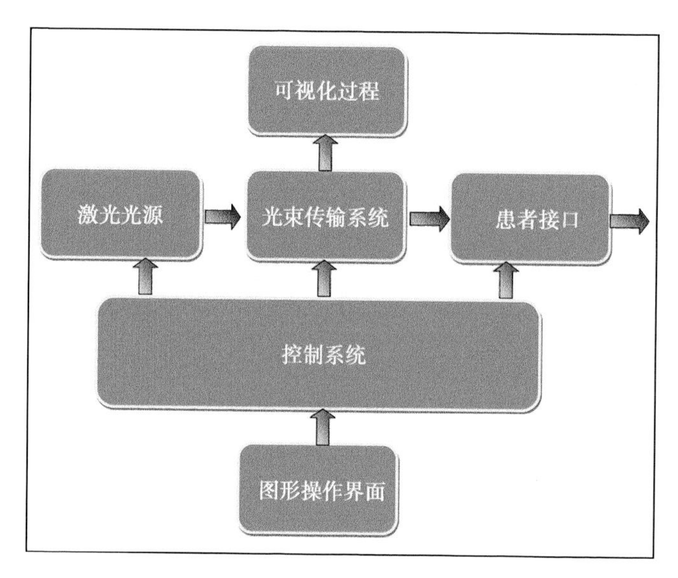

图1　角膜飞秒激光的原理图

的操作时间，故角膜飞秒激光的重复率必须要非常高。事实上，在角膜飞秒激光发展过程中，重复率是技术关键。第一台飞秒激光的重复率是15kHz（IntraLase Inc，加利福尼亚州尔湾市），现在市场上的所有系统都有更高的重复率，从150kHz到兆赫范围（Ziemer AG，瑞士波里）。尽管重复率是十分重要的参数，但操作时间并不与这个值成反比。因为高重复率的激光会使用低能量脉冲且各脉冲间的能量相近，所以比低重复率的激光需要更多的脉冲，这在一定程度上限制了操作时间的缩短。第一台飞秒激光系统（IntraLase），操作时间约1分钟，现在市场上大部分激光创建角膜瓣时间为10~20秒。

尽管飞秒激光光源在角膜激光系统中是技术上最先进的组成模块，但光束传输设备也同样重要且价格高。光束传输设备最重要的特性是聚焦物镜的数值孔径，这决定了系统的光斑大小。为了获得更小的光斑尺寸，系统使用更小的脉冲能量，从而提供更精确的角膜瓣深度。因此，所有商业化的角膜飞秒激光系统的设计者们绞尽脑汁，尽可能地设计出最小的光斑尺寸。对比不同角膜激光系统的光斑尺寸是十分困难的，因为关于光斑尺寸的定义五花八门，但许多企业声称他们的光斑尺寸是在2~3μm直径范围。光束传输系统设计中最具挑战的难点，是在通常尺寸为直径10mm、深度1mm的整个柱形扫描范围内，实现均质的、无失真的光斑。光束应用三维扫描系统进行扫描。深度扫描（通常被称为Z轴扫描）是通过一个移动的镜头获得，侧向扫描（X-Y轴扫描）是通过改变快速扫描电机上小镜片的角度获得。

飞秒激光的密闭空间手术效应，与角膜表面激光焦点的精细空间控制,共同决定了高精准的角膜切割。为了达到以上效果,所有角膜手术都采用负压吸引环、接触镜(或平或弯曲),放置在激光输出系统的末端。负压吸引环固定眼球,使得角膜前表面曲率暂时与接触镜曲率一致(图2)。切割深度校准与接触镜下表面相关,它提供了一个校准激光的参考平面,切割深度的精度在10μm以内[23]。角膜瓣制作是通过激光脉冲螺旋或者光栅模式扫描预定深度,创建一个平行于角膜压平平面的切割面。然后,在接近角膜表面开始渐进弧形扫描,创建一个铰链侧切。制作好角膜瓣,释放负压吸引环,移除压平接触镜。随后,翻起角膜瓣以便于激光治疗。

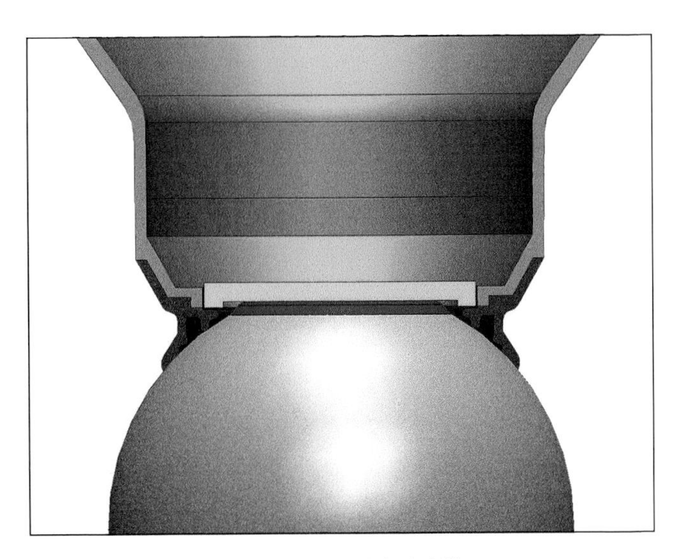

图2 平坦的压平式患者接口

临床研究表明,角膜飞秒激光系统可以制作重现性很好的100μm厚度的角膜瓣[23]。飞秒激光角膜瓣的精确性和重复性通常超过传统机械角膜板层刀,从而实现更一致的手术效果和安全性[23,24]。

自2001年,数台角膜飞秒激光系统进入市场,主要用于LASIK角膜瓣制作[24]。尽管在当前的市场可获得各种新设备,但大部分角膜瓣制作手术仍采用不同代的IntraLase设备进行(Abbott Medical Optics,加利福尼亚州圣安娜市)。

角膜瓣制作是角膜飞秒激光系统最常见的应用。一些采用全飞秒激光进行屈光手术的技术还处于临床研究阶段,包括移除激光切割微透镜[25],以及选择性飞秒激光治疗诱导的组织结构破坏和角膜生物力学改变等[26]。

除了角膜屈光手术,角膜飞秒激光技术在各种角膜移植手术中也显现出其价值。已有报道指出,飞秒激光切割术在全厚角膜移植术中创建角膜切口,可以更快地恢复视力、改善屈光结果[27]。

二、白内障飞秒激光操作原理

在角膜与白内障激光手术系统中有几个重要的不同点,其中最重要的差异在于目标组织不同。角膜激光目标只有角膜组织,然而白内障激光有三个目标组织:晶状体、晶状体前囊膜和角膜。这导致了在激光技术需求上的主要差异。角膜激光系统的激光只需穿透大约150μm深度,而白内障激光系统要求切割的组织距离角膜面9mm之深。因为激光能量需要传输至眼内相当的深度,发生在光束传播过程中的能量损失也必须通过激光光源补偿。由于光锥角的限制,当以晶状体或晶状体囊膜为目标时,晶状体内激光光斑的尺寸必须要大于角膜内的光斑,才能产生更高的能量以便切割晶状体核。虽然,随着传输系统技术的改善,激光能量需求将来可能减少,但是目前晶状体的脉冲能量仍然需要5μJ。

尽管切割角膜可以应用与晶状体系统程序相同尺寸的激光斑,但是从我们了解到的角膜激光经验来看,使用更小的光斑、更小的激光脉冲能量,是非常有好处的。因此,开发能够传递不同光锥角的激光传递系统是有必要的,尽管这会大大地增加激光传递系统的复杂性。

因为不同患者有不同的前房深度和晶状体厚度,必须要有一个精确测距装置,这样可以确定手术目标的准确位置。迄今为止,所有飞秒激光白内障手术系统的测距装置都是基于一些光学成像系统。三家公司(Alcon LenSx Inc,亚里索维耶荷市,加利福尼亚州;OptiMedica Corp,圣克拉拉市,加利福尼亚州;Bausch+Lomb-Technolas Perfect Vision AG,慕尼黑,德国)应用光学相干断层成像技术(OCT),然而有一家公司(LensAR Inc,温特帕克,佛罗里达州)采用基于Scheimpflug成像装置定位目标组织。获得眼前段成像后,为了定位和可视化目标组织,必须经过一定程度的成像处理。因此,图3示关于白内障激光手术系统框架图,比角膜激光系统更复杂,附加的高精度三维成像系统,光束传输装置、成像加工系统和可视化单元,给使用者提供信息并反馈给控制系统。虽然在图像加工系统和光束扫描系统之间精确的交叉校正很重要,但三维成像系统分辨率是由手术光束传输设备决定的。与手术聚焦物镜景深的精度相比,更高的精准度不那么重要,但其深度的精准度要求也要大概在10μm。

显著增加的光束传输范围和三维成像设备的加入,增加了白内障激光光束传输系统的复杂性。显

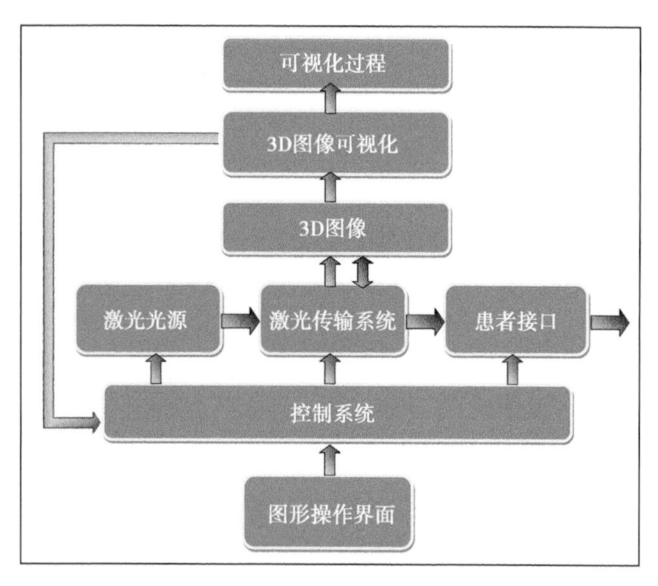

图3 飞秒激光白内障手术的原理图

然，白内障激光最复杂的结构单元是光束传输装置。

为获得更高能量的单脉冲激光，该系统的激光光源平均能量比角膜激光系统高好几倍。激光材料可提供的最大平均能量受限于泵功率和材料的热特性，白内障激光系统的重复率要低于角膜激光系统。目前，有报道指出白内障手术激光系统的重复率在50～100kHz。

值得注意的是，相对于角膜系统，白内障手术系统的重复率并不是关键问题。通过使用稍高的激光脉冲能量，并在之后的扫描过程中适当增加点间距及层间距，可在晶状体中实现更快的手术过程。对角膜中使用高能量是不利的，因为它将导致组织炎症[23]。然而，在白内障手术过程中，晶状体内物质是需要被清除的，采用更高的能量并不意味着有不良的临床后果。

相比于角膜瓣切割，白内障激光手术需要更长时间。同时，白内障患者普遍年龄偏大，因此在激光手术期间任何眼内压的增加都应尽可能地减到最小。此外，压平角膜时引起的后表面皱褶会降低激光束的传输质量，导致切割性能减弱。这需要避免使用平坦的患者接口。

实际上，各类白内障激光系统使用的患者接口各不相同。例如，Alcon LenSx 引进一种双曲面水凝胶做患者接口(SoftFit)，这种接口容易锚定，可以充分避免任何角膜后表面的褶皱(图4)。同样，Victus laser 应用一种曲面透镜做患者接口，通过智能压力传感器控制，只接触患者角膜顶端，在角膜与透镜间用液体填充。

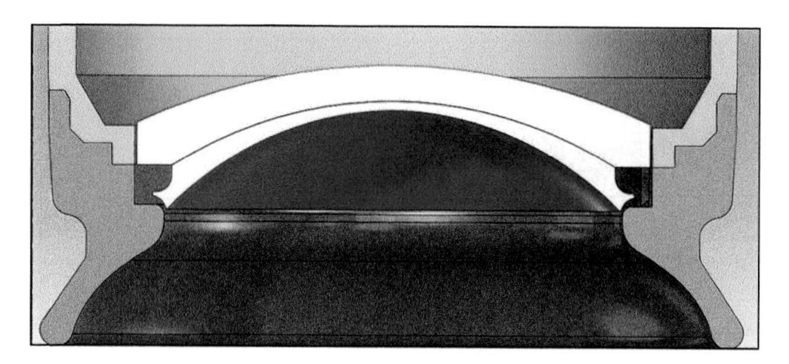

图4 SoftFit 弯曲的患者接头

另外两家公司(OptiMedica and LensAR)，开发了一种液体光学患者接口(图5)。这种液体光学接口用液体填充在眼睛和光学传输设备之间，保持角膜接近于它的原始形态，因此也避免了任何角膜后表面皱褶。

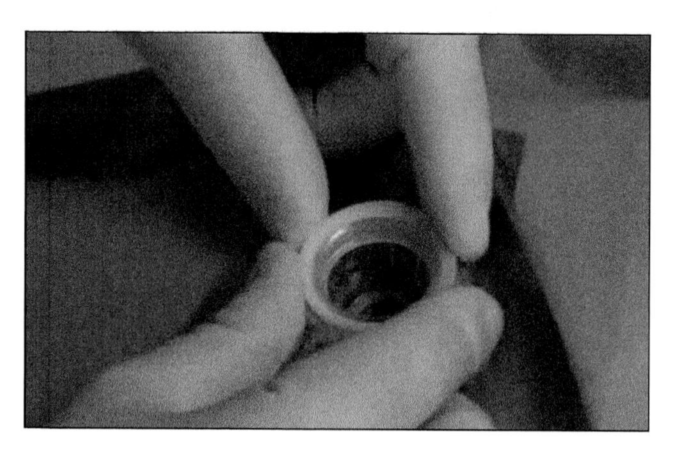

图5 液体光学患者接头

一旦眼睛与光束传输设备锚定，眼球通过患者接口负压固定，用三维成像系统测定角膜表面、晶状体前后囊膜的位置。在完成三维成像扫描后，使用智能成像识别软件确定角膜表面位置和晶状体前、后囊膜。接下来通过软件执行手术切口自动对齐。然后，摄像机捕捉的图像以及眼球横断面图像会与预设的手术切口一起显示在显示屏上。手术校准的最后一步，术者可以确认切口位置或者在图形操作界面更改切口位置。

一旦医师确定切口位置，可踩压脚踏板开始激光手术。撕囊、晶状体切割和角膜切口通过扫描系统执行，操作者可以通过视频显微镜观察过程。图6示白内障激光手术流程图。

晶状体核切割的安全范围要保证，以防止误伤后囊膜。不像超声乳化仪产生的巨大冲击波会损伤囊膜与角膜内皮，飞秒激光产生的光爆破限制在目标组织周围约30μm 范围内[33]。激光波长不会被角膜吸收，对视网膜的最大损伤比 Schumacher 等[34]确定的

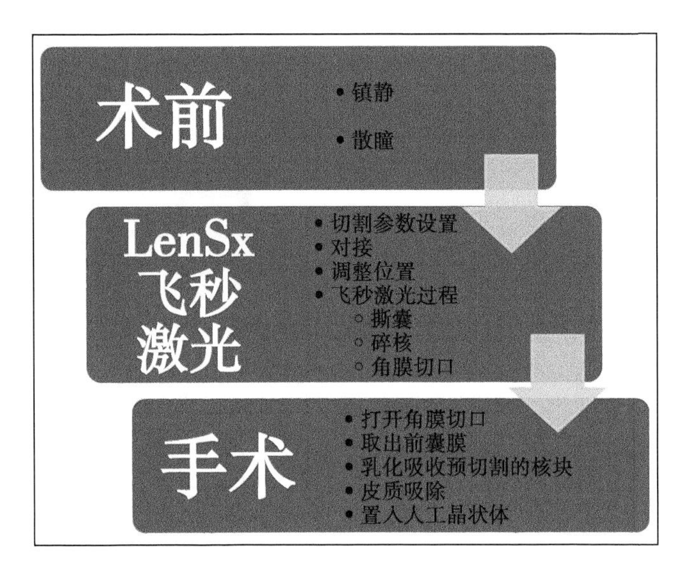

图 6　飞秒激光白内障手术流程图

损伤阈值低 5 倍,这个发现与过去 10 年间角膜飞秒激光手术系统超过几百万的手术安全记录一致。

三、角膜和白内障飞秒激光整合平台

眼科医师在诊断及手术过程中不断接受高度复杂和昂贵技术的冲击。历史表明患者最终接受了新技术的高价格,尤其当它提供了更好的疗效时。然而,如果一般的眼科操作能够提供两种飞秒激光装置——一个用于角膜手术、一个用于白内障手术,那会怎样呢? 因此,确定角膜和白内障手术飞秒激光整合平台的可行性就显得十分重要了。

众所周知,由于对角膜和白内障激光手术的需求明显不同,因此合并两种技术需要一些独特的工程方案。例如,角膜瓣的切割需要一个硬的压平式患者接口和高重复率激光,而白内障手术需要一个可维持角膜原始形态的患者接口和低重复率激光。事实上,包括 LenSx 激光和 Victus 激光的患者接口可以容易地修改成硬的压平接口。两家公司已经演示了用激光行角膜瓣切割术,并获得了食品与药物管理局的许可。预期在不久的将来这些程序将可在市场上获得运用。

然而用液体光学接口行角膜瓣切割,可能在技术上更具有挑战性,实际上,迄今为止这项技术并未实现。因此,要想在角膜瓣切割术中应用液体光学接口,还需要进一步研发。

市场上现有白内障飞秒激光技术的简要说明

迄今为止,市场上可获得四种白内障飞秒激光系统。第一种是在 2011 年美国白内障和屈光手术会议由爱尔康 LenSx 介绍的。会议后第一台商用设备立即发货。竞争者在 Alcon LenSx 后 1 ~ 1.5 年在市场上推出了他们的激光系统。

图 7 示 Alcon LenSx 的 LenSx 激光设备。这个激光设备占地面积小(约 60cm×90cm),它有一个可移动的机架来传送激光光束到患者眼睛。机架移动范围的设计,方便激光仪器与所有市场上可买到的患者轮床一起使用。它的 SoftFit 患者接口设计避免了角膜后表面皱褶,确保晶状体手术完美的光束质量和光斑大小。激光系统与 SoftFit 患者接口的锚定快捷而简单,以便白内障激光手术的快速完成。此外,Alcon LenSx 提供优化的 OCT 扫描模式,以减少手术时间。事实上,总的激光时间约 2 分钟,包括锚定、OCT 扫描、撕囊、晶状体核切割和角膜切口。可移动病床结合短时间的激光程序,实现患者流转的优化。因此,尽管多了激光的额外步骤,医师的工作效率实际并未改变。至今,Alcon LenSx 在这个领域相对其他所有竞争者而言拥有最大的安装量,完成手术数量最多。此外,白内障手术由于光束传输设备的锥体角度可变,LenSx 激光也可完成高质量的角膜瓣制作。

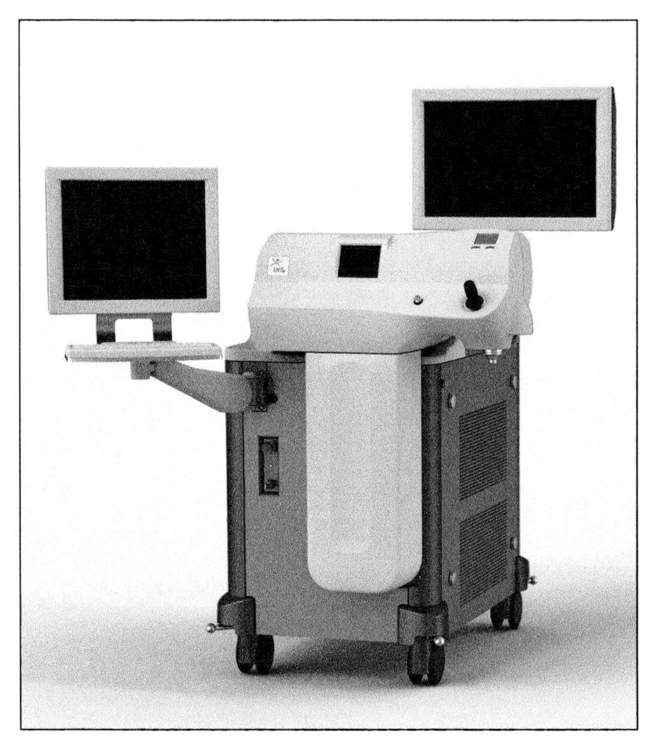

图 7　Alcon LenSx 公司的 LenSx 激光机

图 8 示 Catalyst 激光系统由 OptiMedica 公司制造。这个激光的特点是有固定的机架和病床,这些与激光设备不可分开。与 LenSx 激光对比,患者锚定通过移

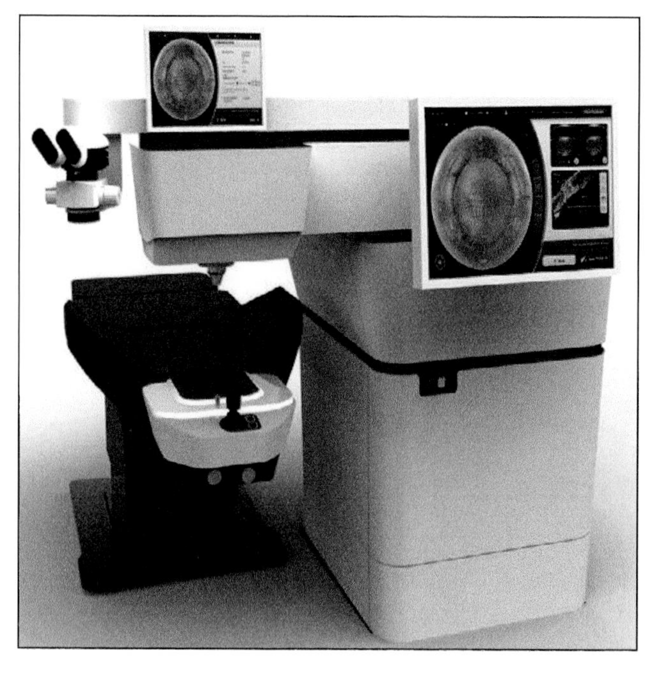

图 8　OptiMedica 公司的 Catalys 激光机

动病床，而不是光束传输机架。它拥有无接触的液体光学患者接口，在激光光学装置和角膜间充满液体。这个系统支持三维 OCT 扫描图形来定位晶状体囊膜和角膜表面。由于用液体光学接触面锚定更复杂，因此应用 Catalyst 总的操作时间约 4 分钟。附加病床的使用需要其余人员辅助年长患者移动到激光下。虽然这个技术上市比 Lensx 系统稍晚，但装机数量也在飞速增长。

图 9 示 LensAR 激光（LensAR 公司制造），占地面积小，可以使用外来移动的病床，方便转运患者和优化患者流转。对比其他系统，它使用了 Scheimpflug 成像系统来定位目标组织。与 Catalyst 系统相同，它也使用液体患者接口。由于患者接口的锚定特性，使用这个系统特有的手术时间在 4～5 分钟。在美国内外已经有许多 LensAR 设备安装使用。

图 10 示由 Bausch+Lomb-Technolas Perfect Vision AG 公司出产的 Victus 飞秒激光。这台机器占地面积小，使用嵌入式不可拆卸的病床。有一个坚固的玻璃材质的弯曲患者接口，9.5mm 曲率半径，通过智能压力传感器操控。这个弯曲的患者接口只接触角膜顶端。它在曲面玻璃和角膜之间采用液体填充，避免了角膜褶皱。此外，角膜瓣制作也可以用这台机器完成。Victus 的主要装机量在欧洲。

与这四种技术相关的大量临床论文发表，都显示了优秀的临床结果。实际上，所有技术都被证实具有 100% 或者接近 100% 的完整撕囊和优秀的核切割并显

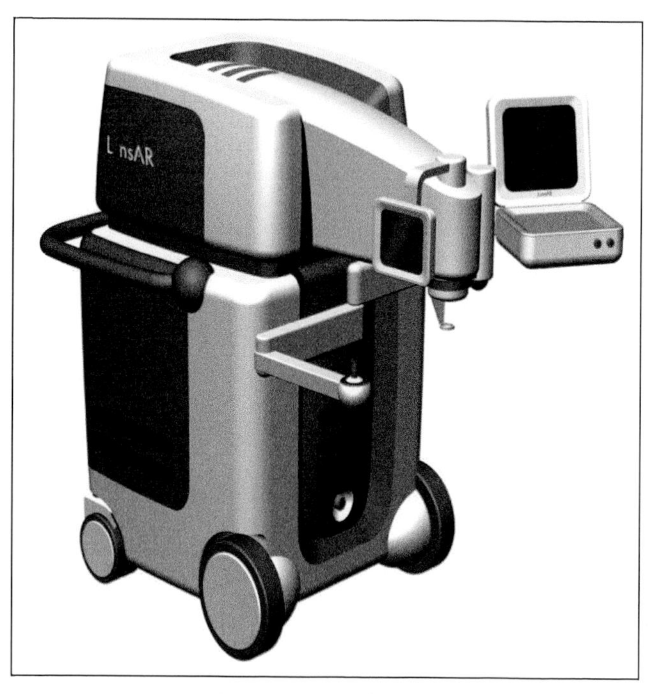

图 9　LensAR 激光机

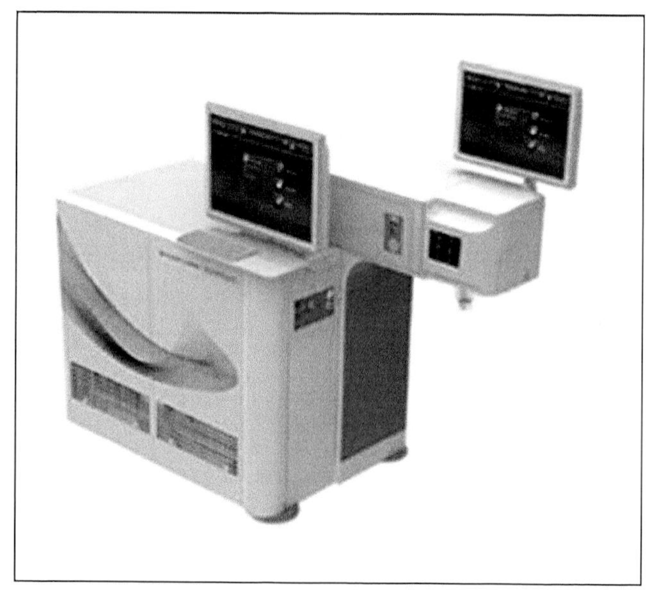

图 10　Bausch+Lomb-Technolas Perfect Vision AG 公司的 Victus 激光机

著减少超声乳化能量的使用。所有竞争者均认同最高效的“飞秒-乳化”是将晶状体切割成小核块。这个领域的激烈竞争促使四种白内障飞秒激光技术的飞速发展，实现更好、更安全的手术方式，使患者和使用者受益。

结　　论

白内障飞秒激光发展的激烈竞争促使飞秒激光技

术在白内障手术使用的飞速发展。在这个章节中，我们详细讨论了每种激光的基本操作原理和设计参数。阐述了角膜和白内障飞秒激光的共性和差异，讨论了结合两类激光平台的设计难度。最后，简明扼要地列举所有当前市场上可获得的白内障激光手术系统的基本特性。眼科界将受益于这种多样化，毋庸置疑，在未来的几年间，白内障飞秒激光技术将持续发展。

（赵云娥 译）

参考文献

1. Bloembergen N. Laser-induced electric breakdown in solids. *IEEE J Quantum Electron*. 1974;10:375-386.
2. Fujimoto JG, Lin WZ, Ippen EP, Puliafito CA, Steinert RF. Time-resolved studies of Nd:YAG laser-induced breakdown. *Invest Ophthalmol Vis Sci*. 1985;26:1771-1777.
3. Zysset B, Fujimoto JG, Puliafito CA, Birngruber R, Deutsch TF. Picosecond optical breakdown: tissue effects and reduction of collateral damage. *Lasers Surg Med*. 1989;9:193-204.
4. Vogel A, Hentschel W, Holzfuss J, Lauterborn W. Cavitation bubble dynamics and acoustic transient generation in ocular surgery with pulsed neodymium:YAG laser. *Ophthalmology*. 1986;93:1259-1269.
5. Glezer EN, Scaffer CB, Nishimura N, Mazur E. Minimally disruptive laser induced breakdown in water. *Optics Letters*. 1997;23:1817.
6. Voegel A, Schweiger P, Freiser A, Asio MN, Birngruber R. Intraocular Nd: YAG laser surgery: light-tissue interactions, damage-range and reduction of collateral effects. *IEEE J Quantum Electron*. 1990;26:2240-2260.
7. Habib MS, Speaker MG, Shnatter WF. Mass spectrometry analysis of the byproducts of intrastromal photorefractive keratectomy. *Ophthalmol Surg Lasers*. 1995;26:481-483.
8. Steinert RF, Puliafito CA. *The Nd:YAG Laser in Ophthalmology*. Philadelphia, PA: Saunders; 1985.
9. Loesel FH, Niemz MH, Bille JF, Juhasz T. Laser-induced optical breakdown on hard and soft tissues and its dependence on the pulse duration. *IEEE J Quantum Electron*. 1996;32:1717-1722.
10. Juhasz T, Loesel FH, Kurtz RM, Horvath C, Bille JF, Mourou G. Corneal refractive surgery with femtosecond lasers. *IEEE J Select Topics Quantum Electron*. 1999;5:902-910.
11. 2009 comprehensive report on global single-use ophthalmic surgical product market. *Market Scope*. 2009;Aug.
12. Leaming DV. Practices styles and preferences of ASCRS members: 2003 survey. *J Cataract Refract Surg*. 2004;30:892-900.
13. Leaming DV. Practices styles and preferences of ASCRS members: 2001 survey. *J Cataract Refract Surg*. 2002;28:1681-1688.
14. Marques FF, Marques MV, Osher RH, Osher JM. Fate of anterior capsule tears during cataract surgery. *J Cataract Refract Surg*. 2006;32:1638-1642.
15. Dick HB, Pena-Aceves A, Mannis A, Krummeanauer F. New technology for sizing the continuous curvilinear capsulorhexis: prospective trial. *J Cataract Refract Surg*. 2008;34:1136-1144.
16. Norrby S. Sources of error in intraocular lens power calculation. *J Cataract Refract Surg*. 2008;34:368-376.
17. Hollick EJ, Spalton DJ, Meacock WR. The effect of capsulorhexis size on posterior capsular opacification: one-year results of a randomized prospective trial. *Am J Ophthalmol*. 1999;128(3):271-279.
18. Can I, Takmaz T, Cakici F, Ozgül M. Comparison of Nagahara phaco-chop and stop-and-chop phacoemulsification nucleotomy techniques. *J Cataract Refract Surg*. 2004;30:663-668.
19. Vogel A, Schweiger P, Frieser A, Asiyo M, Birngruber R. Intraocular Nd:YAG laser surgery: light-tissue interaction, damage range, and reduced collateral effects. *J Quantum Electron*. 1990;26:2240-2260.
20. Juhasz T, Kastis G, Suárez C, Turi L, Bor Z, Bron WE. Shockwave and cavitation bubble dynamics during photodisruption in ocular media and their dependence on the pulse duration. In: Jacques SL, ed. *Laser-Tissue Interactions VII. Proceedings of SPIE*. 1996;2681:428-436.
21. Kurtz RM, Liu X, Elner VM, Squier JA, Du D, Mourou G. Photodisruption in the human cornea as a function of laser pulse width. *J Cataract Refract Surg*. 1997;13:653-658.
22. Seitz B, Langenbucher A, Homann-Rummelt C, Schlötzer-Schrehardt U, Naumann GOH. Nonmechanical posterior lamellar keratoplasty using the femtosecond laser (femto-PLAK) for corneal endothelial decompensation. *Am J Ophthalmol*. 2003;136:769-772.
23. Slade SG, Durrie DS, Binder PS. A prospective, contralateral eye study comparing thin-flap LASIK (sub-Bowman keratomileusis) with photorefractive keratectomy. *Ophthalmology*. 2009;116(6):1075-1082.
24. Sutton G, Hodge C. Accuracy and precision of LASIK flap thickness using the IntraLase femtosecond laser in 1000 consecutive cases. *J Refract Surg*. 2008;24:802-806.
25. Sekundo W, Kunert K, Russmann C, et al. First efficacy and safety study of femtosecond lenticule extraction for the correction of myopia: six-month results. *J Cataract Refract Surg*. 2008;34(9):1513-1520.
26. Ruiz LA, Cepeda LM, Fuentes VC. Intrastromal correction of presbyopia using a femtosecond laser system. *J Refract Surg*. 2009;25(10):847-854.
27. Steinert RF, Ignacio TS, Sarayba MA. "Top hat"-shaped penetrating keratoplasty using the femtosecond laser. *Am J Ophthalmol*. 2007;143(4):689-691.
28. Nagy Z, Takacs A, Filkorn T, Sarayba M. Initial clinical evaluation of an intraocular femtosecond laser in cataract surgery. *J Refract Surg*. 2009;25(12):1053-1060.
29. Shin YJ, Nishi Y, Engler C, et al. The effect of phacoemulsification energy on the redox state of cultured human corneal endothelial cells. *Arch Ophthalmol*. 2009;127(4):435-441.
30. Murano N, Ishizaki M, Sato S, Fukuda Y, Takahashi H. Corneal endothelial cell damage by free radicals associated with ultrasound oscillation. *Arch Ophthalmol*. 2008;126(6):816-821.
31. Storr-Paulsen A, Norregaard JC, Ahmed S, Storr-Paulsen T, Pedersen TH. Endothelial cell damage after cataract surgery: divide-and-conquer versus phaco-chop technique. *J Cataract Refract Surg*. 2008;34(6):996-1000.
32. Richard J, Hoffart L, Chavane F, Ridings B, Conrath J. Corneal endothelial cell loss after cataract extraction by using ultrasound phacoemulsification versus a fluid-based system. *Cornea*. 2008;27(1):17-21.
33. Juhasz T, Kastis GA, Suarez C, Bor Z, Bron WE. Time-resolved observations of shock waves and cavitation bubbles generated by femtosecond laser pulses in corneal tissue and water. *Lasers Surg Med*. 1996;19:23-31.
34. Schumacher S, Sander M, Stolte A, Doepke C, Baumgaertner W, Lubatschowski H. Investigation of possible fs-LASIK induced retinal damage. In: Södergerg PG, Ho A, Manns F, eds. *Ophthalmic Technologies XVI. Proceeding of SPIE*. 2006;6138:I1-I9.

第 2 章

对决飞秒激光辅助的白内障手术

Zoltán Z. Nagy, MD, PhD, DSc

背　　景

近几十年来，超声乳化手术和最近的微切口白内障手术已成为常规的眼科手术。手术技术的改进推动了人工晶状体设计的快速发展。这类白内障手术安全有效，所有类型的屈光不正都能被矫正，甚至可以通过植入不同类型的人工晶状体（intraocular lenses, IOLs）来恢复近视力。随着人口老龄化，考虑到手术的安全性，可以预见不久的将来白内障手术量将有大幅的增长。越来越多的患者希望更早手术，部分患者仅仅是为了矫正老视。

根据世界卫生组织（World Health Organization）提供的数据，全球 2010 年的白内障手术量为将近 2000 万，2020 年可能会增长至 3200 万[1]。

年轻患者无论术前是近视、远视或散光，通常希望术后达到正视。这极大地增加了手术医师以及相关工业的责任。目前，根据统计学数据，64% ~70% 的患者术前散光≥0.5D，15% ~29% 的患者术前散光≥1.25D[2,3]。角膜屈光手术对手术效果的可预测性仍优于白内障手术。所以，在术前诊断、手术技术及人工晶状体设计方面仍有提升空间。

目前超声乳化技术存在的问题

白内障手术是一项技术成熟的手术。19 世纪 80 年代，Charles Kelman 发明了超声乳化手术，但超声乳化手术本身可能在术中出现困难，对术后效果造成连锁的负面影响。制作切口及前囊膜切开是手术的首要问题。如果在手术开始的时候出现问题，在接下来的过程中很难弥补。可能会出现切口破裂或渗漏，导致术后延迟愈合，或者引起威胁视力的眼内炎。所以，我们要尽一切努力避免此类情况的发生。

前囊膜撕囊孔可能过小、过大或偏心，可能呈椭圆或不规则形，或者发生前囊膜破裂，裂口甚至可能会延伸至后囊膜。确认有效人工晶状体位置（effective lens position, ELPo）和撕囊孔的大小与居中性非常重要，尤其对于高端人工晶状体，如多焦点、可调节、散光矫正及非球面人工晶状体等，更是如此。

前囊膜应覆盖人工晶状体光学部边缘 0.25 ~ 0.5mm。如果撕囊孔径过大，很难完全覆盖人工晶状体光学部边缘，人工晶状体可能会发生倾斜，造成明显的高阶像差；或向前移位，使术后屈光状态向近视偏移。如果撕囊孔径过小，人工晶状体可能向后移位，导致术后屈光状态向远视偏移。偏离中心的人工晶状体可能增加高阶像差及规则或不规则散光[4]。

对于经验丰富的手术医师来说，前囊膜撕裂的发生率在 0.8% 左右，而在住院医师培训期间以及不熟练的手术医师操作时，前囊膜撕裂的发生率增加 7.5 倍[5,6]。因此，规则且居中的撕囊操作非常重要[4,7]。

白内障手术中飞秒激光的应用

飞秒激光为眼科医师及患者提供了新的创新性技术。首先，飞秒激光在 LASIK 术中用于制作角膜板层瓣，增加了手术的安全性及可预测性。与机械制瓣相比，飞秒制瓣的厚度精准性更高。飞秒激光在其他角膜手术的应用，如板层角膜移植术、穿透性角膜移植术以及角膜基质环植入术，迅速获得眼科医师的青睐。

通过固态激光光源，飞秒激光每秒产生数以千计的飞秒脉冲。激光脉冲通过一个复杂的光束传输系统到达眼部。这个系统包括铰接臂和一系列光学镜片，扫描仪和显示器。飞秒激光在电磁波谱的近红外范围内工作，波长为 1053nm。通过光学聚焦，激光束准确聚焦于角膜组织，也可以通过屈光间质，将激光束聚焦到晶状体前囊膜及晶状体。在过去的几年中，此特性使飞秒激光在白内障手术操作中变得非常实用。飞秒手术过程发生在眼组织内，称为光爆破作用，它产生由自由电子和电离分子组成的等离子体。这些等离子体迅速扩张然后塌陷，产生微空气泡和声波冲击波，最终切割和分离眼部组织。

飞秒手术的第一步是对接，术者用整合了无菌角膜缘吸引环和曲面接触镜或内含液体的患者接口，采用真空系统负压吸引固定患者眼球，很容易完成对接。飞秒激光系统提供了查看窗口，能显示手术范围，这使得绝大多数类型的飞秒激光既可以做周边部角膜切口，也可以做弧形角膜切开。患者接口通常会升高眼压，但幅度不会超过 20 ~ 25mmHg（1mmHg = 0. 133kPa），因此在飞秒激光预处理过程中一直保持着眼部血流灌注及视知觉。

飞秒激光通常有实时视频和专用光学相干断层成像（optical coherence tomography，OCT）来协助对接和手术定位。

激光由精密复杂的光学工具引导，大多数情况下使用的是高清 OCT 测量组织的精确深度（如 Alcon LenSx，Opti Medica，Victus 飞秒激光系统）；也有采用 Scheimpflug 相机测量组织的精确深度（如 LensAR 飞秒激光系统）。OCT 与激光束使用相同的光路，是完全集成和校准的。OCT 扫描整个眼前段，深度可达晶状体后囊膜，同时可以用来评估晶状体密度。手术模式是自动执行的，然而术者可以调整手术参数，如前囊膜撕囊中心、晶状体核切割深度（在后囊膜到前囊膜的距离内）和角膜切开的位置（图 1-3）。

OCT 结合环形和线性扫描，有效提供更准确的深度和倾斜信息；由于飞秒激光可以产生 100μm 的冲击波，因此建议设置与后囊膜的最少安全距离为 500μm（或者 700μm）。

2008 年，在匈牙利布达佩斯市的赛梅维什医科大学，Nagy 教授完成了第一例人飞秒激光辅助的白内障手术[8]。这项技术飞速发展，现在已成为眼科医师认可的白内障手术方式。作为一项新且价格高的技术，价格和花费仍然在国际会议上存在争议，但是它使白内障手术更安全、更有效、预测性更高的事实却没有受质疑。我们团队飞秒激光辅助屈光性白内障手术的早期经验已经发表在 18 种同行评议期刊[4,7~23]。

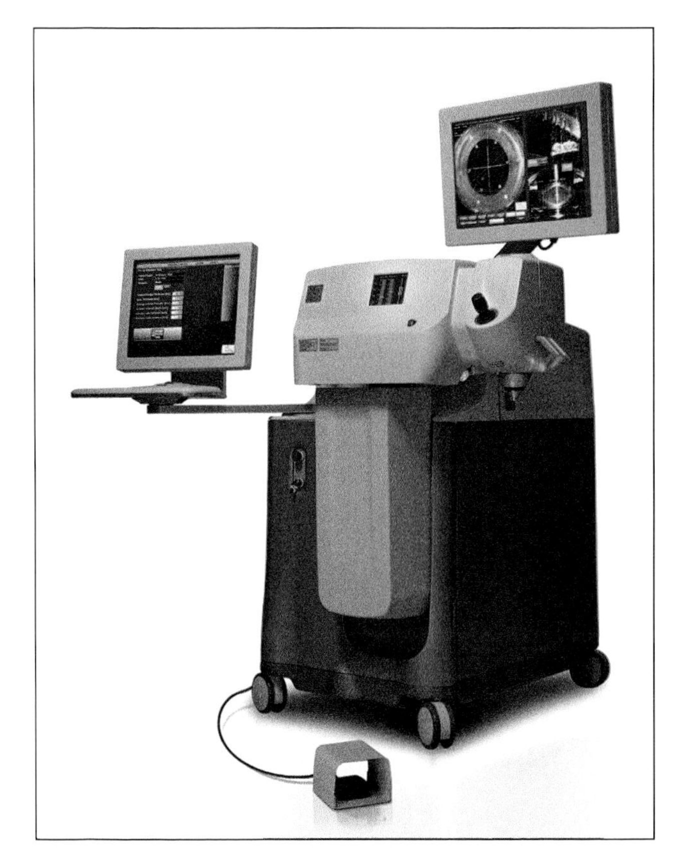

图 1 LenSx 激光系统

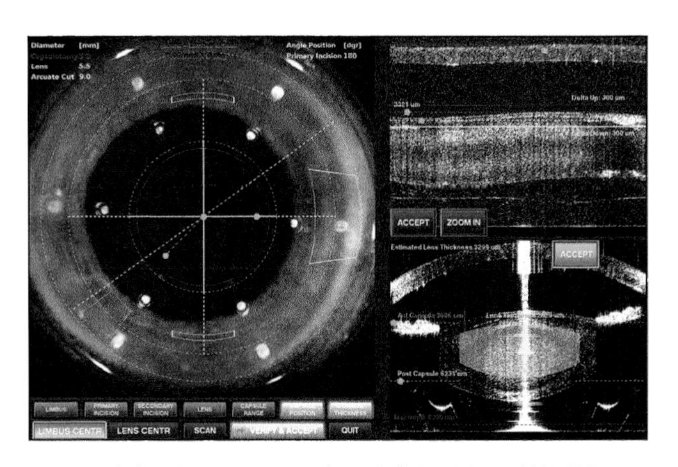

图 2 术者可视屏：HD-OCT 在飞秒激光预处理时的测量

飞秒激光辅助的白内障手术帮助手工超声乳化的关键步骤自动化，有助于避免手工操作出现问题引起的连锁负效应。医师是否还需要手术技巧是曾经有争议的，但是，为达到最好的结果，术者仍应具备相当的技巧，因为手术的其他步骤不能自动化（例如，晶状体核及皮质的清除、人工晶状体植入、避免切口损伤）。所有手术医师在开始使用飞秒激光手术前必须

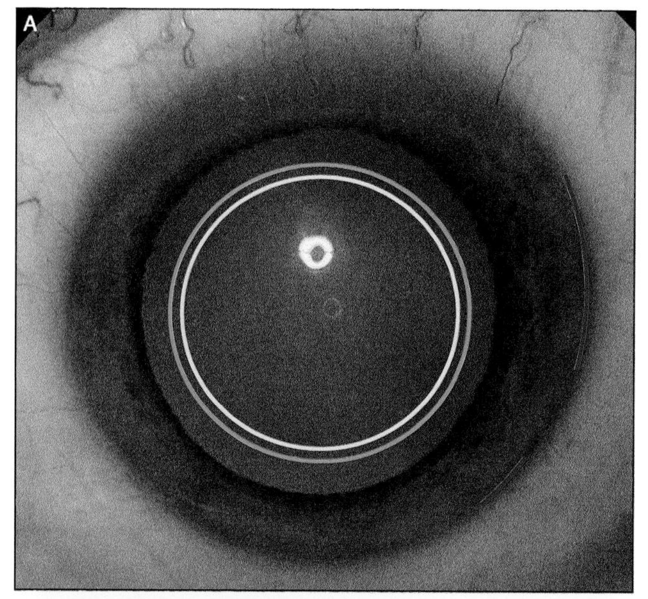

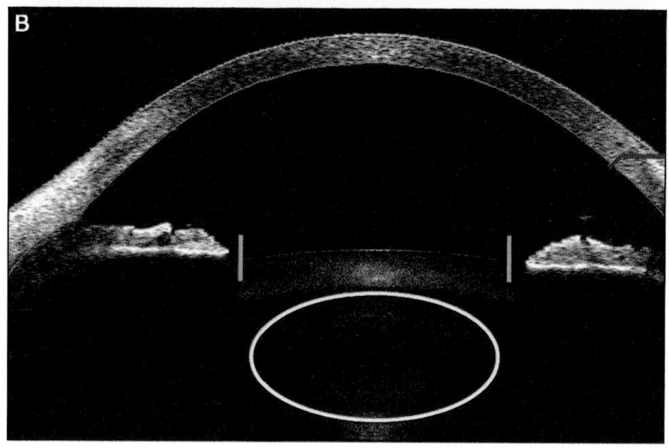

图3　手术模式自动执行，然而术者可以调整手术参数，如前囊膜撕囊中心、晶状体核切割深度（在后囊膜到前囊膜的距离内）和角膜切开的位置

先学习手工超声乳化术。

根据初步结果及经验，食品和药物管理局（the Food and Drug Administration，FDA）批准并明确了飞秒激光辅助的白内障手术的4个主要步骤——撕囊、核预切割、角膜切口和弧形切开——在2009年针对LenSx飞秒激光系统制定。

其他公司用于白内障手术的不同飞秒激光器，如市场上的Catalys（OptiMedica），LensAR（LensAR公司）和the Victus（博士伦公司）也继LenSx之后得到了FDA的许可。LenSx在2011年被Alcon收购，成为Alcon LenSx，生产地址仍为加利福尼亚州亚里索维耶荷市（与Alcon收购前相同）。

现在的患者期望通过白内障手术获得完美的术后视力和视觉质量，远近视力都不依赖眼镜。飞秒激光技术为白内障手术的关键步骤提供了自动化操作，提高了结果的一致性和预测性。

在过去的几年里，许多情况发生了改变，比如患者接口的形态和几何形状、能级、光斑尺寸及点间距参数。

飞秒激光可在白内障摘除的3个关键阶段起到辅助作用——角膜切口制作、撕囊、碎核及软化。此外，飞秒激光可以通过制作弧形角膜切开来矫正术前角膜散光。它的独特之处在于：可以控制切口的深度，使切口制作达到前所未有的精准度；飞秒激光预处理时使用低能量；个性化的角膜切口制作和碎核的模式；尺寸精准和居中的前囊膜撕囊术。制作周边弧形角膜切口时，医师可以调整切口深度达到厚度的80%或者甚至90%而不用担心穿透角膜。

这种手术方式在文献中有着不同的名称术语：飞秒激光屈光白内障手术，飞秒激光辅助的白内障手术，飞秒激光白内障手术，飞秒激光晶状体摘除术，等等。目前，飞秒激光辅助的白内障手术这一名称被广泛认可。

从某种意义上说，这是一种屈光性手术，因为手术医师改变了术眼的屈光状态。白内障摘除和屈光手术在近年来趋向于融合，原因是患者群体越来越年轻化，有时候他们实际上并没有白内障，接受手术只是为了矫正远视。

人口统计学显示，由于人口老龄化，未来几十年中白内障手术需求将有显著增长。再者，由于远视，更早年龄段的晶状体置换术的需求也会增长。对高度近视，特别是高度远视的治疗，也使白内障手术更加热门。手术医师需要面对不断提高的患者需求，而且必须保证手术的可预测性，同时排除所有可能的并发症。

在白内障手术中使用飞秒激光的理论基础

手工撕囊的不规则形态可能导致人工晶状体倾斜、前移、后移或者改变预期的屈光状态；长时间的超声乳化、较高的累积能量复合参数（cumulative dissipated energy，CDE）及有效超声时间（effective phaco time，EPT）可能导致视力恢复延迟及角膜内皮细胞数量显著减少。

飞秒激光预处理技术，可以增加手术的可预测性，通过晶状体核预切割和软化来降低CDE和EPT。飞秒碎核还可以将核分成2-4-8块，无须再使用超声乳化针头进行刻槽劈核。

应避免不规则切口可能导致的渗漏及术后感染等并发症。应该将术源性散光控制到最低。

飞秒激光预处理使超声乳化的关键步骤变得一致而且可预测。这不是一项用自动化机器或眼科技师取代优秀手术医师的技术,它依然需要甚至可能更有赖于术者的智慧。当术者已经完全掌握了超声乳化技术,才能开展飞秒激光治疗。也许未来飞秒激光技术会变成启动程序,但是近年内超声乳化在一线手术设备中仍有着至高无上的地位。

飞秒激光辅助的白内障手术的优势

飞秒激光辅助的白内障手术方法的主要优势是手术切口质量更高,可以选择任何需要的形状、位置以及切口数量[16,22];提高前囊膜撕囊术的可靠性及重复性;增加后房型人工晶状体的稳定性及居中性;减少超声乳化过程中的 CDE 和 EPT[8,24]。

目前仍缺乏前瞻性、随机对照研究来证明飞秒激光技术相较手工操作技术的优越性。有几位作者讨论了飞秒激光技术在术后屈光状态方面是否有优势,仍然存在争议。这是自然的,因为它是一种改良技术,并不是一种本质上全新的方法,像从囊外白内障摘除术转变为超声乳化术一样。但是我们必须明白它仍然有角膜失代偿、后囊膜破裂、晶状体掉入玻璃体腔的风险,也需要玻璃体切除术,需要玻璃体腔内超声碎核,需要为出现囊膜并发症的病例植入人工晶状体的新技术(缝线固定人工晶状体,粘合人工晶状体技术,等等),需要角膜移植以及治疗术后黄斑囊样水肿等。

飞秒激光预处理的发明是为了辅助超声乳化步骤,增加手术的安全性、一致性及可预测性。通常在比较飞秒激光辅助的白内障手术及手工超声乳化手术时,研究的是顺利和成功的手术结果,而关于阻止可能发生的并发症的机会和确实出现并发症的几率,通常没有或者很少评估。这是由比较手工操作和飞秒激光辅助操作的花费所驱动的。它有一定的理由,由于在过去的20年里,白内障摘除术变得越来越安全且更具可预测性,因此金融家们认为资金可以下调了。这并不是眼科手术医师的观点,但这个问题可能误导专业的探讨。与迄今为止在国际会议上已做的研究而言,我们的团队试着在更广泛的基础上,更深入地评估使用飞秒激光技术可能的结果及优缺点。在此,我们试着总结飞秒激光辅助的屈光性白内障手术最重要的手术步骤和结果。

飞秒激光辅助的白内障手术步骤

对接

在飞秒激光辅助白内障手术过程中固定眼球的操作称为对接。Alcon LenSx 飞秒激光使用的是改良的患者接口,它是一个随角膜轮廓弯曲的接触面,直径约12.5mm。在患者接口表面和角膜之间放置一个软性角膜接触镜,以防直接接触角膜表面及出现角膜表面干燥。有了软性角膜接触镜,不会出现角膜皱褶,而使用第一代患者接口时可能会出现这种情况。角膜皱褶可使晶状体囊膜形态不规则,导致在飞秒手术预处理过程中需要更高的激光能量。

眼压升高幅度<20mmHg,因血管硬化、青光眼等原因伴有后极部血管结构受损的年长患者也能忍受。飞秒激光 LASIK 手术中通常眼压升高更多,因为手术区角膜必须被完全压平(直径9.0mm 的中央角膜)。在制瓣过程中,眼压可能升高到80mmHg。为避免眼部血流减少时引起缺血性视网膜及视神经损伤,在飞秒辅助的白内障手术中使用弯曲的患者接口,使眼压升高值明显减少。其他系统使用两片式非角膜接触的含液体的患者接触面(Victus,Catalys,LensAR)。使用这种含液体的患者接口,制作周边角膜切口相对比较困难。

另一方面,使用液体浸泡的患者接口,眼压升高值为16.6mmHg,而使用弯曲患者接口,眼压升高值为32mmHg[25]。使用"软镜"患者接口(在患者接口及患者眼之间放置软性接触镜),眼压升高值不超过20mmHg[18]。Kerr 等研究发现,Catalys 激光系统在建立真空时,眼压升高11.4mmHg,在激光前囊膜切开及碎核时立即升高至峰值(36mmHg)。去除患者接口时眼内压开始降低,但仍高于基线值[26]。看来在对接和飞秒激光预处理过程中,不必要的眼压升高不再是问题。

角膜切口

自闭式切口对于防止切口渗漏及术后威胁视力的眼内炎有非常重要的意义。有报道称,无缝线透明角膜切口会增加细菌性眼内炎的发生几率[27]。研究认为方形切口更稳定,发生渗漏的几率更低[28]。如果切口做成梯形结构,内缘较外缘窄,有助于加固角膜切口。应用飞秒激光技术,可以制作任何种类及几何形状的切口,以及所需的尺寸、位置和数量。切口边缘定位对于避免手术源性散光(surgically induced astigmatism,SIA)非常重要。

在刚开始制作飞秒激光切口的时候,切口会比期望的更偏中心些,这会导致SIA。小直径大视野的软镜患者接口能够提供更好的能见度,更有利于制作周边角膜切口,降低SIA。手工制作很难精确地控制角膜切口的长度和构型。Masket等对飞秒激光制作角膜切口进行研究,认为飞秒制作切口更稳定,易重复,并可以轻松地制作出多维几何结构的切口[29]。

由于飞秒激光切口的结构、形状以及术中更小的压力、更少的超声乳化时间和更少的CDE,它可自行封闭,无须在手术结束时水密。理论上,更好的切口结构和更好的稳定性会减少术后眼内炎及SIA。未来需要同行评议的多中心研究来证明此观点。

飞秒激光前囊膜切开术

人工晶状体移位对术后屈光状态的影响已有广泛研究,重要性不言而喻。研究发现,后房型人工晶状体每前移1mm,将导致1.25D的近视漂移。如果是后移,向远视漂移相同屈光度值。如果前囊膜撕囊孔径过小,植入一片式后房型人工晶状体后可能出现前囊膜纤维化并收缩。如果前囊膜撕囊孔径过大,没有完全覆盖人工晶状体光学面边缘,可能发生人工晶状体倾斜、偏位、高阶像差增加、光学像差及后囊膜混浊[23,30~35]。

尽管有复杂细致的人工晶状体度数计算公式,在囊袋里的有效人工晶状体位置(effective lens position,ELP)还是主要取决于撕囊口的大小、形状以及居中情况。因此,不准确的ELP是引起IOL度数计算误差的主要原因[36,37]。

我们的团队及其他研究者已确定飞秒激光前囊膜切开术比手工撕囊更具精确性、一致性、居中性[4,9,24,38]。相对手工连续环形撕囊(continuous curvilinear capsulorrhexis,CCC),飞秒激光前囊膜切开术可以更好地保证前囊膜覆盖后房型人工晶状体光学面边缘的0.25~0.5mm,减少人工晶状体的倾斜及偏位[12]。在手工CCC组中行4.5mm直径前囊膜撕囊,IOL水平偏位的发生率明显较高。飞秒激光前囊膜切开术组有89%的病例,前囊膜完全及规则地覆盖后房型人工晶状体,而手工CCC组则为72%[9]。对于高度近视,前囊膜切开孔径大小尤其重要,由于这类患者眼球及瞳孔直径更大,所以手工撕囊孔径往往容易偏大,倾向于大于6.0mm[4,9]。

碎核,软化

在公开发表的第一篇有关飞秒激光辅助的白内障手术的文章中,作者确定飞秒激光碎核减少了有效超声乳化能量及EPT[8]。首先,它采用交叉切割模式碎核,然后将核分为4个象限。近期,通过软件升级,出现了其他模式如切蛋糕或切披萨模式(6条或8条切线)。混合模式,即中心3.0mm区域先用圆柱形模式来软化,然后交叉或切披萨模式碎核。

建议2.0级以上晶状体核混浊(根据晶状体混浊分类体系)可使用碎核功能。目前,+4.0级及以下核性白内障均可使用碎核功能。如果低于2.0级,建议使用圆柱形模式(自晶状体后面向前面产生同心圆)软化。组合模式可以用于软化核以减少必要的超声乳化能量和时间。

在首次发表的关于飞秒激光辅助白内障手术的文章中,Nagy等报道称这种手术方式使CDE下降43%,EPT下降51%[8]。Palanker等报道称使用Catalys系统使CDE下降39%[24]。Conrad-Hengerer等也做了类似的结果报道(CDE下降29%)[39]。

根据白内障分级和碎核模式,使用飞秒激光可以显著降低CDE和EPT,这可能反过来在降低术后角膜水肿、减少内皮细胞丢失方面增加此手术方法的安全性。仍然需要新的前瞻性、随机性研究来评估飞秒激光辅助的白内障手术在碎核和长期安全性方面的真正价值。

内皮细胞的丢失

有文献报道,手工超声乳化手术后12个月,患者角膜内皮细胞平均丢失8.5%,大部分内皮细胞在术后6周内丢失(约7.5%),还有1%在术后1年内其余的时间里丢失[12]。

Takács等将飞秒激光辅助的白内障手术与手工超声乳化术相比较,行前瞻性、随机性研究,得出结论:在术后第一天,飞秒激光治疗眼角膜厚度明显低于手工治疗组,在术后1周及1个月,这种差异消失。

Abell等也有类似发现,术后3周,飞秒激光辅助白内障组与手工超声乳化组比较,患者角膜内皮细胞丢失数量没有明显差异[40]。

从安全的角度出发,飞秒激光辅助的白内障手术与手工超声乳化术相比,飞秒激光本身没有损害角膜内皮细胞及影响角膜厚度。减少超声能量使用可能对于已经发生角膜内皮细胞损害的患者,如Fuch角膜内皮营养不良、其他原因如葡萄膜炎等引起的内皮细胞数量减少,有着十分重要的意义。需要更多研究来评估碎核模式、劈核技术及晶状体密度对术后角膜内皮细胞数量及角膜厚度的影响。

飞秒激光辅助的白内障手术对黄斑的影响

关于飞秒激光辅助的白内障手术与黄斑形态之间关系的文献很少。Ecsedy 等报告,飞秒激光辅助的白内障手术术后黄斑囊样水肿程度没有比手工超声乳化术更重。另外,研究结果显示,在黄斑区内环,飞秒激光组的情况相对更好,很可能是因为手术时间更短及更少的 CDE[10,11]。

其他安全问题

飞秒激光辅助的白内障手术需要一个学习曲线,但一定会短于囊外白内障摘除术向超声乳化手术的转换。我们团队行此手术时,大多数并发症都发生在前 100 例。需要强调的是,自 2008 年起,飞秒激光辅助的白内障手术在不断进展,学习曲线应该不长于前 50 例。

前囊膜撕裂可能在术中导致连锁负效应。这种情况的发生率在熟练和不熟练的手术医师中明显不同——从 0.8% 增加到 5.6% 。

我的个人建议是沿着前囊膜激光切开的轮廓将游离的囊膜取出;强烈推荐此方法来避免前囊撕裂。Nagy 等在《白内障和屈光手术杂志》中对囊膜并发症及如何处理做了详细的讨论[18]。

轻柔的水分离是很关键的。突然迅速的水分离会使晶状体里的气泡离开晶状体核游向后囊,产生囊袋阻滞综合征,可能引起后囊膜破裂,晶状体核可能会掉入玻璃体腔[41~43]。如果是用“摇滚技术”轻柔地进行水分离(轻柔地向下压核并旋转),气泡会进入前房并由角膜切口逸出。后囊膜破裂是飞秒激光辅助的白内障手术最严重的并发症,主要是由于水分离的技术问题所致。建议团队有一个成员开始飞秒激光手术并完成学习曲线后,对团队里的其他成员进行培训,这样可以避免很多并发症的发生。

针对疑难病例的飞秒激光辅助白内障手术

Nagy 等的团队报道了一组对前囊膜破裂伤患者进行飞秒激光辅助白内障手术的成功案例。在飞秒激光的帮助下完成了居中、圆形的囊膜切开,没有将外伤性前囊膜的破裂口延伸至后囊,后房型人工晶状体得以成功植入囊袋内;可以预期,这种手术方式会有相对更好的视力预后。

飞秒激光技术也成功地应用于有闭角型青光眼发作史的患者。在病例报道中,前房深度是 1.1mm。在 OCT 的辅助下,可获得安全有保证的前囊膜切开尺寸并高效碎核。在不能扩大的青光眼瞳孔,文献提到先用 Malyugin 环扩瞳[20]。Dick 也报道了一组小瞳孔不能散大的患者术后取得良好效果的病例,同样使用了 Malyugin 环。在这些病例中,飞秒激光治疗可能给患者带来了较大的益处[44]。

飞秒激光前囊膜切开术还适用于穿透性角膜移植手术后的患者。穿透性角膜移植的环形瘢痕一般不会影响飞秒前囊膜切开,因为环形瘢痕直径一般在 7mm 左右,而撕囊范围<5.0mm。对接过程也并不比基本的飞秒激光辅助的白内障手术过程复杂[21]。

飞秒激光前囊膜切开术同样适用于圆锥角膜患者,甚至进展期患者(Nagy,私人交流)。

Schultz 等报道了一例飞秒激光辅助白内障手术成功治疗晶状体偏位白内障的病例。患者为儿童,患有马方综合征。飞秒激光前囊膜切开在这个病例中的优势显而易见,且对患者有终身的意义[45]。

儿童白内障

儿童白内障应该是飞秒的另一重要应用领域,因为儿童晶状体具有高度弹性,居中且尺寸可预测的前囊膜切开非常重要,此方法在后囊膜切开时甚至更加有用。Dick 和 Schultz 报道了 4 例成功的婴儿白内障手术病例。由于婴儿晶状体囊膜的高弹性,实际测量囊膜切开的直径稍大于预期设定值[46]。

Nagy 和他的同事们还有关于儿童白内障及后囊膜切开术的很好的经验(Nagy,私人交流)。

屈 光 效 果

接受飞秒激光辅助的白内障手术,患者对术后屈光效果的期望值会很高。必须强调激光手术与超声乳化术没有本质的不同,只是关键步骤自动化且更具有一致性。从长远来看,由于更规范的前囊膜切开术,更好的 ELP,可能更少的后囊膜混浊发生率[23]以及术后散光的降低,患者和医师可以期待更好的屈光效果。技术的发展必须有诊断的新技术、新的人工晶状体设计、新的材料等紧随其后，将飞秒技术在晶状体手术中的优越性完全发挥出来。

根据 Filkorn 等的前瞻性、随机性研究，结果显示飞秒激光辅助的白内障手术有着明显较低的平均绝对误差，在过短或过长眼轴的术眼更为显著。飞秒激光辅助的白内障手术与超声乳化手术相比，屈光结果差异并无统计学意义[22]。Roberts 等也发现二者屈光结果差异无统计学意义[42]。Palanker 等的研究也表明相似的屈光结果[24]。

Szifeti 等发现，同样是飞秒激光辅助撕囊，5.5mm 撕囊直径组发生倾斜及偏位的情况要好于 6.0mm 组[17]。作者植入的是 5.0mm 直径的一片式可调节 IOL(Crystalens AT-50 AO)。研究显示两组的裸眼及最佳矫正远/近视力差异无统计学意义。

Lawless 等对 60 例飞秒激光辅助的白内障手术患者及 29 例手工超声乳化患者进行队列研究。手术植入的是衍射多焦点 IOL(Restor SN6AD1)，结果显示两组的术后等效球镜度差异无统计学意义[47]。

飞秒激光技术在白内障摘除术中的局限性

以下情况可能会出现对接困难：睑裂窄、大翼状胬肉、结膜松弛。

大范围的角膜混浊可能使操作变得困难，因为它可能会在前囊膜切开及碎核时干扰光爆破。小范围较透明的角膜混浊不会引起任何问题。术者需考虑到这个因素，应该在前囊膜切开和碎核时使用更高的能量级。

充分散大瞳孔是成功进行前囊膜切开的先决条件；在飞秒激光操作前，瞳孔直径至少应达到 6.0mm。如果激光束击中虹膜，可能发生不必要的出血或进一步的瞳孔收缩。虹膜可以产生炎症因子及前列腺素 E_2，导致进一步的瞳孔收缩及术后炎症。因此，在飞秒激光预处理开始前的术前用药应加入非甾体类的抗炎滴眼液点眼[48]。

如果瞳孔无法扩张，可以使用 Malyugin 环解决这个问题，接下来使用飞秒激光技术[20,44]。在这种情况下，刀片制作角膜切口后，前房应该填充黏弹剂，然后植入 Malyugin 环。在清除黏弹剂后，切口应使用 10-0 尼龙线行 X-缝合，飞秒激光前囊膜切开和晶状体碎核可以轻松地进行。前房注射肾上腺素和黏弹剂软性扩张也是小瞳孔的解决办法之一，但是如果伴有虹膜粘连，Malyugin 环是最好的解决方案。

棕色和黑色白内障非常硬且核致密，用激光束碎核可能比较困难。目前建议+4.0 级及以下的白内障可采用飞秒激光辅助的白内障手术。如果是白色膨胀期白内障，则含水量很高，因此光爆破在这种膨胀的晶状体里面不工作。但是，飞秒激光有助于对这种肿胀的晶状体做前囊膜切开，建议使用。手工撕囊可能出现囊膜裂向周边。

讨 论

目前，对于飞秒激光辅助的白内障手术和手工超声乳化手术哪个更有优势，有眼科医师的专业讨论。有研究认为，飞秒激光辅助的白内障手术因为撕囊形状、直径及居中性有保证，因而具有更好的再现性、可预测性。另一些研究则显示，飞秒激光辅助的白内障手术在术后屈光效果上较手工超声乳化术并无优势。有一点是确定的，这种方法并没有替代任何目前使用的白内障摘除方法。它有助于获得前囊膜切开的一致效果及后房型人工晶状体的居中性；更少的超声乳化能量和时间；提高手术安全性，可根据需要制作个性化的角膜切口[49]，制作弧形切口，防止更大的 SIA，控制术前角膜散光。因此，结果和从白内障囊外摘除术更替至超声乳化术的情况没有很大的不同。然而他们还是有不同的，和之前在屈光手术中能做到的类似，在白内障手术中，一些步骤可以个性化定制。通过这种个性化定制，提高了安全性和可预测性，眼科医师可以让患者享受到技术发展带来的高端人工晶状体的所有好处。主要目标是为尽可能多的除白内障/老视以外没有其他眼病的患者摆脱对眼镜的依赖。

研究表明，为了让植入的后房型人工晶状体的解剖位置更稳定，撕囊非常重要。稳定的位置是指转动及前后稳定性（没有前后移动，没有倾斜），特别是对于环曲面和环曲面多焦点人工晶状体以及其他老视矫正人工晶状体，位置的稳定尤为重要。

研究通常显示，飞秒激光辅助的白内障手术和手工操作相比屈光效果相似，但是这些研究没有讨论视觉质量。2013 年，法国政府发起了一项基于大学眼科诊所的多中心研究，旨在为飞秒激光辅助的白内障手术操作提供前瞻性数据。

超声能量和时间的减少是飞秒激光技术非常有前途的功能，它与安全性和长期视觉效果有关。在完成学习曲线后，至少与标准手工超声乳化术相比，术中并发症的发生率看起来是降低了。安全性的增加，有保证的 ELP 结果，更高的可预测性以及操作的一致性可能使这种手术方式在未来几年内逐渐被接受。

未来，可以期待复合型飞秒设备的出现，既可用于角膜手术，也可用于晶状体手术。老视矫正手术也值得期待，仍在研究中。目前，更高的可预测性及安全性是飞秒激光辅助的白内障手术的主要议题。然而，我们仍然需要等待循证医学的结果。超声乳化发明于 1967 年，30 年以后才通过随机研究证实其有效性。

同样，需要建立 3 期对照试验确立飞秒激光辅助的白内障手术的真正价值。在 2013 年，欧洲白内障与屈光手术医师协会决定，发起并实施一项基于欧洲的为期 1 年的前瞻性研究，关于飞秒激光白内障手术的并发症发生率，和之前的 EUREQUO 数据收集相似。手术医师和患者们一样热切地等待研究结果。

（赵云娥　译）

参 考 文 献

1. Koopman S. Cataract surgery devices. Global pipeline analysis, competitive landscape and market forecasts to 2017. www.asdreports.com/news.asp?pr_id=261. Accessed January 2012.
2. Ferrer-Blasco T, Montes Mico R. Prevalence data for corneal astigmatism before cataract surgery. *J Cataract Refract Surg*. 2009;35:70-75.
3. Hoffmann PC, Hutz WW. Analysis of biometry and prevalence data for corneal astigmatism in 23,239 eyes. *J Cataract Refract Surg*. 2010;36:1479-1485.
4. Kranitz K, Takacs A, Mihaltz K, Kovács I, Knorz MC, Nagy ZZ. Femtosecond laser capsulotomy and manual continuous curvilinear capsulorhexis parameters and their effects on intraocular lens centration. *J Refract Surg*. 2011;27:558-563.
5. Marques FF, Marques DM, Osher RH, Osher JM. Fate of anterior capsule tears during cataract surgery. *J Cataract Refract Surg*. 2006;32:1638-1642.
6. Unal M, Yücel I, Sarici A, et al. Phacoemulsification with topical anesthesia: resident experience. *J Cataract Refract Surg*. 2006;32:1361-1365.
7. Mihaltz K, Knorz MC, Alio JL, et al. Internal aberration and optical quality after femtosecond laser anterior capsulotomy in cataract surgery. *J Refract Surg*. 2011;27:711-716.
8. Nagy ZZ, Takacs A, Filkorn T, Sarayba M. Initial clinical evaluation of intraocular femtosecond laser in cataract surgery. *J Refract Surg*. 2009;25:1053-1060.
9. Nagy ZZ, Kranitz K, Takacs AI, et al. Comparison of intraocular lens decentration parameters after femtosecond and manual capsulotomies. *J Refract Surg*. 2011;27:564-569.
10. Ecsedy M, Mihaltz K, Kovacs I, Takács A, Filkorn T, Nagy ZZ. Effect of femtosecond laser cataract surgery on the macula. *J Refract Surg*. 2011;27:717-722.
11. Nagy ZZ, Ecsedy M, Kovacs I, et al. Macular morphology assessed by optical coherence tomography image segmentation after femtosecond laser-assisted and standard cataract surgery. *J Cataract Refract Surg*. 2012;38:941-946.
12. Takács AI, Kovács I, Miháltz K, et al. Central corneal volume and endothelial cell count following femtosecond laser-assisted refractive cataract surgery compared to conventional phacoemulsification. *J Refract Surg*. 2012;28:387-391.
13. Nagy ZZ, Filkorn T, Takacs AI, et al. Anterior segment OCT imaging after femtosecond laser cataract surgery. *J Refract Surg*. 2013;29:110-112.
14. Nagy ZZ. Advanced technology IOLs in cataract surgery: pearls for successful femtosecond cataract surgery. *Int Ophthalmol Clin*. 2012;52:103-114.
15. Kranitz K, Mihaltz K, Sandor GL, Takacs A, Knorz MC, Nagy ZZ. Intraocular lens tilt and decentration measured by Scheimpflug camera following manual or femtosecond laser-created continuous circular capsulotomy. *J Refract Surg*. 2012;28:259-263.
16. Alio JL, Abdou AA, Soria F, et al. Femtosecond laser cataract incision morphology and corneal higher-order aberration analysis. *J Refract Surg*. 2013;29:590-595.
17. Szigeti A, Kranitz K, Takacs AI, Mihaltz K, Knorz MC, Nagy ZZ. Comparison of long-term visual outcome and IOL position with a single-optic accomodating IOL after 5.5 to 6.0 mm femtosecond laser capsulotomy. *J Refract Surg*. 2012;28:609-613.
18. Nagy ZZ, et al. Complications of femtolaser assisted cataract surgery. *J Cataract Refract Surg*. In press.
19. Nagy ZZ, Kranitz K, Takacs A, Filkorn T, Gergely R, Knorz MC. Intraocular femtosecond laser use in traumatic cataracts following penetrating and blunt trauma. *J Refract Surg*. 2012;28:151-153.
20. Kranitz K, Takacs AI, Gyenes A, et al. Femtosecond laser-assisted cataract surgery in management of phacomorphic glaucoma. *J Refract Surg*. 2013;29:645-648.
21. Nagy ZZ, Takacs AI, Filkorn T, et al. Laser refractive cataract surgery with a femtosecond laser after penetrating keratoplasty: case report. *J Refract Surg*. 2013;29:8.
22. Filkorn T, Kovacs I, Takacs A, Horvath E, Knorz MC, Nagy ZZ. Comparison of IOL power calculation and refractive outcome after laser refractive catarct surgery with a femtosecond laser versus conventional phacoemulsification. *J Refract Surg*. 2012;28:540-544.
23. Kovacs I, Kranitz K, Mihaltz K, Juhasz E, Knorz MC, Nagy ZZ. The effect of laser capsulotomy on the development of posterior capsule opacification. *J Refract Surg*. 2014;30(3):154-158.
24. Palanker DV, Blumenkrantz MS, Andersen D, et al. Femtosecond laser-assisted cataract surgery with integrated optical coherence tomography. *Sci Transl Med*. 2010;2:58-85.
25. Talamo JH, Gooding P, Angeley D, et al. Optical patient interface in femtosecond laser-assisted cataract surgery. Contact corneal applanation versus liquid immersion. *J Cataract Refract Surg*. 2013;39:501-510.
26. Kerr NM, Abell RG, Voth BJ, Toh T. Intraocular pressure during femtosecond laser pretreatment of cataract. *J Cataract Refract Surg*. 2013;39:339-342.
27. Taban M, Behrens A, Newcomb RL, et al. Acute endophthalmitis following cataract surgery: a systematic revew of hte literature. *Arch Ophthalmol*. 2005;123:613-620.
28. Ernest PH, Lavery KT, Kiessling LA. Relative strength of scleral corneal and clear corneal incisions constructed in cadaver eyes. *J Cataract Refract Surg*. 1994;20:626-629.
29. Masket S, Sarayba M, Ignacio T, Fram N. Femtosecond laser-assisted cataract incisions: architectural stability and reproducibility. *J Cataract Refract Surg*. 2010;36:1048-1049.
30. Laksminarayanan V, Enoch JM, Raasch T, Crawford B, Nygaard RW. Refractive changes induced by intraocular lens tilt and longitudinal displacement. *Arch Ophthalmol*. 1986;104:90-92.
31. Erickson P. Effects of intraocular lens position errors on postoperative refractive error. *J Cataract Refract Surg*. 1990;16:305-311.
32. Atchinson DA. Refractive error induced by displacemnet of intraocular lenses within the pseudophakic eye. *Optom Vis Sci*. 1989;66:146-152.
33. Kozaki J, Tanihara H, Yasuda A, Nagata M. Tilt and decentration of the implanted posterior chamber intraocular lens. *J Cataract Refract Surg*. 1991;17:592-595.
34. Korynta J, Bok J, Cendelin J. Change in refraction induced by change in intraocular lens position. *J Refract Corneal Surg*. 1994;10:556-564.
35. Ravalico G, Tognetto D, Palomba M, Busatto P, Baccara F. Capsulorhexis size and posterior capsule opacification. *J Cataract Refract Surg*. 1996;22:98-103.
36. Cekic O, Batman C. The relationship between capsulorhexis size and anterior chamber depth relation. *Ophthalmic Surg Lasers*. 1999;30:185-190.
37. Norrby S. Sources of error in intraocular lens power calculation. *J Cataract Refract Surg*. 2008;34:368-376.

38. Friedman NJ, Palanker DV, Schuele G, et al. Femtosecond laser capsulotomy. *J Cataract Refract Surg*. 2011;37:1189-1198.

39. Conrad-Hengerer I, Hengerer FH, Schultz T, Dick HB. Effect of femtosecond laser fragmentation on effective phacoemulsification time in cataract surgery. *J Refract Surg*. 2012;28:879-883.

40. Abell RG, Kerr NM, Vote BJ. Toward zero effective phacoemulsification time using femtsecond laser pretreatment. *Ophthalmology*. 2013;120:942-948.

41. Roberts TV, Sutton G, Lawless MA, Jindal-Bali S, Hodge C. Capsular block syndrome associated with femtosecond laser-assisted cataract surgery. *J Cataract Refract Surg*. 2011;37:2068-2070.

42. Roberts TV, Lawless M, Bali SJ, Hodge S, Sutton G. Surgical outcomes and safety of femtosecond laser cataract surgery: a prospective study of 1500 consecutive cases. *Ophthalmology*. 2013;120:227-233.

43. Bali SJ, Hodge C, Lawless M, Roberts TV, Sutton G. Early experience with femtosecond laser for cataract surgery. *Ophthalmology*. 2012;119:891-899.

44. Dick BH, Schultz T. Laser assisted cataract surgery in small pupils using mechanical dilatation devices. *J Refract Surg*. 2013;29:858-862.

45. Schultz T, Ezeanoskie E, Dick HB. Femtosecond laser-assisted cataract surgery in pediatric Marfan syndrome. *J Refract Surg*. 2013;29:650-652.

46. Dick HB, Schultz T. Femtosecond laser-assisted cataract surgery in infants. *J Cataract Refract Surg*. 2013;39:665-668.

47. Lawless M, Bali SJ, Hodge C, Roberts TV, Chan C, Sutton G. Outcomes of femtosecond laser cataract surgery with a diffractive multifocal intraocular lens. *J Refract Surg*. 2012;28:859-864.

48. Schultz T, Joachim SC, Kuehn M, Dick BH. Changes in prostagladin levels in patients undergoing femtosecond laser assisted cataract surgery. *J Refract Surg*. 2013;29:742-748.

49. Schultz T, Tischoff I, Ezeanosike E, Dick BH. Histological sections of corneal incisions in OCT-guided femtosecond laser cataract surgery. *J Refract Surg*. 2013;29:863-864.

第3章

飞秒激光辅助的白内障手术的眼部药理学

Zoltán Z. Nagy, MD, PhD, DSc

飞秒激光预处理前会使用滴眼液或眼药膏,因此飞秒激光白内障手术的药理学尤为重要。飞秒激光手术前要求瞳孔直径不小于6.0mm,并在白内障术中继续保持。充分散大的瞳孔使手术操作更轻松并减少手术并发症,合适的瞳孔大小在传统超声乳化术中也极为重要。1989年,Gimbel报道了非甾体类抗炎药(nonsteriod anti-inflammatory drug, NSAID)在超声乳化术中具有保持瞳孔扩大的作用[1]。在飞秒激光预处理时,如果瞳孔没有充分散开,则激光可能击中虹膜,导致房水中前列腺素E_2和其他细胞因子水平明显增加。Bucci和Waterbury报道了前列腺素E_2水平的升高[2];2013年,Schultz等报道了在飞秒激光预处理后前列腺素E_2水平显著升高[3]。因此,为了充分实现飞秒激光手术的优点,术前散瞳非常重要。

瞳孔对光反射的解剖学

虹膜的括约肌围绕瞳孔形成环形,收缩时使瞳孔缩小(缩瞳);瞳孔开大肌的放射状纤维收缩时瞳孔扩大(扩瞳)。

支配括约肌的副交感神经纤维,来自于动眼神经核的Edinger-Westphal核,通过动眼神经(第Ⅲ对颅神经的下支)到达睫状神经节,再到达虹膜的括约肌。支配开大肌的交感神经纤维来自脊髓的颈段,经过颈内动脉交感神经丛和鼻睫神经。

瞳孔对光反射由视网膜的瞳孔运动纤维引起。从视网膜传来的光冲动向顶盖前核传播,进而到达动眼神经核。

拟副交感神经药物可引起缩瞳,拟交感神经药物和副交感神经阻断剂(散瞳滴眼液)可引起散瞳。

通常,在飞秒激光术前单独或联合使用托吡卡胺(0.8%)和去氧肾上腺素(5%)。在传统的超声乳化手术,术前1小时起开始药物散瞳,联合使用以上两种滴眼液,每20分钟点眼1次。在飞秒激光辅助的白内障手术要更早散瞳,至少在术前1.5小时开始药物散瞳,并联合使用NSAID滴眼液。

白内障手术期间最常用的药物

- **副交感神经阻断剂**:通过阻断瞳孔括约肌的乙酰胆碱受体(散瞳)和睫状肌(调节麻痹)
  - **托吡卡胺**:有效时间为4~6小时
  - **环戊通**:有效时间为12~24小时,睫状肌麻痹作用强于散瞳作用
  - **后马托品**:有效时间为1~2天
  - **阿托品**:有效时间不超过1周(作用时间最长的散瞳剂),不常规用于白内障手术
- **拟交感神经药物**:作用于瞳孔开大肌的肾上腺素受体
  - **去氧肾上腺素**:有效时间约为6小时,开始与作用时间和托吡卡胺相同;优点是不引起调节麻痹
  - **可卡因(4%)**:间接拟交感神经药,抑制去甲肾上腺素重吸收,有效时间约6小时,不常用,目前仅用于Horner综合征的诊断

NSAID滴眼液

NSAID滴眼液最初是作为抑制环氧化酶和脂氧合酶的抗炎药物,还能抑制可诱导炎症反应的前列腺素样产物和血栓素、白细胞三烯。通常在眼科使用NSAID药物比激素类药物更安全[4,5]。

NSAID 滴眼液可保持瞳孔充分散大，特别是在飞秒激光白内障手术中起到维持作用，其药理作用是减少术中瞳孔缩小[3]。在飞秒激光预处理前联用 NSAID 和散瞳药物有助于维持瞳孔散大。

常用的 NSAID 药物有双氯芬酸(0.1%)、酮咯酸(0.5%)、氟比洛芬(0.03%)和吲哚美辛(0.1%)。根据文献所述，双氯芬酸应在术前至少 24 小时开始点眼，以维持围术期的瞳孔散大并控制术后炎症。

是什么导致飞秒激光白内障手术中瞳孔频繁收缩?

在飞秒激光手术过程中，患者接口产生一定压力，新一代的飞秒激光仅使术中眼压升高 16 ~ 25mmHg。患者接口的机械作用可能在完成飞秒激光预处理后产生缩瞳作用，患者接口可能是一个曲面或液体连接的患者接口，二者对于瞳孔的作用相同。

Schultz 等最近发表了一篇文章讨论房水中前列腺素 E_2浓度的增加，使用酶联免疫法测得房水中前列腺素 E_2水平明显增高[3]。前列腺素的增加可能促进缩瞳作用，在近 1/3 的熟练的手术医师，特别是还在学习曲线中的医师中存在这种现象。除了患者接口的机械压力作用，前房的气泡形成可能也形成机械作用，导致房水中前列腺素 E_2水平增加。

前列腺素是高潜力的生物调控物质，由花生四烯酸通过环氧合酶途径合成，在眼部，前列腺素主要来源于睫状体的非色素上皮层。Cole、Unger[6] 和 Mailhöfner[7] 等的研究表明，机械和热刺激增加了房水中前列腺素的水平。

在过去的研究中，Gimbel 发现术前给予 NSAID 的患者瞳孔收缩减少[1]，Bucci 和 Waterbury 发现在白内障手术前给予 NSAID 的患者前列腺素 E_2 水平降低[2]。因此，根据 Schultz 等的研究[3]，可以推测飞秒激光预处理增加了房水中前列腺素 E_2的水平，所以患者应在术前 1 ~ 2 天使用 NSAID 滴眼液，散瞳和联合用药也应较常规超声乳化术更早开始使用。如果围术期瞳孔缩小，前房注射肾上腺素通常可以使瞳孔充分散大。

（黄锦海 译）

参 考 文 献

1. Gimbel HV. The effect of treatment with topical nonsteroidal anti-inflammatory drugs with and without intraoperative epinephrine on the maintenance of mydriasis during cataract surgery. *Ophthalmology*. 1989;96(22):585-588.
2. Bucci FA Jr, Waterbury LD. Aqueous prostaglandin E(2) of cataract patients at trough ketorolac and bromfenac levels after 2 days dosing. *Adv Ther*. 2009;26:645-650.
3. Schultz T, Joachim SC, Kuehn M, Dich BH. Changes in prostaglandin levels in patients undergoing femtosecond laser-assisted cataract surgery. *J Refract Surg*. 2013;29:742-747.
4. Bartlett JD. *Clinical Ocular Pharmacology*. 4th ed. Boston, MA: Butterworth-Heinemann; 2001.
5. Garg A. *Textbook of Ocular Therapeutics*. 2nd ed. New Delhi, India: CV Jaypee; 2002.
6. Cole DF, Unger WG. Prostaglandins as mediators for the responses of the eye to trauma. *Exp Eye Res*. 1973;17:357-368.
7. Mailhöfner C, Schlötzer-Schrehardt U, Gühring H, et al. Expression of cyclo-oxygenase-1 and -2 in normal and glaucomatous human eyes. *Invest Ophthalmol Vis Sci*. 2001;42:2616-2624.

第4章

飞秒激光前囊膜切开术:术后人工晶状体的定位更好

Kinga Kránitz, MD; Zoltán Z. Nagy, MD, PhD, DSc

白内障超声乳化吸除并人工晶状体(IOL)植入术已经成为了一种安全、有效的干预措施[1]。在屈光性白内障手术和优质晶状体植入的时代,术后IOL的精确位置是个性化IOL性能的主要限制因素,预防或减轻晶状体偏位变得比以往更加精确。

IOL的偏位使视觉质量恶化,并可导致术源性散光、近视或远视、高阶像差、反射和光晕等,从而偏离预期的术后屈光度。这些偏位的影响很大程度上取决于眼内定位参数的实际结合[2~4]。

目前已有一些实验室试验检测了不会导致非球面IOL视觉质量恶化的最大偏心量和倾斜度。Holladay等计算出临界偏心量为0.4mm、倾斜角为5°[5],Piers等计算出的范围更宽:最大偏心量为0.8mm、倾斜角为10°[6]。

IOL的偏位可通过分析后照图片、Purkinje成像系统或Scheimpflug相机来确定。IOL的偏心可通过IOL中心与瞳孔轴之间的距离来确定。水平轴正值表示右眼鼻侧和左眼颞侧,垂直轴正值表示偏中心的上方、负值表示下方。由三角函数分析求得的总偏心表明了水平和垂直偏心的总向量的幅度。关于IOL的倾斜,绕x轴,正向倾斜表示IOL上缘绕x轴向前移动,反之为负向倾斜;绕y轴,正向倾斜表示右眼IOL鼻侧缘绕y轴向后移动,或左眼IOL的鼻侧缘绕y轴向前移动,反之为负向倾斜[7]。

术后IOL更精确定位可通过白内障手术中的精确撕囊来实现。最近几年,白内障超声乳化吸除术中最常用的精确撕囊技术是连续环形撕囊(continuous curvilinear capsulorrhexis,CCC)。CCC有术中和术后的优势,但需要高度谨慎和专业手术知识来完成。精确撕囊是获得预期屈光效果的必要条件,因为适当的撕囊大小、居中和360°囊袋边缘覆盖光学面可防止光学偏心、倾斜、向近视或远视转变,由于囊袋的对称收缩力导致的前后囊膜混浊,以及皱缩遮蔽效应。直径超过光学区边缘的偏心或不规则撕囊可能会失去这些优势[8~14]。

迄今为止,撕囊是手动的操作过程。随着飞秒激光用于眼科手术,通过激光和组织的交互作用(即光爆破)使可预测大小和中心的前囊膜切开成为可能。最近引进的飞秒激光技术能够精确、可重复地进行前囊膜切开。

飞秒激光前囊膜切开的准确性

本研究组的初步研究评估了飞秒激光系统在人眼前囊膜切开中的应用,所有的激光程序都可以进行成功撕囊,让手术医师在每次手术中都能进行个性化撕囊。对于植入IOL光学直径为6.0mm的病例,采用的撕囊直径为4.5mm。

比较飞秒激光前囊膜切开和手动撕囊的术后囊口直径的准确性,只有10%的手动撕囊可以达到±0.25mm直径的准确度,而飞秒激光前囊膜切开可以达到绝对准确[15]。

飞秒激光前囊膜切开对人工晶状体中心定位的影响

在一项前瞻性随机研究中,根据后照法图片分析了术后1年随访期间的前囊口直径和IOL位置参数(图1和图2),比较了飞秒激光前囊膜切开和常规手动CCC,分别对20例患者的20只眼行飞秒激光前囊膜切开和常规手动CCC。圆形度是评估前囊口形状的规则性的一个参数,由以下公式计算:圆形度=4π

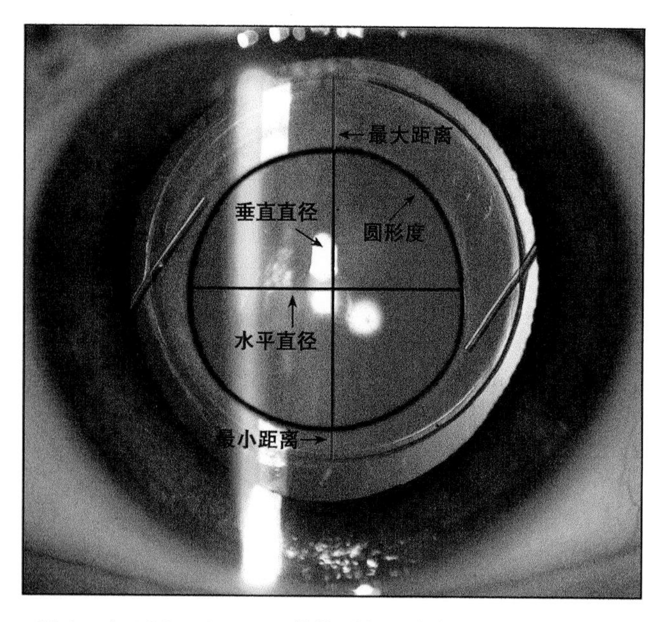

图1 由 Adobe Photoshop 软件测得的前囊口的各项参数(经允许转载自 Kránitz K, Takacs A, Mihàltz K, Kovács I, Knorz MC, Nagy ZZ. Femtosecond laser capsulotomy and manual continuous curvilinear capsulorrhexis parameters and their effects on intraocular lens centration. J Refract Surg. 2011;27[8]:558-563.)

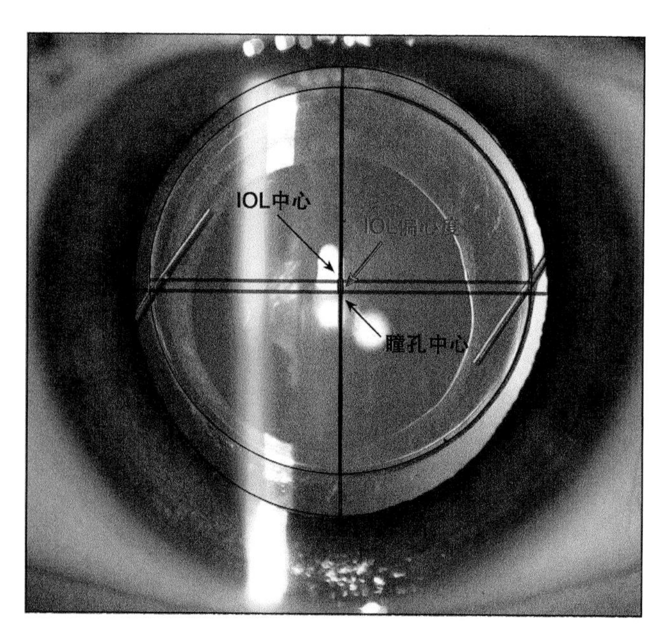

图2 IOL距瞳孔中心的偏心程度(经允许转载自 Kránitz K, Takacs A, Mihàltz K, Kovács I, Knorz MC, Nagy ZZ. Femtosecond laser capsulotomy and manual continuous curvilinear capsulorrhexis parameters and their effects on intraocular lens centration. J Refract Surg. 2011;27[8]:558-563.)

(面积/周长^2)。在术后1周,飞秒激光撕囊组的囊膜口形状更规则(即圆形度值更好,0.86±0.01 vs 0.83±0.02,$P<0.05$)。两个撕囊组之间的圆形度值差别可以用手动撕囊组的垂直和水平直径值的不平衡来解释,CCC组术后1周和1个月的囊膜口的纵径更大(分别是4.79±0.36 vs 4.47±0.21 $P<0.05$ 和4.62±0.34 vs 4.47±0.21,$P<0.05$)。

囊袋与IOL之间的覆盖度是前囊口边缘和IOL光学区边缘的最小与最大的距离之间的比值:覆盖度=最小距离/最大距离。在这项研究中,适当大小、形状、中心定位的飞秒前囊口在术后第1年内可以获得更好的覆盖(1周:0.17±0.19 vs 0.47±0.24 $P<0.05$,1个月:0.24±0.23 vs 0.53±0.25 $P<0.05$,1年:0.13±0.19 vs 0.54±0.31,$P<0.05$)。1.0的圆形度和覆盖度分别表示一个完美的圆形和前囊膜完全覆盖植入的IOL光学区。

随着时间的推移,不规则的手动撕囊通过不对称收缩和矢量力的作用加重IOL的偏心。在本研究中,手动撕囊组的垂直直径与前囊膜覆盖度相关(1周:$r=-0.91$,$P<0.01$;1个月:$r=-0.76$,$P<0.01$;1年:$r=-0.62$,$P<0.01$),较大的垂直直径能够导致不规则的前囊膜覆盖。

360°的囊膜覆盖光学面可保持IOL位于预期的中心位置,是标准屈光状态的重要因素。研究结果表明,在IOL植入后的1年内,手动组的水平偏心显著高于飞秒激光组(1周:0.28±0.16 vs 0.12±0.11;1个月:0.26±0.14 vs 0.13±0.09;1年:0.30±0.16±0.12,$P<0.05$),术后1周和1年,以0.4mm为临界偏心量,两组之间的水平偏心值分布也存在显著的统计学差异(1周:0/20 vs 4/16,$P=0.035$;1年:0/20 vs 5/15,$P=0.016$)。手动组的IOL偏心值提高近6倍[单变量广义估计方程模型(比值比:5.95,95%置信区间:1.58~22.22,$P<0.01$)]。此外,似乎"覆盖度"体现了囊膜口形状的所有特征;所有撕囊参数中,只有前囊口覆盖度对IOL水平偏心有显著影响($P=0.002$),体现了撕囊口精确的大小和中心定位的重要性。

根据本研究结果,通过飞秒激光精确控制前囊口的形状、大小和中心位置可有效预防光学偏心,在屈光性白内障手术中具有潜在的临床优势[16]。

精确的飞秒激光前囊膜切开术通过降低人工晶状体的偏位来获得更好的视力和更加稳定的屈光状态

本研究通过 Scheimpflug 相机评估了飞秒激光前囊膜切开(20眼)和常规手动CCC(25眼)后植入的IOL的偏位来确定术后IOL倾斜,并证实前者的中心定位结果。

通过 Pentacam 评估的中心定位结果与本研究组以前的研究结果有很好的相关性：手动组 IOL 的水平偏心和总偏心都显著高于飞秒激光组（水平偏心：270.83±190.85μm vs 164.25±113.78μm，$P=0.034$；总偏心：334.91±169.67μm vs 230.27±111.54μm，$P=0.022$）。

根据本研究结果，手动组的水平和垂直倾斜幅度也都显著高于飞秒激光组（水平：2.75±1.67μm vs 1.53±1.08μm，$P=0.007$；垂直：4.34±2.40μm vs 2.15±1.41μm，$P<0.001$）。由于 5°以上的倾斜和 0.4mm 以上的偏心可能降低个性化 IOL 的视觉质量，以这两个数值为分界点，飞秒激光前囊膜切开的临床意义可通过比较两组分界点上下的倾斜和偏心值例数得到验证，结果 IOL 的垂直倾斜、水平偏心和总偏心上都有显著的统计学差异（垂直倾斜：10/25 vs 0/20，$P=0.008$，水平偏心：6/25 vs 0/20，$P=0.036$，总偏心：8/25 vs 0/20，$P=0.017$）。

本研究分析了 IOL 偏心对视力和术后显性屈光度改变的影响。结果显示，IOL 的偏心会影响术后显然屈光度的稳定性，总偏心的绝对值与术后第 1 个月和第 1 年显然等效球镜屈光度改变的绝对值有显著的相关性（$r=0.33$，$P=0.032$）（图 3）。

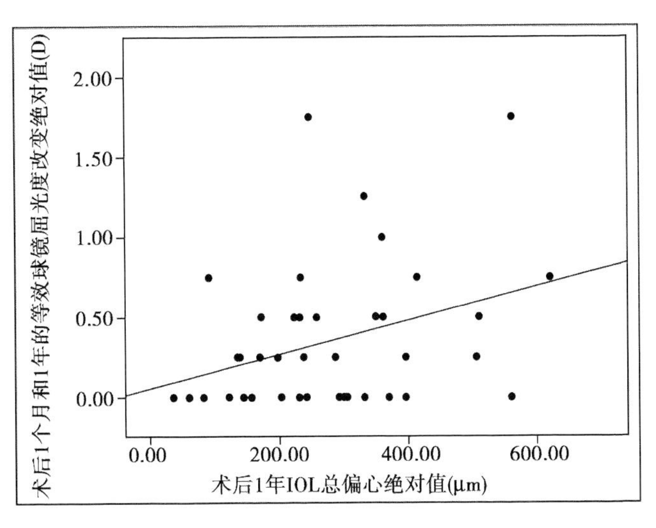

图 3　IOL 总偏心的绝对值与术后第 1 个月和第 1 年显然等效球镜屈光度改变的绝对值的相关性。Spearman 等级相关系数：$r=0.33$，$P=0.032$（经允许转载自 Kránitz K，Mihàltz K，Sándor GL，Takacs A，Knorz MC，Nagy ZZ. Intraocular lens tilt and decentrationmeasured by Scheimpflug camera following manual or femtosecond laser-created continuous circular capsulotomy. J Refract Surg. 2012；28［4］：259-263.）

本研究发现飞秒激光组的矫正远视力（corrected distance visual acuity，CDVA）更好（0.92±0.09 vs 0.97±0.06，$P=0.038$），这与该组更小的垂直倾斜有相关性（线性相关分析：$R^2=0.17$，$\beta=-0.41$，95%置信区间为-0.69～-0.13，$P=0.05$）。视力与倾斜值的相关性表明，前后方向的 IOL 倾斜使视力变差，可能是因为产生了眼镜无法矫正的高阶像差。

本研究证明，飞秒激光前囊膜切开产生的 IOL 偏心和倾斜更小、视力更好，术后屈光状态更稳定且更可预测[17]。

飞秒激光前囊膜切开术在高度近视中的重要性

近视是一种常见病。通常高度近视眼唯一的矫正方法是在超声乳化吸除后植入 IOL，并且高度近视眼更可能发生白内障。

前囊膜完全覆盖 IOL 的光学面边缘可以防止后囊膜混浊，这对降低 Nd：YAG 激光后囊膜切开术引起的近视眼视网膜脱离的风险是必要的。完全覆盖也能使 IOL 定位更准，并且将 IOL 维持在合适的位置，从而减少术后屈光度的变化。

近视眼的特殊解剖参数使得白内障手术成为一大挑战，即便是对于有经验的手术医生也是如此：

1. 没有可靠的参考标记来帮助手术医生做出正确大小和形状的 CCC。通常以瞳孔缘作为参考，尽管瞳孔直径变化很大。之前有文章报道在暗视情况下，近视眼的瞳孔直径更大，与此相似，本研究也发现眼轴长度与药物性瞳孔散大面积具有显著相关性（$r=0.19$，$P=0.049$）。

2. 角膜放大效果的变化进一步诱导了撕囊大小的误差，根据个体眼前段解剖，角膜把前囊膜放大约 1.15 倍。对大瞳孔患者，即便是有经验的手术医生，撕囊也易于偏大。近视眼的平均角膜曲率值较平坦，放大效应相对较小，似乎补偿了放大的瞳孔直径（图 4）。由于以上效应，近视眼中手动撕囊往往大于预期，而采用飞秒激光前囊膜切开可避免这种误差。本研究团队分析了对高度近视眼进行飞秒激光前囊膜切开（54 只眼）和常规手动 CCC（57 只眼）的术后 IOL 位置。本研究发现，眼轴长度和平均角膜曲率值（$r=-0.22$，$P=0.018$）以及术前的前房深度显著相关（$r=0.2$，$P=0.007$），瞳孔面积与撕囊面积显著相关（$r=0.27$，$P=0.039$），并且手动组撕囊面积和眼轴长度（$r=0.278$，$P=0.036$）以及平均角膜曲率值（$r=-0.29$，$P=0.033$）也显著相关，而这些参数在飞秒激光组并无相关性。

与本研究组之前的结果类似，本研究中飞秒激

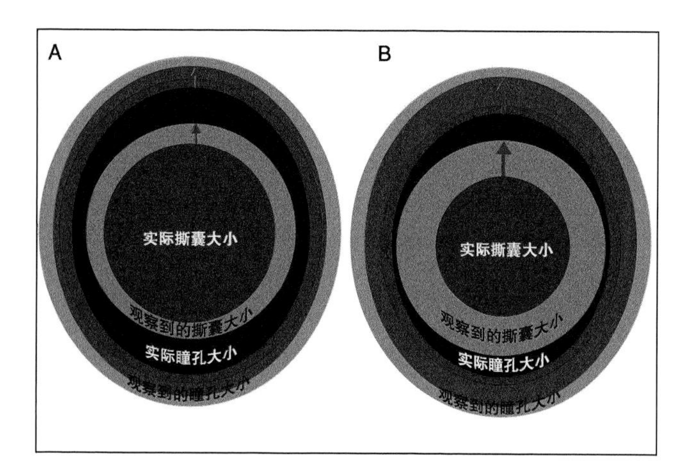

图4 近视(A)和远视(B)角膜的形变作用。红色箭头显示了平均曲率值决定的角膜放大效应(经允许转载自 Nagy ZZ, Kránitz K, Takacs AI, Miháltz K, Kovács l, Knorz MC. Comparison of intraocular lens decentration parameters after femtosecond and manual capsulotomies. J Refract Surg. 2011;27[8]:564-569.)

光组的圆形度显著优于手动组(不完全覆盖率分别是11%和28%),差异具有统计学意义($P=0.033$)。近视眼的囊袋和撕囊口更大,因此常规白内障手术的IOL偏心风险更大。飞秒激光组IOL定位与眼轴长度不相关,但手动组两者相关($r=0.30$,$P=0.026$),说明飞秒激光组的IOL定位更好(图5)[18]。

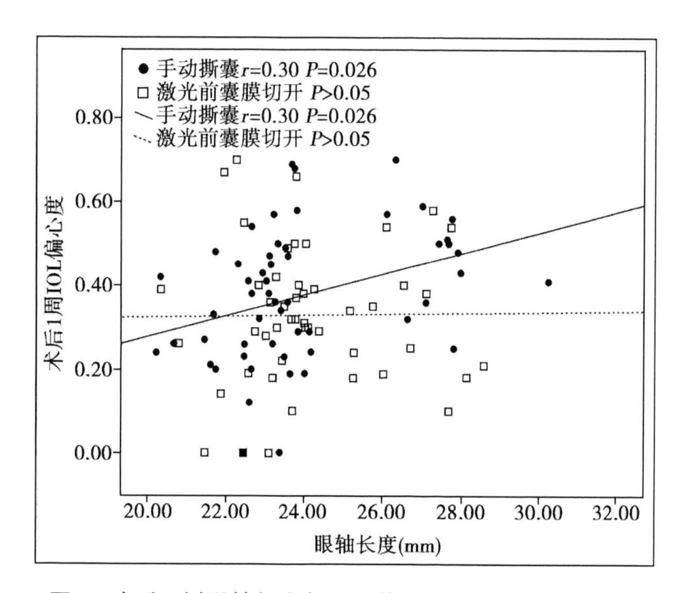

图5 术后1周眼轴长度与IOL偏心程度的相关性。手动组呈显著相关($r=0.30$,$P=0.026$),但是飞秒激光组不相关($P>0.05$)(经允许转载自 Nagy ZZ, Kránitz K, Takacs AI, Miháltz K, Kovács l, Knorz MC. Comparison of intraocular lens decentration parameters after femtosecond and manual capsulotomies. J Refract Surg. 2011;27[8]:564-569.)

讨　　论

在过去的20年中,患者需求的增加导致白内障手术数量显著增长,患者需求和其术后期望值的提升导致了手术时机提早。为了满足日益增强的视觉需求,已有越来越多的高端多焦点和调节性IOL出现在市场上。

本研究组匈牙利布达佩斯塞梅尔魏斯大学眼科系进行的前瞻性临床试验的结果,本研究组阐述了飞秒激光在眼科手术中体现出的重要技术进步。研究白内障手术中飞秒激光前囊膜切开和手动撕囊之间的差异,评估撕囊大小、圆形度以及IOL与撕囊的覆盖度,这些参数与IOL偏位、视力及术后屈光度的改变具有很好的相关性。根据本研究的结果,在屈光性白内障手术中,用飞秒激光精确控制前囊口的形状、大小和中心定位可以获得潜在的临床优势。

(黄锦海 译)

参 考 文 献

1. 2009 comprehensive report on the global single-use ophthalmic surgical product market. *Market Scope*. August 2009.
2. Baumeister M, Buhren J, Kohnen T. Tilt and decentration of spherical and aspheric intraocular lenses: effect on higher-order aberrations. *J Cataract Refract Surg*. 2009;35(6):1006-1012.
3. Eppig T, Scholz K, Loffler A, Messner A, Langenbucher A. Effect of decentration and tilt on the image quality of aspheric intraocular lens designs in a model eye. *J Cataract Refract Surg*. 2009;35(6):1091-1100.
4. Mihaltz K, Knorz MC, Alio JL, et al. Internal aberrations and optical quality after femtosecond laser anterior capsulotomy in cataract surgery. *J Refract Surg*. 2011;27(10):711-716.
5. Holladay JT, Piers PA, Koranyi G, van der Mooren M, Norrby NE. A new intraocular lens design to reduce spherical aberration of pseudophakic eyes. *J Refract Surg*. 2002;18(6):683-691.
6. Piers PA, Weeber HA, Artal P, Norrby S. Theoretical comparison of aberration-correcting customized and aspheric intraocular lenses. *J Refract Surg*. 2007;23(4):374-384.
7. de Castro A, Rosales P, Marcos S. Tilt and decentration of intraocular lenses in vivo from Purkinje and Scheimpflug imaging. Validation study. *J Cataract Refract Surg*. 2007;33(3):418-429.
8. Ravalico G, Tognetto D, Palomba M, Busatto P, Baccara F. Capsulorhexis size and posterior capsule opacification. *J Cataract Refract Surg*. 1996;22(1):98-103.
9. Aykan U, Bilge AH, Karadayi K. The effect of capsulorhexis size on development of posterior capsule opacification: small (4.5 to 5.0 mm) versus large (6.0 to 7.0 mm). *Eur J Ophthalmol*. 2003;13(6):541-545.
10. Hollick EJ, Spalton DJ, Meacock WR. The effect of capsulorhexis size on posterior capsular opacification: one-year results of a randomized prospective trial. *Am J Ophthalmol*. 1999;128(3):271-279.
11. Ram J, Pandey SK, Apple DJ, et al. Effect of in-the-bag intraocular lens fixation on the prevention of posterior capsule opacification. *J Cataract Refract Surg*. 2001;27(7):367-370.
12. Chang DF, Dewey S, Tipperman R, Wallace RB. Pearls for sizing the capsulorrhexis. *Cataract & Refractive Surgery Today Europe*. 2008;3(9):40-44.
13. Hayashi K, Hayashi H, Nakao F, Hayashi F. Anterior capsule contrac-

tion and intraocular lens decentration and tilt after hydrogel lens implantation. *Br J Ophthalmol.* 2001;85(11):1294-1297.

14. Hayashi H, Hayashi K, Nakao F, Hayashi F. Anterior capsule contraction and intraocular lens dislocation in eyes with pseudoexfoliation syndrome. *Br J Ophthalmol.* 1998;82(12):1429-1432.
15. Nagy Z, Takacs A, Filkorn T, Sarayba M. Initial clinical evaluation of an intraocular femtosecond laser in cataract surgery. *J Refract Surg.* 2009;25(12):1053-1060.
16. Kránitz K, Takacs A, Mihāltz K, Kovács I, Knorz MC, Nagy ZZ. Femtosecond laser capsulotomy and manual continuous curvilinear capsulorrhexis parameters and their effects on intraocular lens centration. *J Refract Surg.* 2011;27(8):558-563.
17. Kránitz K, Mihāltz K, Sándor GL, Takacs A, Knorz MC, Nagy ZZ. Intraocular lens tilt and decentration measured by Scheimpflug camera following manual or femtosecond laser-created continuous circular capsulotomy. *J Refract Surg.* 2012;28(4):259-263.
18. Nagy ZZ, Kránitz K, Takacs AI, Mihāltz K, Kovács I, Knorz MC. Comparison of intraocular lens decentration parameters after femtosecond and manual capsulotomies. *J Refract Surg.* 2011;27(8):564-569.

第5章

飞秒激光前囊膜切开术的力学特征

Gábor László Sándor, MD; Zoltán Kiss, PhD; Zoltán I. Bocskai; Imre Bojtár, PhD, CSc; Ágnes I. Takács, MD; Zoltán Z. Nagy, MD, PhD, DSc

精确撕囊是白内障手术的关键步骤。理想的囊是圆形且中心定位好,边缘完整且没有薄弱点,这些有助于维持人工晶状体(IOL)在囊袋中的定位并减少放射状撕裂的发生。

囊口应能承受手术操作压力,因为放射状撕裂可发生在操作的任何阶段。放射状撕裂破坏囊袋的完整性,从而导致 IOL 的偏位。随着患者需求的增加,预测 IOL 位置的重要性大大增加。IOL 的新技术,包括非球面、环曲面和多焦点,也促进了定位改良的需求。

此外,超声乳化吸除术中最严重的并发症之一是后囊破裂,后囊破裂 50% 的原因是由前囊撕裂的延伸导致,通常需要做前段玻璃体切除[1]。

近年来,最常用的技术是连续环形撕囊(continuous curvilinear capsulorrhexis CCC)[2]。在行 CCC 时,沿着天然的纤维"裂纹"撕囊,从而形成边缘非常平滑的囊口[3]。大概是由于光滑、规则的边缘[4],CCC 的扩展性优于其他撕囊技术(例如,玻切法前囊环切术、开罐式截囊、电凝前囊切开术、等离子刀前囊切开术)。以上提及的其他技术,由于没有遵循胶原蛋白结构的天然裂纹,可能导致囊口边缘不规则。

CCC 从力学角度看似乎是完美的[5],它由手动制作并且其精确性和再现性本质上取决于手术医师的技巧。

飞秒激光辅助下的白内障手术通过激光对组织的光爆破作用,使截囊的高度可控性和重复性成为可能[6]。Nagy 等的研究团队分析和评估了飞秒激光术的精确尺寸[6~8],但并未完全揭示激光-组织效应,故没有充分理解撕囊口的力学特征。

之前的研究报道了飞秒激光前囊膜切开的囊口边缘比手动撕囊更强韧[6,9~11]。然而,大样本量的多中心临床研究表明,飞秒激光前囊膜切开比传统 CCC 的放射状撕裂发生率更高[12]。此外,扫描电子显微镜(SEM)的研究显示飞秒激光前囊膜切开的囊口边缘有细纹[9]和齿孔[12~14]。有限元模型显示锯齿状边缘不平等的应力分布增加了撕裂的风险[5]。然而,SEM 的研究未解释飞秒激光撕囊术比 CCC 强韧的原因。

因此,Nagy 等研究团队提出了一种测试方法,以分析在猪眼模型上用飞秒激光前囊膜切开的力学特征。同时,初步研究正在进行,本章我们只展示预实验结果。

该研究纳入新鲜猪眼,运用 SoftFit 患者接口将飞秒激光(Alcon LenSx Inc, Aliso Viejo, California)连接在猪眼上。采用集成的光学相干断层扫描(OCT)成像系统确定晶状体表面的确切位置。从前囊膜下至少 500μm 开始到前囊膜上至少 500μm 结束扫描一个圆柱形,制作一个 5.0mm 直径的囊口,采用 3.0μm 点分离和 4.0μm 层间分离的 5.0μJ 脉冲能量。

激光过程之后,移除角膜和虹膜,再用显微手术刀在赤道附近切开前囊膜。通过这个方法,得到一个环状的囊膜标本。

力学测试由一个高精确的测试仪来完成。采用两个抛光的金属钉支撑标本。在测试过程中标本被浸没在室温平衡盐溶液中,以防止组织脱水。小心地将该环状样本滑过两个金属钉。一个金属钉连接测力传感器,与另一个金属钉分离,直到囊膜环被撕裂(图 1)。测试仪的软件连续地描绘出力与位移曲线。

图 2 是一个典型的力与位移曲线图。曲线分为两个部分:第一,平坦部分大概反映了胶原蛋白网在伸展方向上逐渐拉直。第二,陡峭部分反映了胶原蛋白分子开始负重[15]。值得注意的是,第二部分曲线与第一部分曲线长度几乎一样长,这说明胶原蛋白网能够维持其相对完整性,并且可以承受相当大的负荷。据

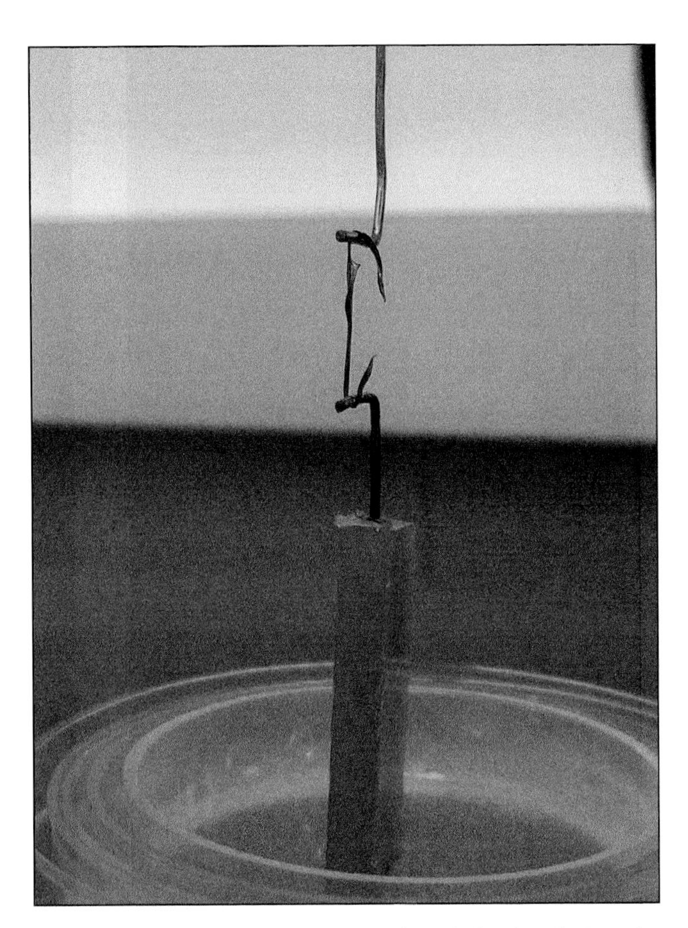

图 1　撕裂时的环状囊膜标本。前房被移除，并用台盼蓝给囊膜染色以便更好地观察。下方钉是固定的，上方钉与测力传感器连接

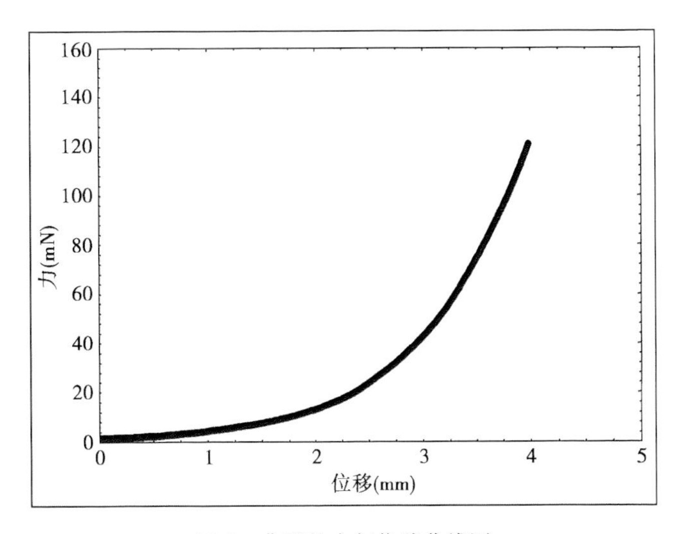

图 2　典型的力与位移曲线图

此，热损伤引起的胶原蛋白变性没有显著意义。由此图可以看出，随着力的增加曲线变陡，而且突然停止。这种特性具有较大的临床意义，因为手术医师可以感觉到手术操作中撕囊的拉伸极限。

集中在细纹点的应力对飞秒激光前囊膜切开术的力学稳定性的影响目前不清楚，有待进一步的力学和组织学检查来解释此现象。

实验室研究和临床研究仍存在差异性，但二者均认为手术医师应该注意从生物力学角度来看飞秒激光前囊膜切开不同于手动撕囊，遵守力学曲线可能有助于手术的安全性。根据 Nagy 等的初步实验室检查结果和临床经验，飞秒激光前囊膜切开后，囊膜具有显著的强度和拉伸能力以及足够抵抗力来完成安全的超声乳化吸除并成功植入 IOL。

（胡亮　译）

参 考 文 献

1. Marques FF, Marques DM, Osher RH, Osher JM. Fate of anterior capsule tears during cataract surgery. *J Cataract Refract Surg*. 2006;32(10):1638-1642.
2. Gimbel HV, Neuhann T. Development, advantages, and methods of the continuous circular capsulorhexis technique. *J Cataract Refract Surg*. 1990;16(1):31-37.
3. Luck J, Brahma AK, Noble BA. A comparative study of the elastic properties of continuous tear curvilinear capsulorhexis versus capsulorhexis produced by radiofrequency endodiathermy. *Br J Ophthalmol*. 1994;78(5):392-396.
4. Trivedi RH, Wilson ME Jr, Bartholomew LR. Extensibility and scanning electron microscopy evaluation of 5 pediatric anterior capsulotomy techniques in a porcine model. *J Cataract Refract Surg*. 2006;32(7):1206-1213.
5. Krag S, Thim K, Corydon L, Kyster B. Biomechanical aspects of the anterior capsulotomy. *J Cataract Refract Surg*. 1994;20(4):410-416.
6. Nagy Z, Takacs A, Filkorn T, Sarayba M. Initial clinical evaluation of an intraocular femtosecond laser in cataract surgery. *J Refract Surg*. 2009;25(12):1053-1060.
7. Kranitz K, Takacs A, Miháltz K, Kovács I, Knorz MC, Nagy ZZ. Femtosecond laser capsulotomy and manual continuous curvilinear capsulorrhexis parameters and their effects on intraocular lens centration. *J Refract Surg*. 2011;27(8):558-563.
8. Nagy ZZ, Kránitz K, Takacs AI, Miháltz K, Kovács I, Knorz MC. Comparison of intraocular lens decentration parameters after femtosecond and manual capsulotomies. *J Refract Surg*. 2011;27(8):564-569.
9. Friedman NJ, Palanker DV, Schuele G, et al. Femtosecond laser capsulotomy. *J Cataract Refract Surg*. 2011;37(7):1189-1198.
10. Naranjo-Tackman R. How a femtosecond laser increases safety and precision in cataract surgery. *Curr Opin Ophthalmol*. 2011;22(1):53-57.
11. Auffarth GU, Reddy KP, Ritter R, Holzer MP, Rabsilber TM. Comparison of the maximum applicable stretch force after femtosecond laser-assisted and manual anterior capsulotomy. *J Cataract Refract Surg*. 2013;39(1):105-109.
12. Abell RG, Davies PE, Phelan D, Goemann K, McPherson ZE, Vote BJ. Anterior capsulotomy integrity after femtosecond laser-assisted cataract surgery. *Ophthalmology*. 2014;121(1):17-24.
13. Mastropasqua L, Toto L, Calienno R, et al. Scanning electron microscopy evaluation of capsulorhexis in femtosecond laser-assisted cataract surgery. *J Cataract Refract Surg*. 2013;39(10):1581-1586.
14. Ostovic M, Klaproth OK, Hengerer FH, Mayer WJ, Kohnen T. Light microscopy and scanning electron microscopy analysis of rigid curved interface femtosecond laser-assisted and manual anterior capsulotomy. *J Cataract Refract Surg*. 2013;39(10):1587-1592.
15. Krag S, Thim K, Corydon L. Diathermic capsulotomy versus capsulorhexis: a biomechanical study. *J Cataract Refract Surg*. 1997;23(1):86-90.

第 6 章

飞秒激光辅助的白内障手术及常规白内障手术术后的人工晶状体计算结果及屈光状态

Tamás Filkorn, MD; Illés Kovács, MD, PhD; Kinga Kránitz, MD; Ágnes I. Takács, MD; Éva Horváth, MD; Michael C. Knorz, MD; Zoltán Z. Nagy, MD, PhD, DSc

精准的屈光状态是高端人工晶状体(IOL)临床应用的良好保障,而精确的生物测量及 IOL 计算尤为重要。随着新的光学生物测量仪的出现,IOL 计算所需的眼轴长度误差减少;然而,有效 IOL 位置的计算可能产生误差[1~2]。IOL 倾斜、偏心和移位可能导致术后屈光误差。然而,通过飞秒激光辅助的白内障手术方式能够实现居中、规则的前囊膜截开,保证术后良好的 IOL 位置,并能够通过预劈核的程序降低眼部组织的手术源性损伤。

术后人工晶状体的计算结果和屈光状态

在一项前瞻性的随机对照研究中,Nagy 等评估了接受飞秒激光辅助的白内障手术和常规白内障超声乳化吸除术患者的 IOL 计算结果,并比较两组术后的屈光状态。

激光组共入组 77 名患者(77 眼)行飞秒激光辅助的白内障手术,对照组共入组 57 名患者(57 眼)行常规的白内障超声乳化吸除术常规的白内障手术组采用 2.75mm 透明角膜切口,预期直径 4.5mm 的手动连续环形撕囊(CCC),白内障超声乳化劈核,并于囊内植入单焦 IOL。

激光组的患者在白内障超声乳化吸除前先接受飞秒激光操作,整合的实时 OCT 成像系统为飞秒激光操作的安全性提供了保证。个体化的设置激光作用中心定位及激光作用模式,做 2.75mm 透明角膜切口,1.0mm 穿刺口,4.5mm 直径前囊膜切开及十字形晶状体预劈核。激光步骤后,用钝性切口分离器打开封闭的角膜切口,用镊子取出前囊膜。超声乳化吸除核碎片,再灌注-抽吸,囊袋内植入单焦 IOL。

使用低相干光反射仪(LenstarLS 900, Haag-Streit AG, Koeniz,瑞士)进行光学生物测量。用第三代 IOL 计算公式和优化的 IOL 常数进行 IOL 计算。推荐 Hoffer Q 的计算公式用于短眼轴眼(眼轴长度<22.0mm),三个公式的均值用于正常眼轴眼(眼轴长度 22.0~24.5mm),Holladay 公式用于中长眼轴眼(眼轴长度 24.5~26.0mm),SRK/T 用于长眼轴眼(眼轴长度>26.0mm)。

至少在术后 6 周屈光状态稳定后才能确定术后屈光度和最佳矫正远视力。为了确定准确的屈光状态,该研究只纳入≥20/40 的最佳矫正视力者。

平均误差(mean error, ME)定义为术后显然验光等效球镜度(magnifest refraction in spherical equivalent, MRSE)和术后预期目标屈光度之差。平均绝对误差[(mean absolute error, MAE)偏离术后预期屈光度的绝对值的平均值]用于分析不同人群 IOL 计算的精确性。统计 MAE 在±0.25D、±0.5D、±1.0D、±1.5D、±2.0D 的眼的比例以体现术后屈光状态。采用多变量回归分析研究手术类型对术后屈光度误差的影响。

根据 Nagy 等的结果,对于所有公式,正常眼轴眼的 MAE 均最小,而长眼轴和短眼轴的 IOL 计算误差都更显著。

应用适当的 IOL 计算公式(根据眼轴长度),激光组的 MAE 是 0.38±0.28D,对照组是 0.50±0.38D。图 1 显示了两组眼轴长度与 MAE 的相关性。对照组存在显著的立方相关性($r=0.14$, $P=0.011$),而激光组无相关性($P>0.05$)。

在多变量模型中,调整 IOL 类型对眼轴长度的影响后,手术类型对术后 MAE 的影响有显著意

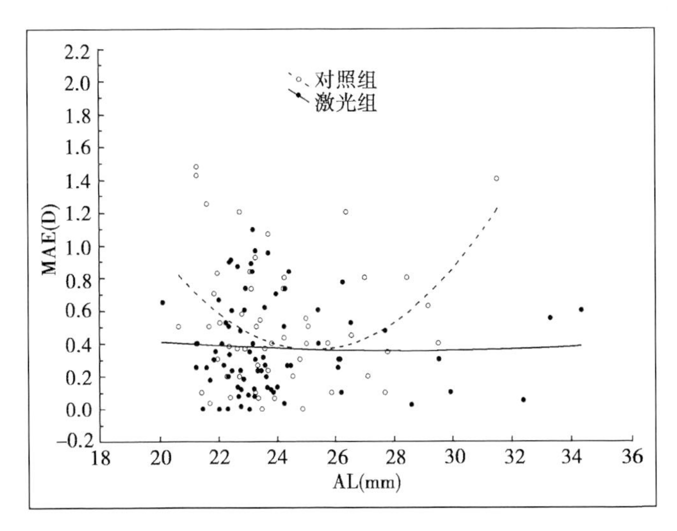

图1 两组眼轴长度(AL)与平均绝对误差(MAE)的相关性

义($P=0.04$)。在激光组,MAE比对照组小,平均差异为0.12D。IOL类型对术后屈光度的影响有显著意义($P=0.19$)。对于极短和极长眼轴,两组间的差异更显著,体现了飞秒激光辅助手术的效能。

ME分析后,两研究组差异没有统计学意义(-0.03±0.47 vs 0.07±0.63,$P>0.05$,Mann-Whitney U 检验)。激光组的ME和眼轴长度无相关性($P=0.41$),对照组则呈弱相关($r=-0.29$,$P=0.03$),说明长眼轴存在更多的近视误差。

比较屈光度的可预测性,激光组和对照组分别有41.6%和28.1%的眼在目标屈光度的±0.25D之内,分别有68.8%和64.9%在±0.5D之内,分别有98.7%和87.7%在±1.0D之内,两组中所有术眼均在±1.5D之内。图2显示了激光组和对照组的累计屈光预测性。

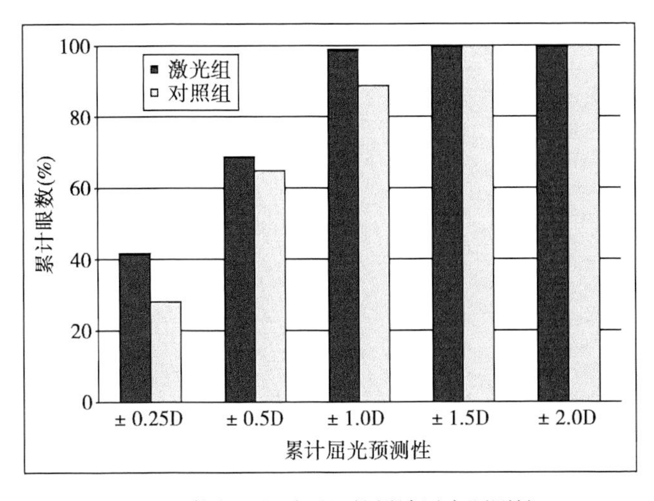

图2 激光组和对照组的累计屈光预测性

讨 论

近年来,白内障手术已成为一种屈光手术,准确进行IOL计算必不可少。近来患者对获得更好的屈光状态的期望值增加,尤其是对于高端IOL植入的患者。除了眼轴长度与角膜曲率测量的不准确,错误的术后IOL位置计算也是造成计算误差的重要原因。

Nagy等的IOL计算结果与之前发表的用超声波[5]和部分激光干涉[6]进行IOL计算的大样本量研究的结果相一致。

Nagy等发现进行白内障手术前先用飞秒激光做预处理可以显著降低术后IOL计算误差并获得更好的屈光结果。

在短眼轴和长眼轴中,两种方法在IOL计算误差中的差异是最大的。据推测,IOL度数越高(植入短轴眼),由IOL偏位而产生的屈光度改变越大[7]。此外,之前已阐述,在长眼轴眼中IOL倾斜、偏心及前后移动幅度更大。撕囊口的精确大小、形状和中心定位和核的预劈技术是常规手术和飞秒激光辅助的白内障手术的主要差异,也可能影响屈光度结果。

IOL偏位是诱导术后屈光度变化的公认因素。一些学者也对IOL偏心和倾斜对术后屈光度误差的影响进行了研究[7~11]。这些研究采用不同的IOL计算方法,但得出相同的结论。IOL偏心和倾斜诱导近视漂移和斜轴散光,造成焦点的横向漂移。虽然通常都能做出一个完整的CCC,但是即便对于有经验的手术医师,也不能保证在所有情况下都能做出一个形状精确且中心定位的撕囊口也可能是个挑战。囊袋不对称收缩增加了IOL的偏心[12]。撕囊口的大小和前囊膜对于IOL的良好对称覆盖都可影响术后IOL定位[13]。

Nagy等的团队之前的研究发现,使用飞秒激光进行精确大小和中心定位的前囊膜切开,可以显著减少IOL的偏心和倾斜,而且与手动CCC相比,飞秒激光辅助的撕囊具有更好的结果[3~4]。此外,有了飞秒激光核预劈,需要的超声乳化能量和手术操作可以显著减少,术中悬韧带的压力也有可能减少。

与传统的超声乳化吸除术相比,飞秒激光辅助的白内障手术可以减少术后计算误差。最佳的前囊膜切开和更少的悬韧带损伤有利于术后IOL位置的稳定,并且使IOL偏离预期有效位置的程度最小。采用这种技术可以获得更好的屈光预后,减少对眼镜的依赖,减少屈光偏差。这些结果对植入高端IOL(多焦点和可调节IOL)尤为重要。

(张劲松 译)

参 考 文 献

1. Olsen T. Sources of error in intraocular lens power calculation. *J Cataract Refract Surg*. 1992;18(2):125-129.
2. Norrby S. Sources of error in intraocular lens power calculation. *J Cataract Refract Surg*. 2008;34(3):368-376.
3. Kránitz K, Takacs A, Mihåltz K, Kovács I, Knorz MC, Nagy ZZ. Femtosecond laser capsulotomy and manual continuous curvilinear capsulorrhexis parameters and their effects on intraocular lens centration. *J Refract Surg*. 2011;27(8):558-563.
4. Nagy ZZ, Kránitz K, Takacs AI, Mihåltz K, Kovács I, Knorz MC. Comparison of intraocular lens decentration parameters after femtosecond and manual capsulotomies. *J Refract Surg*. 2011;27(8):564-569.
5. Gale RP, Saha N, Johnston RL. National Biometry Audit II. *Eye (Lond)*. 2006;20(1):25-28.
6. Aristodemou P, Knox Cartwright NE, Sparrow JM, Johnston RL. Formula choice: Hoffer Q, Holladay 1, or SRK/T and refractive outcomes in 8108 eyes after cataract surgery with biometry by partial coherence interferometry. *J Cataract Refract Surg*. 2011;37(1):63-71.
7. Lakshminarayanan V, Enoch JM, Raasch T, Crawford B, Nygaard RW. Refractive changes induced by intraocular lens tilt and longitudinal displacement. *Arch Ophthalmol*. 1986;104(1):90-92.
8. Atchison DA. Refractive errors induced by displacement of intraocular lenses within the pseudophakic eye. *Optom Vis Sci*. 1989;66(3):146-152.
9. Erickson P. Effects of intraocular lens position errors on postoperative refractive error. *J Cataract Refract Surg*. 1990;16(3):305-311.
10. Kozaki J, Tanihara H, Yasuda A, Nagata M. Tilt and decentration of the implanted posterior chamber intraocular lens. *J Cataract Refract Surg*. 1991;17(5):592-595.
11. Korynta J, Bok J, Cendelin J. Changes in refraction induced by change in intraocular lens position. *J Refract Corneal Surg*. 1994;10(5):556-564.
12. Ohmi S. Decentration associated with asymmetric capsular shrinkage and intraocular lens size. *J Cataract Refract Surg*. 1993;19(5):640-643.
13. Nanavaty MA, Raj SM, Vasavada VA, Vasavada VA, Vasavada AR. Anterior capsule cover and axial movement of intraocular lens. *Eye (Lond)*. 2008;22(8):1015-1023.
14. Nagy Z, Takacs A, Filkorn T, Sarayba M. Initial clinical evaluation of an intraocular femtosecond laser in cataract surgery. *J Refract Surg*. 2009;25(12):1053-1060.

第 7 章

飞秒激光辅助的白内障手术和常规白内障手术后角膜变化的比较

Ágnes I. Takács, MD; Illés Kovács, MD, PhD; Kata Miháltz, MD, PhD; Tamás Filkorn, MD; Michael C. Knorz, MD; Zoltán Z. Nagy, MD, PhD, DSc

目　　的

本研究旨在分析飞秒激光辅助的白内障术后角膜的变化，并与常规白内障超声乳化术引起的角膜厚度、内皮细胞计数及体积应力指数(volume stress index, VSI)改变相比较。

材料和方法

本研究在2010年2月到2011年2月进行，为前瞻性研究，采用计算机随机分组，共纳入76位患者的76眼，其中38位患者的38眼手术方式为飞秒激光辅助的白内障超声乳化术(飞秒激光组)，另38位患者的38只眼为常规白内障超声乳化术(超声乳化组)。所有手术均由一位经验丰富的手术医师(Z. Z. N)完成。排除标准包括硬核(Ⅳ+级)或白色白内障、角膜瘢痕或混浊、眼前节异常、虹膜松弛综合征(floppy iris syndrome, FIS)、瞳孔不能散大及配合较差的患者。

对比两组患者的年龄(飞秒激光组:65.81±12.42岁;超声乳化组:66.93±10.99岁)、男女比例(飞秒激光组:10∶28;超声乳化组:15∶23)、主觉验光等效球镜度数(飞秒激光组:-1.0±4.7D;超声乳化组:-1.0±5.5D)，结果无明显统计学差异。

本研究设计遵循本校伦理委员会规定及赫尔辛基宣言，所有患者均签署知情同意书。

术前使用0.5%托吡卡胺散瞳，每隔15分钟一次，共三次。采用0.5%盐酸丙美卡因滴眼液进行表面麻醉。

手术主要步骤如下:

在超声乳化组，使用一次性角膜刀(Alcon Laboratories Inc，沃斯堡市，田纳西州)制作透明角膜主切口，采用晶状体截囊针及撕囊镊进行连续环形撕囊，采用传统的“分而治之”的方法吸除晶状体核和皮质。

在飞秒激光组，使用LenSx飞秒激光系统(Alcon LenSx Inc，亚里索维耶荷市，加利福尼亚州)行4.75mm囊膜切开术、交叉式劈核，并制作2.8mm双平面角膜主切口及1.0mm单平面侧切口。其后使用钝头切口分离器打开飞秒激光制作的角膜创口，激光撕囊的边缘处理同截囊针截囊法，而后使用撕囊镊去除已分开的囊膜。采用标准的超声乳化吸除术去除激光预劈核形成的四块晶状体。

两组患者使用相同的黏弹剂(Provisc, Alcon Laboratories Inc)、相同的超声乳化系统及参数设定(Alcon Laboratories Inc，负压设置380mmHg，吸除速率设置35ml/min，瓶高110cm)。传统方式吸除皮质后，所有患者均囊袋内植入一枚一片式疏水丙烯酸人工晶状体(IOL, Alcon Laboratories Inc)，其后灌注吸除粘弹剂并水密角膜主切口。

所有患者术前均进行了完善的眼科检查，包括最佳矫正视力、主觉验光、眼压及裂隙灯检查。患者术前数据如表1。

本研究使用光学低相干反射仪(Lenstar LS900; Haag-Streit AG)进行IOL度数计算。应用旋转Scheimpflug相机(Pentacam HR; Oculus Optikgeräte GmbH)测量中央3mm角膜容积及核密度(pentacam nucleus staging, PNS)。

采用非接触角膜内皮显微镜(Konan Noncon Robo NSP-9900; Konan Medical Inc，兵库县，日本)对角膜中央内皮细胞进行计数。

所有患者于术后1天、1周和1个月均再次使用Scheimpflug成像和角膜内皮显微镜进行测量。

表1 手术前患者数据

手术前数据	飞秒激光组	超声乳化组	*P* 值
性别(男:女)	10:28	15:23	>0.05
年龄(岁)	65.81±12.42	66.93±10.99	>0.05
眼轴长度(mm)	24.1±3.0	23.9±2.9	>0.05
晶状体厚度(mm)	4.5±0.5	4.4±0.5	>0.05
CCT(μm)	545±32	550±39	>0.05
3mm CV(mm^3)	3.9±0.2	4.0±0.3	>0.05
PNS	2.32±0.97	2.13±1.22	>0.05
CECC(细胞数/mm^2)	2861±215	2841±215	>0.05
眼内压(mmHg)	16.0±3.2	15.6±2.9	>0.05

CCT:中央角膜厚度;CV:角膜容积;PNS:Pentacam 核分段;CECC:角膜内皮细胞计数

根据 Suzuki[1] 等相关研究,体积应力指数计算方法如下:$VSI = \Delta V/(CD\times7.065)$,其中 $\Delta V = V_2 - V_1$,V_2 为术后中央 3mm 角膜容积,V_1 为术前中央 3mm 角膜容积,系数 7.065 = 1.5×1.5×3.14(相当于直径为 3mm 的圆形区域面积)。

采用 Statistica 8.0(Statsoft Inc)软件进行统计分析。Shapiro-Wilks 检验的 *W* 值显示实验数据呈正态分布,故采用独立样本 *t* 检验进行进一步分析。采用变量重复测量分析法分析角膜厚度变化;采用多变量回归分析探讨手术方式对术后中央角膜厚度的影响,并纳入以下变量:术前中央角膜厚度、中央内皮细胞计数、前房深度、PNS 及有效超声乳化时间。在各分析中将 $P<0.05$ 定义为有显著统计学意义。

结 果

飞秒激光组术中应用的超声乳化能量值明显低于超声乳化组(表2)。

表2 手术参数

手术参数	飞秒激光组	超声乳化组	*P* 值
超声乳化能量	12.7±8.3	20.4±12.6	<0.05
超声乳化时间	0.56±0.6	0.67±0.65	>0.05
有效超声乳化时间	0.10±0.12	0.12±0.13	>0.05

两组中 PNS 与超声乳化时间均有显著的正相关性(飞秒激光组:$r = 0.35$,$P<0.05$;超声乳化组:$r = 0.5$,$P<0.05$)。

在多变量回归分析模型中,中央内皮细胞计数、PNS、术前中央角膜厚度及组别作为预测变量,最优系数为 $R^2 = 0.48$。在该模型中,手术方式对术后第 1 天中央角膜厚度有显著影响。术前中央角膜厚度、中央内皮细胞计数及 PNS 也对术后中央角膜厚度有显著影响($P<0.05$),前房深度及有效超声乳化时间对术后中央角膜厚度无影响($P<0.05$)。

与超声乳化组相比,飞秒激光组术后 1 天的中央角膜厚度明显较薄(平均差异 29μm)(图 1)。

在研究的各随访时间点,两组的内皮细胞丢失量均无统计学差异(表3)。

研究发现两组术后 1 天中央 3mm 角膜容积增加量与术后 1 个月时内皮细胞丢失量均呈正相关(图 2)。

与常规白内障超声乳化术相比,飞秒激光辅助的白内障超声乳化术后 1 天时体积应力指数 VSI(图 3)显著降低[超声乳化组:$(5.3\pm6.0)\times10^{-5}$;飞秒激光组:$(3.0\pm2.3)\times10^{-5}$],术后 1 个月时两组间 VSI 无明显差异[飞秒激光组:$(1.7\pm3.7)\times10^{-6}$;超声乳化组:$(1.7\pm3.5)\times10^{-6}$]。

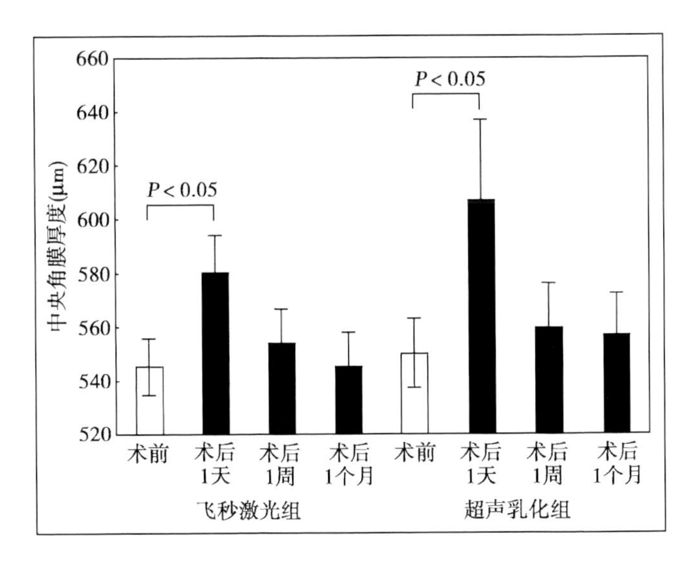

图1　术前及术后两实验组的中央角膜厚度改变和差异(经 Takács AI, Kovács I, Mihāltz K, Filkorn T, Knorz MC, Nagy ZZ 许可重印。Central corneal volume and endothelial cell count following femtosecond laser-assisted refractive cataract surgery compared to conventional phacoemulsification. *J Refract Surg*, 2012; 28[6]:387-391.)

表 3　术前及术后两组中央内皮细胞计数(细胞数/mm²)对比($P<0.05$)

组别	术前	术后 1 天	术后 1 周	术后 1 月
飞秒激光组	2861±216	2860±217	2730±205	2738±245
超声乳化组	2841±215	2719±350	2669±377	2542±466

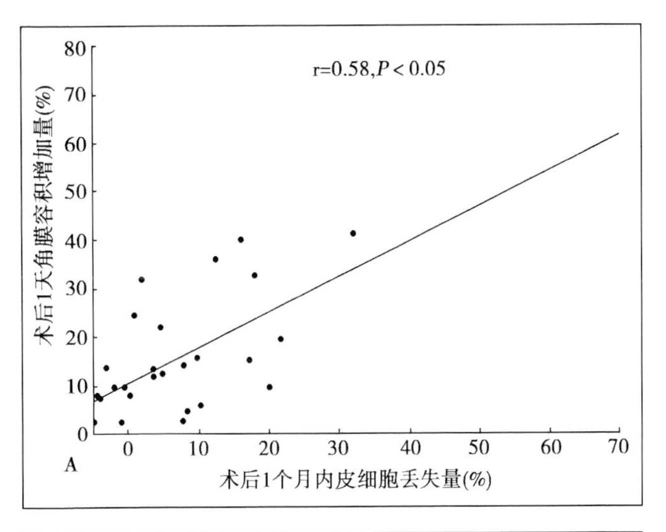

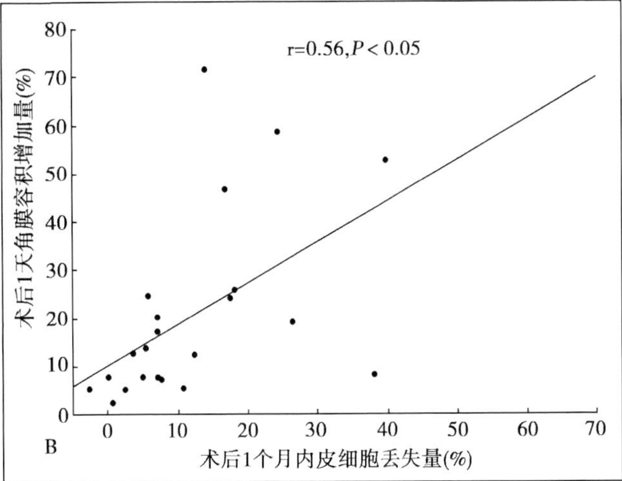

图2　术后 1 天中央 3mm 角膜容积增加量与术后 1 个月内皮细胞丢失量的相关性。**A**)飞秒激光组;**B**)超声乳化组(经 Takács AI, Kovács I, Mihāltz K, Filkorn T, Knorz MC, Nagy ZZ 许可重印。Central corneal volume and endothelial cell count following femtosecond laser-assisted refractive cataract surgery compared to conventional phacoemulsification. *J Refract Surg*, 2012; 28[6]:387-391.)

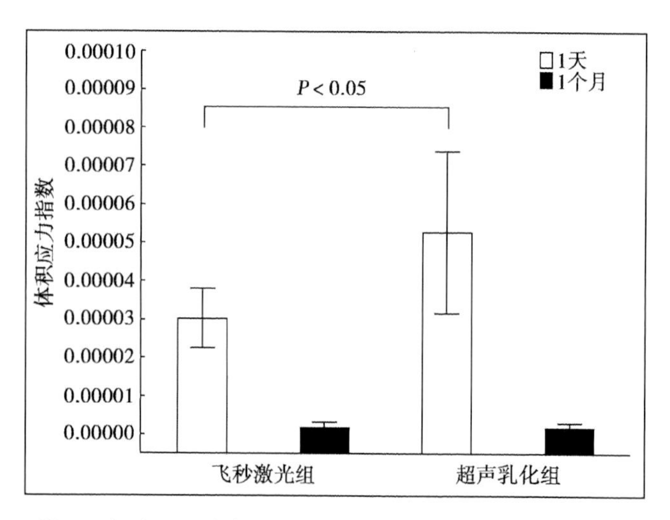

图3 术后1天及术后1个月的体积应力指数(经 Takács AI, Kovács I, Mihâltz K, Filkorn T, Knorz MC, Nagy ZZ 许可重印。Central corneal volume and endothelial cell count following femtosecond laser-assisted refractive cataract surgery compared to conventional phacoemulsification. *J Refract Surg*, 2012; 28[6]:387-391.)

(张红 译)

参考文献

1. Suzuki H, Oki K, Takahashi K, Shiwa T, Takahashi H. Functional evaluation of corneal endothelium by combined measurement of corneal volume alteration and cell density after phacoemulsification. *J Cataract Refract Surg*. 2007;33(12):2077-2082.

第8章

飞秒激光辅助的透明角膜切口及其对术源性散光的影响

Árpád Dunai, MD; Kinga Kránitz, MD; Michael C. Knorz, MD; Zoltán Z. Nagy, MD, PhD, DSc

在过去的十年中，应用超声乳化吸除及人工晶状体(IOL)植入技术的微切口白内障手术已经成为一种安全、有效的手术干预措施，而白内障的高发病率(尤其在老年人群中)以及手术指征的提早将驱使白内障手术量的增长。根据世界卫生组织的估计，2010年共约实施2000万台白内障手术，预计2020年将达到3200万台[1]。

现代白内障患者通常希望术后达到正视。通过选取适当的人工晶状体球镜度数，近视或远视的患者可实现术后脱镜。然而，64%～70%的患者术前有大于0.5D的角膜散光，15%～29%的患者有1.25D或更高的角膜散光[2-4]。矫正这些屈光不正可使术后屈光误差最小化，并取得更高的患者满意度[5]。采用角膜缘松解切口(limbal relaxing incisions, LRIs)可矫正部分术前角膜散光。对于大于1.5D的散光，植入散光矫正型(toric)IOL也是一种有效的治疗手段[6]；对于较小的散光，可通过白内障手术中选择透明角膜切口位置而安全地矫正[7]。在切口对侧制作透明角膜切口可加强散光矫正效应。

由于新的手术技术和IOL设计，术源性散光(surgically induced astigmatism, SIA)明显降低并逐渐变得可预测[9]。目前，在白内障超声乳化吸除手术中，无需缝合的透明角膜切口取代巩膜隧道及角巩缘切口，成为最常见的手术切口。

在植入高端功能性IOL的患者中，减少角膜散光变得尤为重要。白内障手术中，陡峭轴上制作角膜切口可导致角膜平坦化，此现象可用于减少术前柱镜度数[10]。SIA与切口大小、位置及切口结构相关[11]。随着飞秒激光在眼科手术中的出现，通过光爆破，即激光与组织间的相互反应，使合适大小和位置的透明角膜切口成为可能，从而有利于控制术后角膜散光。根据已有研究报道，飞秒激光角膜切口的长度和角度在术后早期即保持稳定，达到了可信赖的手术效果[11-13]。

我们的研究小组设计了前瞻性随机对照研究，评估并对比了飞秒激光辅助的白内障手术和传统白内障超声乳化吸除术导致的术后角膜散光。20位患者的20眼行飞秒激光辅助的白内障手术，术中应用飞秒激光系统(Alcon LenSx Inc，亚里索维耶荷市，加利福尼亚州)制作角膜切口、前囊膜切开及劈核；另20位患者的20眼行传统的手工白内障超声乳化吸除术。两组均选择在陡峭轴上制作2.8mm宽的透明角膜切口，飞秒激光组使用飞秒激光制作双平面的切口，手工组使用一次性钢刀制作。所有眼均应用Monarch注射器(injector)和D型夹头植入一枚单片式IOL(AcrySof SA60AT IOL; Alcon Laboratories Inc，沃斯堡市，得克萨斯州)，手术切口均未缝合。

为评估SIA，术前进行了角膜地形图和波前像差分析仪检查，术后3个月使用旋转Scheimpflug相机(Pentacam HR; Oculus Optikgeräte GmbH，韦茨拉尔，德国)进行测量。测量范围为角膜中央9.0mm区域，测量值为平坦轴(K1)和陡峭轴(K2)的角膜曲率值及轴位，总的、低阶及高阶像差(RMS值，μm)。通过Alpins和Goggin描述的矢量分析法计算SIA的大小及方向[14]。

在飞秒激光组与手工组，年龄、中央角膜厚度、术前角膜曲率值及术前角膜散光均无统计学差异(表1)。两组术前及术后基于高度数据的角膜地形图测量值也无统计学差异(P=0.218，表2)。

两组间术前预估及术后测量的SIA轴向偏差有统计学差异，飞秒激光组的轴向偏差明显小于手工组(P=0.048)(表2及图1)。两组术前和术后的角膜像差均无统计学差异。两组患者的术后角膜低阶像差和总像差值均保持稳定($P>0.05$),但角膜高阶像差较术前均明显增大(飞秒激光组:$P=0.025$,手工组:$P=0.002$,表3)。

表1　术前数据

	飞秒激光组均值±标准差	手工组均值±标准差	*P*
年龄(岁)	70.40±11.57	62.27±13.41	0.086
K1(D)	43.37±1.26	44.81±3.13	0.107
K2(D)	44.19±1.36	46.24±5.15	0.147
平均K(D)	43.76±1.21	44.69±1.64	0.083
散光值(D)	0.93±0.76	0.85±0.77	0.763
中央角膜厚度	543.40±29.96	552.69±30.96	0.404

对比飞秒激光组与手工组,年龄、中央角膜厚度(CCT)、术前K1、K2、平均K值及术前角膜散光值未见统计学差异

表2　术源性散光数据

	飞秒激光组均值±标准差	手工组均值±标准差	P^*
SIA大小(D)	0.47±0.13	0.41±0.14	0.218
SIA轴向与术前预估轴向偏差(度)	4.47±2.59	7.38±4.72	0.048*

对比飞秒激光组与手工组,SIA大小无明显差异;而手工组术后SIA轴向与术前预估轴向的偏差明显较高。* $P<0.05$

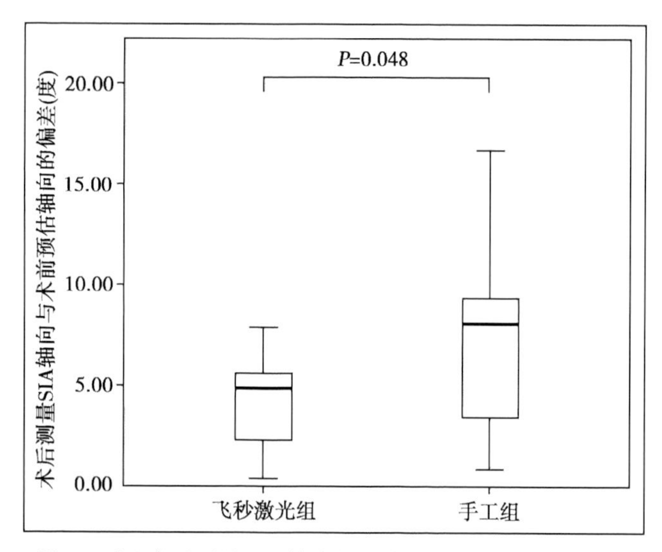

图1　对比术后测量SIA轴向与术前预估轴向的偏差,两组间有明显差异($P=0.048$)

现代白内障手术进入新纪元,尤其是植入多焦点IOL情况下,减少SIA大小和变异十分必要。在多焦IOL植入术后,即使少量的散光残留也可能需要戴镜矫正[15,16]。

飞秒激光促进白内障手术中合适大小和位置的透明角膜切口的制作[11,17]。根据我们的研究结果,对比飞秒激光及一次性角膜刀制作的角膜切口,二者不会明显改变角膜总像差。然而,相比之前的一项在角膜中央4.0mm区域测量术源性角膜像差的研究[11],本研究使用9.0mm测量区,发现两组术后角膜高阶像差均增加,但两组间高阶像差无统计学差异。两组的SIA大小无统计学差异,但飞秒激光组术后轴向与术前预估轴向的偏差明显小于手动组,这可能与飞秒激光组可更好地预测切口位置、大小及方向有关。

表3　角膜像差值

	飞秒激光组 中位数±四分位数		手工组 中位数±四分位数		P^*	
	基线	术后3个月	基线	术后3个月	基线	术后3个月
总RMS	0.77±0.56	0.83±0.29	0.63±0.34	0.53±0.18	0.293	0.065
低阶像差RMS	0.76±0.57	0.79±0.26	0.61±0.33	0.51±0.18	0.283	0.072
高阶像差RMS	0.13±0.09†	0.18±0.12†	0.13±0.05†	0.15±0.05†	0.472	0.078

基线及术后3个月时角膜的低阶像差值、高阶像差值和总像差值的均方根。* P=使用Mann-Whitney U检验时的组间差异,† $P<0.05$(Wilcoxon配对检验)RMS(Root Mean Square):均方根

总之，飞秒激光良好的特性可使 SIA 的预测变得更容易，并在高端 IOL 植入时使术源性角膜像差最小化。

（毕宏生　译）

参考文献

1. Koopman S. Cataract surgery devices. Global pipeline analysis, competitive landscape and market forecasts to 2017. www.asdreports.com/news.asp?pr_id=261. Accessed January 2012.
2. Ferrer-Blasco T, Montes-Mico R. Prevalence of corneal astigmatism before cataract surgery. *J Cataract Refract Surg*. 2009;35(1):70-75.
3. Hoffmann PC, Hutz WW. Analysis of biometry and prevalence data for corneal astigmatism in 23,239 eyes. *J Cataract Refract Surg*. 2010;36(9):1479-1485.
4. Guan Z, Yuan F, Yuan YZ, Niu WR. Analysis of corneal astigmatism in cataract surgery candidates at a teaching hospital in Shanghai, China. *J Cataract Refract Surg*. 2012;38(11):1970-1977.
5. Saragoussi JJ. Preexisting astigmatism correction combined with cataract surgery: corneal relaxing incisions or toric intraocular lenses? *J Fr Ophtalmol*. 2012;35(7):539-545.
6. Amesbury EC, Miller KM. Correction of astigmatism at the time of cataract surgery. *Curr Opin Ophthalmol*. 2009;20(1):19-24.
7. Buckhurst PJ, Wolffsohn JS, Davies LN, Naroo SA. Surgical correction of astigmatism during cataract surgery. *Clin Exp Optom*. 2010;93(6):409-418.
8. Ben Simon GJ, Desatnik H. Correction of pre-existing astigmatism during cataract surgery: comparison between the effects of opposite clear corneal incisions and a single clear corneal incision. *Graefes Arch Clin Exp Ophthalmol*. 2005;243(4):321-326.
9. Masket S, Belani S, Wang L. Induced astigmatism with 2.2- and 3.0-mm coaxial phacoemulsification incisions. *J Refract Surg*. 2009;25(1):21-24.
10. Rho CR, Joo CK. Effects of steep meridian incision on corneal astigmatism in phacoemulsification cataract surgery. *J Cataract Refract Surg*. 2012;38(4):666-671.
11. Alió JL, Abdou AA, Soria F, et al. Femtosecond laser cataract incision morphology and corneal higher-order aberration analysis. *J Refract Surg*. 2013;29(9):590-595.
12. Nagy Z, Takacs A, Filkorn T, Sarayba M. Initial clinical evaluation of an intraocular femtosecond laser in cataract surgery. *J Refract Surg*. 2009;25:1053-1060.
13. Nagy ZZ, Kránitz K, Takacs AI, Miháltz K, Kovács I, Knorz MC. Comparison of intraocular lens decentration parameters after femtosecond and manual capsulotomies. *J Refract Surg*. 2011;27:564-569.
14. Alpins NA, Goggin M. Practical astigmatism analysis for refractive outcomes in cataract and refractive surgery. *Surv Ophthalmol*. 2004;49(1):109-122.
15. Kohnen T, Kook D, Auffarth GU, Derhartunian V. Use of multifocal intraocular lenses and criteria for patient selection. *Ophthalmologe*. 2008;105(6):527-532.
16. Hayashi K, Hayashi H, Nakao F, Hayashi F. Influence of astigmatism on multifocal and monofocal intraocular lenses. *Am J Ophthalmol*. 2000;130(4):477-482.
17. Serrao S, Lombardo G, Ducoli P, Rosati M, Lombardo M. Evaluation of femtosecond laser clear corneal incision: an experimental study. *J Refract Surg*. 2013;29(6):418-424.

第9章

飞秒激光辅助的白内障手术对黄斑的影响

Mónika Ecsedy, MD, PhD; Illés Kovács, MD, PhD; Gabor Mark Somfai, MD, PhD; Zoltán Z. Nagy, MD, PhD, DSc

超声乳化白内障手术已经成为提高视力最常见的内眼手术。飞秒激光通过"光爆破"作用于组织,可以制作完美大小、精准定位的切口,从而为白内障手术开拓了新的发展前景[1,2]。本研究组初期采用飞秒激光(Alcon LenSx Inc.,亚里索维耶荷,加利福尼亚州)对猪眼和人眼施行了白内障超声乳化吸除术,展示了更加精确和安全的撕囊透明的角膜切口制作,以及更低的超声乳化能量[3]。

然而,众所周知超声乳化白内障手术会引起眼内的炎症反应,在许多病例中会加重术前存在的视网膜疾病(如糖尿病性黄斑水肿),或者引起新的疾病(例如Irvine-Gass综合征)[4~6]。在大部分病例中,超声乳化手术不会改变检眼镜下视网膜宏观的表现,但是采用新型的非侵入性成像技术,例如光学相干断层扫描(optical coherence tomography,OCT)对视网膜的横断面成像,可观察黄斑区微小的形态学改变。在过去十年里,研究者采用血管造影发现术后黄斑区渗漏上升19%[5~8]。在人工晶状体眼,术后第1周到第6个月,OCT测量的中心凹周围的视网膜厚度增加,峰值出现在术后的4~6周[9~11]。

在飞秒激光辅助的手术过程中,使用负压吸引环在角膜缘附近的睫状体平坦部施加压力,以避免眼球的移动导致激光偏差。早先的实验和临床的研究主要针对LASIK手术,发现负压环的使用造成了短暂但幅度较大的眼压波动[12],这会引起眼内结构的部分改变,例如结膜杯状细胞的退化甚至视网膜结构的改变[13]。在LASIK手术期间应用角膜板层刀,发现晶状体厚度变薄、玻璃体长度增加,提示对后段的前向牵引[14]。这些改变会造成玻璃体脱离、短暂的脉络膜循环异常[15,16]、黄斑出血[17],甚至视神经萎缩[18]。

这些数据发表后,作为广泛开展的无手术并发症的内障手术,术后亚临床黄斑水肿的发生已成为影响白内障手术安全的重要问题。

本研究的目的是评估这种新型飞秒激光辅助的白内障手术的安全性。采用OCT测量,比较它与传统白内障超声乳化术对黄斑厚度和黄斑形态的影响。

飞秒激光辅助的白内障手术与常规白内障超声乳化术术后黄斑厚度变化比较

在一项前瞻性病例对照中,我们采用OCT比较了常规的和飞秒激光辅助的白内障超声乳化吸除术对黄斑的影响。两个研究组对20名患者的20只眼行白内障手术(无并发症),采用OCT评估术前、术后1周和术后4周的黄斑厚度和黄斑体积。主要评价指标是OCT测量术后1周、4周的黄斑三个分区的视网膜厚度和总的黄斑体积,第二个指标是在术后1周和1个月相对于术前的视网膜厚度改变、有效超声乳化时间以及晶状体密度。

多元回归模型显示手术对术后黄斑厚度的影响,对年龄和术前晶状体厚度校正后($P=0.002$),飞秒组的术后黄斑厚度明显降低。在对照组,术后1周时黄斑区显著增厚(平均值:21.68μm,95%置信区间:11.93~31.44,$P<0.001$);1个月以后差异减少[平均值17.56μm,95%置信区间-3.21~38.32μm,$P=0.09$]。与术前的基线值(平均值273.3μm)相比,术后1周对照组黄斑厚度增加(平均值287.8μm,95%置信区间282.32~293.20,$P<0.001$),而飞秒组没有增加(平均值:268.38μm,95%置信区间:253.10~273.67,$P>0.05$),与基线值相比,术后1个月飞秒组黄斑区的平均厚度也增加(平均值:281.98μm,95%置信区间:267.73~296.22,$P=0.02$),而对照组进一步增加(平均值:298.38μm,95%置信区间:287.05~309.72,$P=0.003$)[19](图 1)。

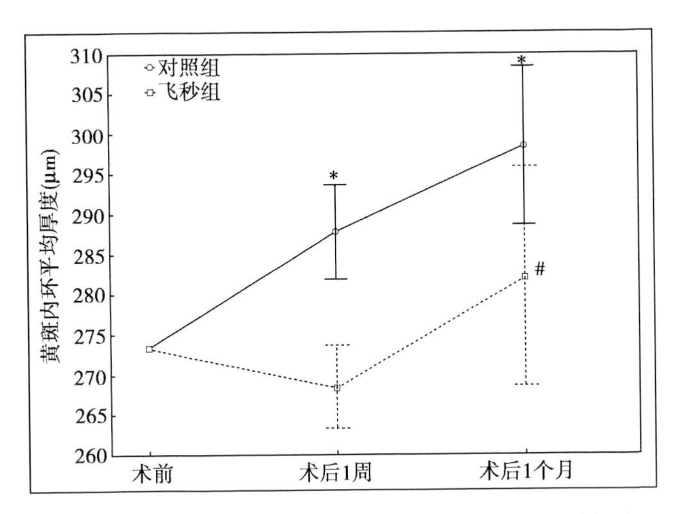

图 1　两组的基线、术后 1 周、术后 1 个月的黄斑区厚度,年龄和术前黄斑区厚度已调整,标记:* =$P<0.01$,# =$P<0.05$(与基线相比)。Whisker:95%置信区间

本研究发现,传统超声乳化组具有与先前研究[9~11]描述相同的亚临床黄斑中心凹水肿,并且术后 1 周和 1 个月持续增加,然而,在飞秒组,术后 1 周的黄斑内环的厚度没有改变,仅仅在术后 1 个月时检测到轻微的增厚。基于本研究结果,术后 1 周在飞秒组没有观察到黄斑增厚,因此在飞秒激光定位期间使用的负压环不太可能损害黄斑结构。与准分子激光(眼压到 90mmHg)相比,在飞秒激光手术期间负压明显偏低(眼压到 40mmHg),这差别可能解释差异。

两组患者在术后检测到的迟发性黄斑增厚,可能与眼内组织(如虹膜)和前列腺素的调控引起的长期亚临床炎症有关[20,21]。与原先的结果一致,本研究提示常规超声乳化组对血-视网膜屏障的破坏相较于飞秒激光组更大。可能与飞秒激光前囊膜切开及激光预劈核降低术中前房操作的持续时间有关。

光学相干断层扫描图像分区评估飞秒激光辅助的白内障手术和常规白内障手术术后的黄斑形态

在另一项前瞻性病例对照研究中,我们也试着用 OCT 分层软件评估和比较飞秒激光辅助白内障手术和常规白内障超声乳化吸除术的黄斑区不同视网膜层次的厚度改变。

在飞秒激光辅助组,12 名患者的 12 只眼接受了白内障手术;在传统超声乳化组,13 名患者的 13 只眼接受了手术。用 Stratus OCT(Carl Zeiss Meditec,都柏林,加利福尼亚州)评估术前、术后 4 周和术后 8 周的黄斑区视网膜厚度。

用 Stratus OCT 获取 OCT 图像,用 OCTRIMA 软件分割图像[23,24]。获得视网膜各层中央区、内环以及外环的区域厚度数据的,比较两组视网膜各层绝对和相对厚度,相对厚度用单层视网膜与总视网膜厚度的比率来计算。

在内外黄斑环中,两组间的绝对外核层厚度和相对外核层厚度的差异具有统计学意义。在多元回归模型中,在校正的有效超声乳时间后,飞秒激光组在视网膜内环(0.26,95%置信区间:0.25~0.75 vs 0.28,95%置信区间:0.27~0.29,$P=0.03$)和视网膜外环(0.17,95%置信区间:0.25~0.28 vs 0.29,95%置信区间:0.28~0.31,$P=0.02$)的相对外核层的厚度显著更低。

根据本研究结果,两组白内障手术术后黄斑水肿主要出现在外核层,但当使用飞秒激光平台时明显更小[25]。

讨　论

常规白内障超声乳化吸除术后发生的黄斑囊样水肿或亚临床黄斑增厚并未完全被解释,但是普遍认为是由于血-视网膜屏障破坏使得液体在细胞外的视网膜间隙累积,导致了视网膜内的囊肿形成或增厚。有报道提出,虹膜损伤、术后炎症、前列腺素释放和玻璃体牵拉黄斑是黄斑囊样水肿的可能诱发因素[26,27]。先前的组织病理标本显示视网膜毛细血管扩张、外丛状层和内核层的浆液、虹膜睫状体周围血管的复合体[28]中的炎症细胞,以及 OCT 研究显示旁中央区黄斑的外核层的囊样空间,支持了以上假说。已有几项 OCT 研究提到,常规白内障超声乳化吸除术后的轻度亚临床中心凹周边水肿不伴有视觉损害,但是并未详细研究其组织病理形态[9,25]。

在飞秒激光辅助的白内障手术中,我们对其组织病理学了解更少。在我们的第一项研究中发现,与常规白内障超声乳化摘除术相比,飞秒激光辅助的白内障摘除术的黄斑增厚发生更晚且程度较轻。基于我们的结果,也排除了飞秒激光定位期间负压吸引对黄斑的影响,因为显著的视网膜增厚仅在飞秒激光辅助白内障手术后的 1 个月被检测到[19]。

正因为 OCT 的分层扫描对临床医师理解视网膜内的病理过程十分重要,我们的第二项研究旨在更好地定位水肿形成的视网膜分层,以更好地探测和追踪视网膜层的损伤，理解和比较传统和飞秒激光辅助手术这两种方法术后视网膜改变的本质[25]。

在本研究的患者中，主要可被检测的是黄斑水肿，比如两组的内部外核层的厚度和外部黄斑环，而不是在中央，中央凹区。然而，与常规的白内障超声乳化术相比，飞秒激光辅助的白内障手术引起的绝对和相对的外核层增厚明显较小。我们采用相对视网膜层厚度值是因为它能更精确地代表黄斑结构轻度改变。在相同位置视网膜层的明显厚度差异提示两组术后亚临床的黄斑增厚的形成有相同的病理背景[25]。

与其他研究结果一致，两部分研究我们都没有发现黄斑改变与超声时间的直接相关性，提示与飞秒激光辅助的白内障手术相比，常规超声乳化白内障手术引起的血-视网膜屏障破坏更严重。基于这些假设，检测到的黄斑增厚可能是眼内组织（虹膜）操作和肾上腺素调节引发的长期亚临床炎症所致。术前飞秒激光撕囊和碎核后，前房操作的持续时间总体减少可能是该现象的一种解释[19]。

本研究结果显示，就对黄斑的影响而言，这两种白内障摘除术（飞秒激光和常规手术）安全性不同。飞秒激光辅助的白内障手术术后炎症更少、发生黄斑水肿的概率更低，因此可作为创伤更少的手术选择[19,25]。这对有糖尿病、糖尿病性视网膜病变甚至葡萄膜炎的患者意义重大。然而，需要进一步的研究证明飞秒激光辅助白内障手术的这一特性。

（张铭志 译）

参考文献

1. Dick HB, Pena-Aceves A, Manns A, Krummenauer F. New technology for sizing the continuous curvilinear capsulorhexis: prospective trial. *J Cataract Refract Surg*. 2008;34(7):1136-1144.
2. Krueger RR, Kuszak J, Lubatschowski H, Myers RI, Ripken T, Heisterkamp A. First safety study of femtosecond laser photodisruption in animal lenses: tissue morphology and cataractogenesis. *J Cataract Refract Surg*. 2005;31(12):2386-2394.
3. Nagy Z, Takacs A, Filkorn T, Sarayba M. Initial clinical evaluation of an intraocular femtosecond laser in cataract surgery. *J Refract Surg*. 2009;25(12):1053-1060.
4. Chew EY, Benson WE, Remaley NA, et al. Results after lens extraction in patients with diabetic retinopathy: Early Treatment Diabetic Retinopathy Study report number 25. *Arch Ophthalmol*. 1999;117(12):1600-1606.
5. Gass JD, Norton EW. Cystoid macular edema and papilledema following cataract extraction. A fluorescein funduscopic and angiographic study. *Arch Ophthalmol*. 1966;76(5):646-661.
6. Irvine SR. A newly defined vitreous syndrome following cataract surgery. *Am J Ophthalmol*. 1953;36(5):599-619.
7. Mentes J, Erakgun T, Afrashi F, Kerci G. Incidence of cystoid macular edema after uncomplicated phacoemulsification. *Ophthalmologica*. 2003;217(6):408-412.
8. Lobo CL, Faria PM, Soares MA, et al. Macular alterations after small-incision cataract surgery. *J Catarct Refract Surg*. 2004;30(4):752-760.
9. Biro Z, Balla Z, Kovács B. Change of foveal and perifoveal thickness measured by OCT after phacoemulsification and IOL implantation. *Eye (Lond)*. 2008;22(1):8-12.
10. Jagow B, Ohrloff C, Kohnen T. Macular thickness after uneventful cataract surgery determined by optical coherence tomography. *Graefes Arch Clin Exp Ophthalmol*. 2007;245(12):1765-1771.
11. Hee MR, Izatt JA, Swanson EA, et al. Optical coherence tomography of the human retina. *Arch Ophthalmol*. 1995;113(3):325-332.
12. Bissen MH, Suzuki S, Ohashi Y, Minami K. Experimental observation of intraocular pressure changes during microkeratome suctioning in laser in situ keratomileusis. *J Cataract Refract Surg*. 2005;31(3):590-594.
13. Davis RM, Evangelista JA. Ocular structure changes during vacuum by the Hansatome microkeratome suction ring. *J Cataract Refract Surg*. 2007;23(6):563-566.
14. Alireza M, Kohnen T. Effect of microkeratome suction during LASIK on ocular structures. *Ophthalmology*. 2005;112(4):645-649.
15. Luna JD, Artal MN, Reviglio MP, Diaz H, Juarez CP. Vitreoretinal alterations following laser in situ keratomileusis: clinical and experimental studies. *Graefes Arch Clin Exp Ophthalmol*. 2001;239(6):416-423.
16. Smith RJ, Yadarola MB, Pelizzari MF, Luna JD, Juarez CP, Reviglio VE. Complete bilateral vitreous detachment after LASIK retreatment. *J Cataract Refract Surg*. 2004;30(6):1382-1384.
17. Moshfeghi AA, Harrison SA, Reinstein DZ, Ferrone PJ. Valsalva-like retinopathy following hyperopic laser in situ keratomileusis. *Ophthalmic Surg Lasers*. 2006;37(6):486-488.
18. Conway ML, Wevill M, Perez AB, Hosking SL. Ocular blood-flow hemodynamics before and after application of a laser in situ keratomileusis ring. *J Cataract Refract Surg*. 2010;36(2):268-272.
19. Ecsedy M, Miháltz K, Kovács I, Takács Á, Filkorn T, Nagy ZZ. The effect of femtolaser cataract surgery on the macula. *J Refract Surg*. 2011;27(10):717-722.
20. Frank RN, Schulz L, Abe K, Lezzi R. Temporal variation in diabetic macular edema measured by optical coherence tomography. *Ophthalmology*. 2004;111(2):211-217.
21. Lobo CL, Bernardes RC, de Abreu JRF, Cunha-Vaz JG. One-year follow-up of blood-retinal barrier and retinal thickness alterations in patients with type 2 diabetes mellitus and mild non-proliferative retinopathy. *Arch Ophthalmol*. 2001;119(10):1469-1474.
22. Cagini CF, Iaccheri B, Piccinelli F, Ricci MA, Fruttini D. Macular thickness measured by optical coherence tomography in a healthy population before and after uncomplicated cataract phacoemulsification surgery. *Curr Eye Res*. 2009;34(12):1036-1041.
23. Cabrera Fernández D, Salinas HM, Puliafito CA. Automated detection of retinal layer structures on optical coherence tomography images. *Opt Express*. 2005;13:10200-10216.
24. Cabrera DeBuc D. A review of algorithms for segmentation of retinal image data using optical coherence tomography. In: Ho P-G, ed. *Image Segmentation*. Shanghai, China: InTech; 2011.
25. Nagy ZZ, Ecsedy M, Kovacs I, et al. Macular morphology assessed by optical coherence tomography image segmentation after femtosecond laser-assisted and standard cataract surgery. *J Cataract Refract Surg*. 2012;38(6):941-946.
26. Flach AJ. The incidence, pathogenesis, and treatment of cystoid macular edema following cataract surgery. *Trans Am Ophthalmol Soc*. 1998;96:557-634.
27. Quinn CJ. Cystoid macular edema. *Optom Clin*. 1996;5(1):111-130.
28. Neal RE, Bettelheim FA, Lin C, Winn KC, Garland JS, Zigler JS. Alterations in human vitreous humour following cataract extraction. *Exp Eye Res*. 2005;80:337-347.

第 10 章

飞秒激光辅助的白内障手术的并发症及其处理

Zoltán Z. Nagy, MD, PhD, DSc

每当一种新的治疗方法出现时(图 1),首要问题是这个新方法有哪些并发症以及如何避免,这些并发症是否更轻?

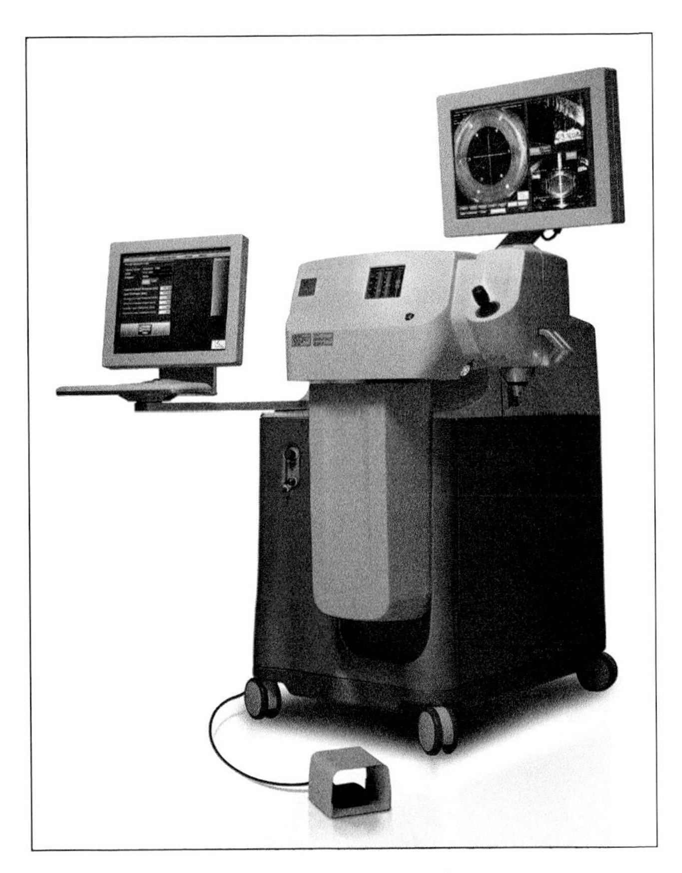

图 1 LenSx 飞秒激光仪

飞秒激光辅助的白内障手术在眼科中领域相对新颖并且费用高,期望值相当高,但缺乏医疗同行评价数据,患者和眼科医师正寻求它优于手动白内障超声乳化术的证据。这是一个难点,因为白内障超声乳化术本身是一个疗效确切的、有较好期望值且相对安全的方法。那么是否还有发展空间?答案是肯定的,因为不断出现更新、更高端的人工晶状体(IOL),并且患者较以往更希望在较年轻时实施手术。因此,对术后屈光状态和手术的安全性提出了更高的期望值。飞秒技术提供了个性化的程序和稳定的结果,使得高科技 IOL 的优点最大化[1-6]。本章节将总结最主要的术中并发症。

大多数眼科医师建议给患者使用硬的头枕,因为使用软的头枕时,头部由于软的头枕材料可能处于较低位置,这样更易于发生抽吸失败。使用硬的头枕时,头部不能被向下推,故抽吸失败的风险不会增加。

手术建议使用经典的表面麻醉,这样患者能追踪飞秒激光发出的目标光束以利于患者界面居中。使用阻滞或者球周麻醉的患者配合度一般不高,灵敏并且合作的患者可以很大程度地帮助手术医师。

合适的对接对于飞秒激光治疗的成功与否至关重要。居中的患者界面能防止晶状体倾斜,允许使用飞秒激光自动提供的推荐参数,并且通常不需要调整。一旦出现晶状体倾斜,则需要对飞秒激光治疗做出重大调整,此时安全性将受影响。

术中可能发生的并发症

一、负压脱失

负压脱失的发生率通常为 2% ~4%,通常发生于最初的 100 例(学习曲线期间)。通常发生在前囊膜切开环节,可能的原因包括:不合适的对接、睑缘周围结膜疏松、大的翼状胬肉、小角膜、大角膜、患者头或眼部无意的移动。在高度近视眼,结膜疏松可能会影响负压抽吸,建议用小镊子在患者接口的下方拉出结膜。在我们的病例中,最多见的原因是头或眼睛的移动和不恰当的对接。突然的负压脱失通常不会引起并发症，可继续进行飞秒激光治疗，省略前囊膜切开环节。不建议重新开始行更大直径的飞秒激光前囊膜切开，因为大直径前囊膜切开更容易发生前囊撕裂和术后 IOL 倾斜。

若出现早期多次的负压脱失，则建议更换患者接口。通常不应该因为负压脱失而放弃飞秒激光的预处理，而应该劝慰患者，固定其头部和眼部，嘱其盯住显微镜的注视光源。

总之，负压脱失通常是学习曲线的一部分，术者应该有自信并且指导患者一旦手术开始千万不要移动另一只眼。避免负压脱失的另一个重要的注意事项是进行恰当的患者接口嵌入和做好术前麻醉。用适当的开睑器尽可能地开大眼睑，这也有利于校准患者接口。对于早期多次负压脱失的病例，建议更换患者接口。

可能造成负压脱失的原因

- 不适当的对接
- 角膜缘的结膜松弛
- 大的翼状胬肉
- 小结膜
- 大结膜
- 高度近视/高度远视合并结膜松弛
- 头部或眼睛的无意移动

二、结膜发红或出血

1/3 的病例会出现明显的结膜充血，不管在学习曲线期间（最先治疗的 100 例），还是在后期手术期间，这个比例基本保持稳定。强烈建议在术前评估中告知患者这个完全无害的并发症。他们通常会接受这种由于术中对接和患者接口的吸引力可能造成的结果。对于正在使用抗凝药进行治疗的患者，强烈建议停用抗凝药，除非患者的全身健康情况要求必须使用。结膜发红或出血通常会在较短时间（3～12 天）内恢复正常，而且不会在结膜上留下瘢痕。维生素 C 可能会帮助缓解上述情况，但是抗凝治疗的术前告知是必要的。

三、前囊膜切开后游离残端和桥连

如果及时发现，激光前囊膜切开后的游离残端和桥连是不会造成严重问题的。新型的光学相干断层成像术（OCT）软件系统能够补偿晶状体倾斜（图 2）。在此之前，前囊膜微小附着点及未分离部分的发生率约为 20%，但目前有 97% 的前囊膜切开后是完全游离的，所以这种并发症几乎不会发生。

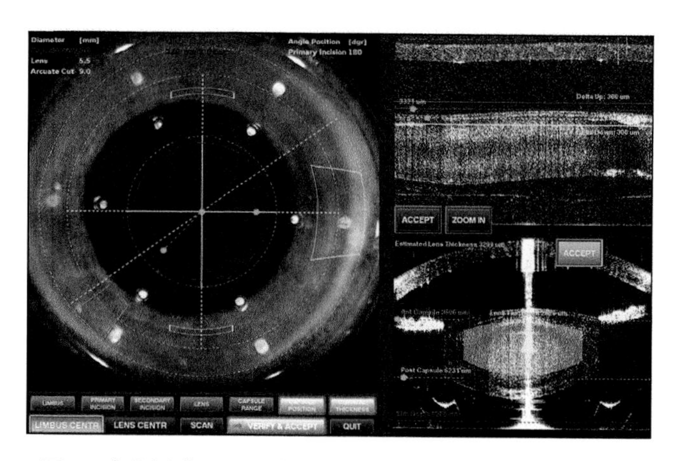

图 2 术者屏幕。显示角膜切口和散光切口。在图像右上角，OCT 辨别内皮层和前囊膜（最高和最低点）；在图像下方，OCT 辨别晶状体内的切口（黄色区域）

建议在学习曲线期间，撕囊的轮廓线应该紧随撕囊镊，这样能有效地避免前囊撕裂，万一有囊膜微小附着点及未分离部分，则撕囊应该在原始激光切割线外侧一点进行以防进一步的前囊撕裂。

通过 OCT 诊断设备进行倾斜补偿有一定的限度，当然，在晶状体特殊倾斜情况下（例如，马方综合征或创伤性悬韧带松弛），任何飞秒激光都可能会有撕囊后游离残端和桥连发生。

四、前囊膜撕裂

前囊膜撕裂是白内障手术中一个重要的安全问题，相比不规则、伴随前囊膜撕裂或撕囊后游离的残端而言，规则的、圆形的撕囊为手术操作提供了更好的安全性。曾经的报道中有两项大型研究讨论超声乳化白内障手术中的前囊膜撕裂。第一项研究评估了 2600 多只眼，0.8% 出现了前囊膜撕裂，其中 40% 的病例撕裂蔓延到后囊，其中有 20% 要进行玻璃体切除术[8]。第二项研究评估了住院医师的经验，在该研究中，前囊撕裂的发生率更高——占 5.3%，9.3% 的术眼发现了不规则前囊膜破裂，其中 6.6% 的病例发现了后囊膜破裂并伴有玻璃体脱出。因此，对于没有经验的术者，前囊膜撕裂和玻璃体脱出发生的概率增加约 7 倍[9]。

前囊膜撕裂是一个严重的问题，可导致后囊膜损伤，并可能引起晶状体核沉入玻璃体腔。在早期（学习曲线期间）研究中，有 4% 的患者会出现前囊膜破裂，但均不蔓延到后囊，因此不需要进行玻璃体切除。有了完全游离的囊膜，前囊膜破裂不再是飞秒预处理的可怕并发症。

取出飞秒激光白内障制作的囊膜的经验及并发症的预防

飞秒激光进行的连续中央环形前囊膜切开（continuous central curvilinear capsulorrhexis，CCCC）可能完全连续的，也被称为完全游离的前囊膜切开术（第一种类型）；也可能有微小附着[即一个完整切口区域夹杂微小的黏合区域（第二种类型）]；第三种类型是未处理的区域（在前囊膜没有可见的飞秒激光切口）；第四种类型是一个完整但不连续的前囊膜切开。

在学习曲线期间，强烈建议撕囊镊沿着飞秒激光前囊膜切开的轮廓撕囊，术者可能也会用截囊针辨别四个象限的飞秒激光的前囊膜切开口。主要目的是从每个方向将前囊膜掀起，用这种手法可以很容易地将前囊膜从前房取出。一些初次使用飞秒激光的医师会用台盼蓝对囊膜进行染色以看清前囊膜。应该注意的是，囊膜染料，比如台盼蓝，会使囊膜更加僵硬和脆弱，使后续手术会变得更加困难。完全游离的囊膜可能会随着白内障超声乳化的抽吸过程被移除，但这个建议仅适用于对有大量白内障超声乳化手术经验和长期飞秒激光白内障手术练习的术者。

一、处理微小附着区域

在有微小附着的病例中（图 3），术者也应该沿着飞秒激光前囊膜切开的轮廓进行。囊膜切开痕迹的消失和囊膜切口下的气泡状物的出现，术者可作为发现问题的警示信息，例如微小残留的前囊膜附着区域（图 4），必须强调的是在学习曲线期间，术者应该在高放大率的手术显微镜下仔细观察飞秒激光切开的前囊膜。在学习曲线早期阶段，台盼蓝可能会有很大帮助。

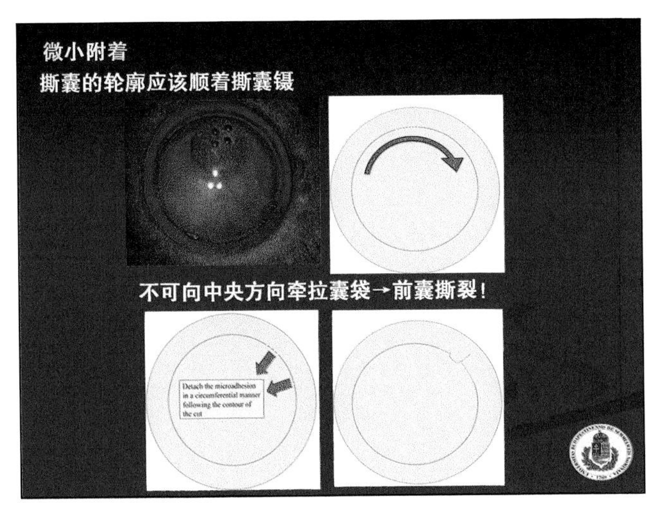

图 3　飞秒激光前囊膜切开术的形式列表（完整切口、微小附着、无处理区、完整但不连续的激光切口）

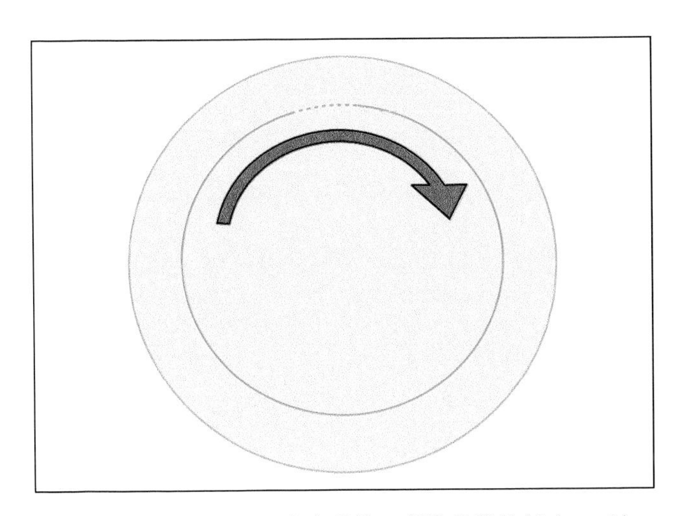

图 4　处理第 2 型——微小附着。囊膜黏附的标志。正如标准撕囊术，环形分离第一种类型囊袋

请注意，在 CCC 过程中的前房塌陷也会导致放射状撕裂。因此，应该注意以下几点：避免前房塌陷，首先进行前房穿刺，用黏弹剂（viscoelastic，OVD）稳定前房，然后做主切口，最后完成前囊膜切开术。

沿着囊膜切开轮廓环形撕开微小附着区（图 5），不要将微小附着区向中央牵拉，否则将造成微小残端或缺口，从而可能导致前囊膜撕裂进而向周围延伸（图 6）。不要用撕囊镊或者囊膜剪截断微小附着区，因为它将造成不规则形状，反过来进一步加重前囊膜的易损性。

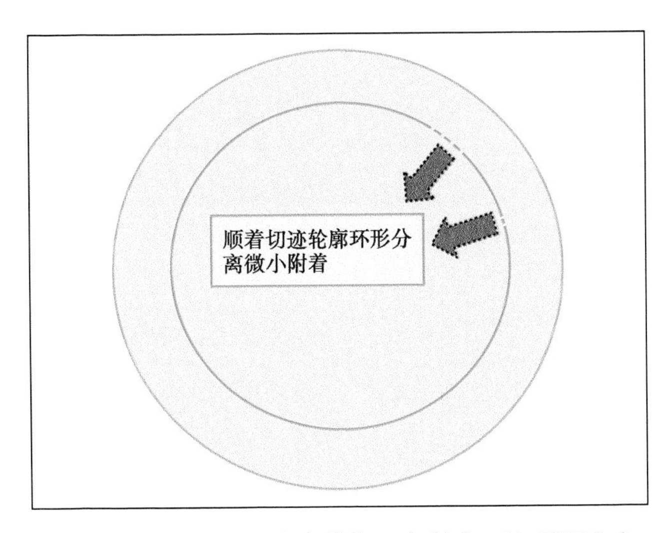

图 5　处理第 2 型——微小附着，正如标准 CCC，不要向中央牵拉或切断附着

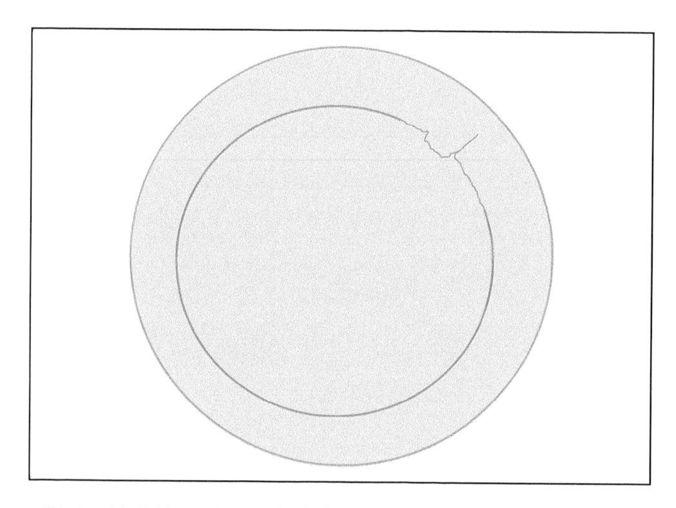

图6 处理第2型——微小附着。不要放射状牵拉，始终保持切线方向牵拉！放射状牵拉可能导致微小附着或缺口部位产生裂开

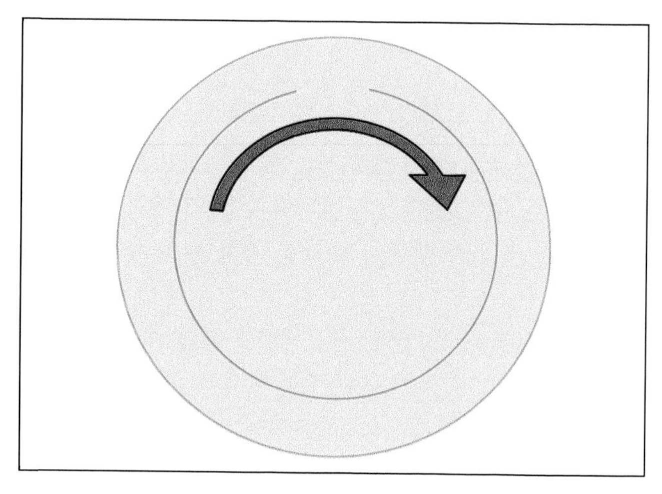

图8 处理第3型——未处理区。正如标准CCC，做环形撕囊

二、在飞秒撕囊术中处理未处理区

对于激光未处理区（图7），环形牵拉是一种方法（图8），牵拉力应该在最初的飞秒激光前囊膜切开轮廓稍偏外侧进行（图9），这样会有一个小的外部缺口，但是边缘光滑（图10）。

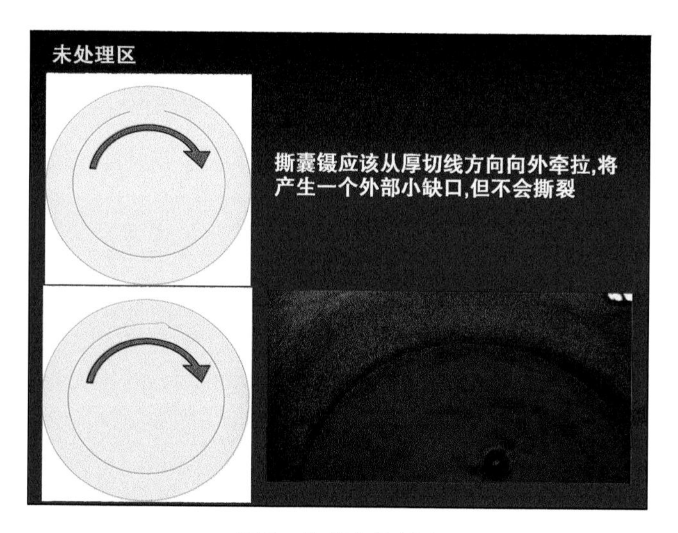

图7 处理未处理区

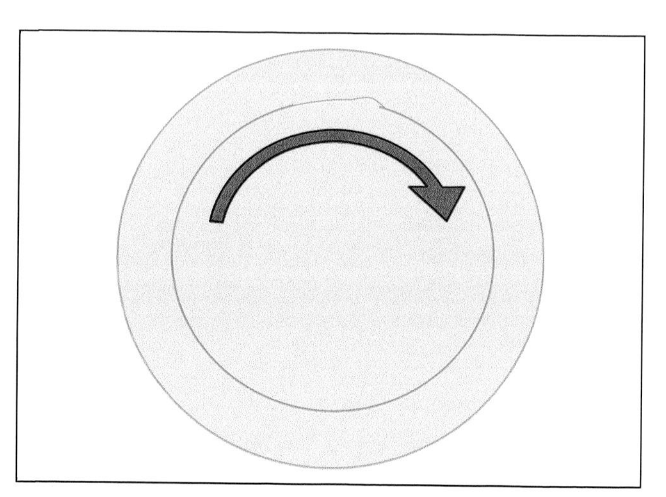

图9 处理第3型——未处理区。环形牵拉，尽可能地沿切线方向撕囊。此种情况下，切线撕囊更好

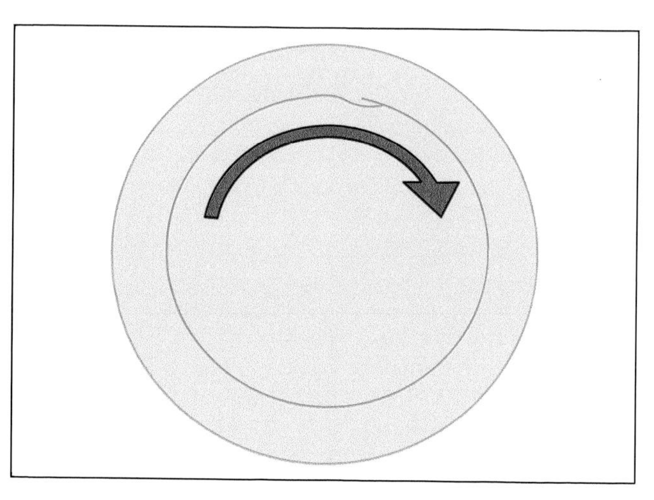

图10 处理第3型——未处理区。不要向内撕囊，这可能在周边囊膜上留下缺口造成前囊膜撕裂

向内的撕裂会导致周边囊膜出现一个缺口，这可能导致前囊膜撕裂并向后囊延伸，一旦发生，术者操作要非常小心，在进行超声乳化、灌注-抽吸和后房型IOL植入期间不能施加任何向力到囊膜上。要避免直线型的囊膜损伤，以免造成前囊膜进一步的创伤。

三、处理完整但不连续的撕囊类型

这是飞秒激光前囊膜切开过程中患者头部、眼部

或患者接口处无意的移动造成的(图 11)。只要不在该处施力,这种类型不规则撕囊通常不伴随囊膜撕裂(图 12)。因此,和前面提到的几种模式相同,在进行超声乳化、灌注-抽吸和 IOL 植入期间术者沿着该处必须谨慎。在后房型人工晶状体(PCL)植入后,术者可用撕囊镊离断内侧残端,也可不做处理(图 13)。

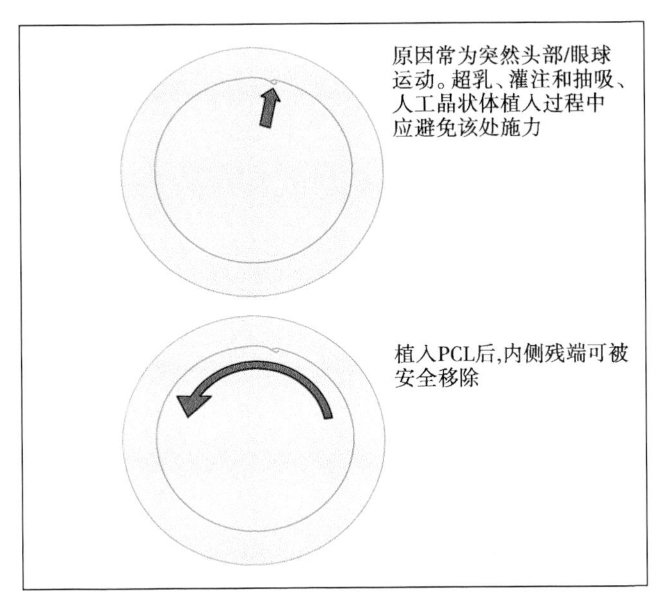

图 11　处理第 4 型——完整但不连续的撕囊

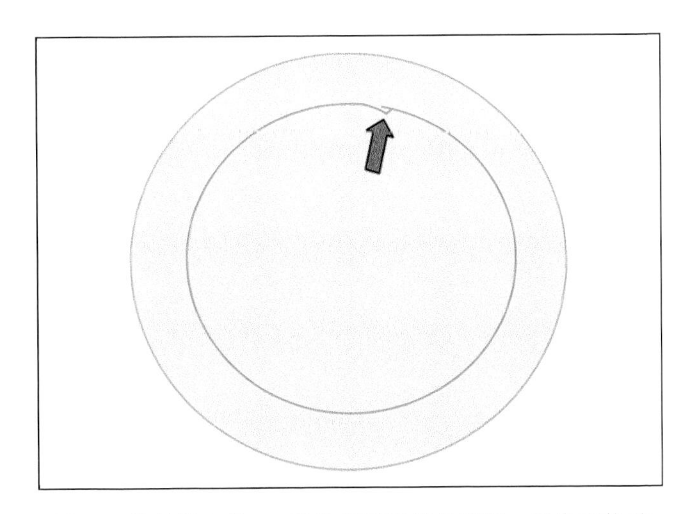

图 12　处理第 4 型——完整但不连续的撕囊。通常不伴随撕裂,可以不处理,建议术者在乳化、灌注-抽吸和 IOL 植入期间不沿该处施力

总之,对于在飞秒激光处理过程中出现的囊膜微小附着或者未分离区,术者应该沿着前囊膜切开的轮廓进行,当撕囊线到达残端时,应该在最初前囊膜切开线的外侧进行撕囊,此时撕囊直径将会比初始直径大一些,但可完全避免前囊撕裂,否则,再次到达激光切割线时,可能出现一个小裂口,在后续进行水分离或超声乳化时,可能向外朝着晶状体周边部延伸。

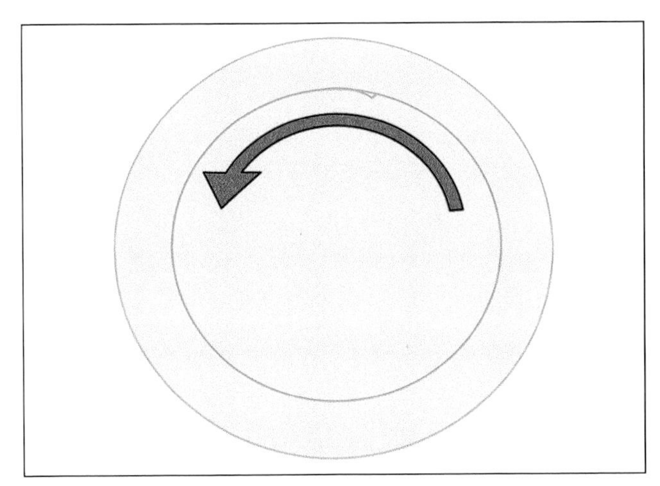

图 13　处理第 4 型——完整但不连续。在手术最后,术者可在黏弹剂辅助下,使用环形移动方法离断内部残端,也可以保留内部残端

前囊膜撕裂在该研究的病例中较少见,原因是手术轻柔,认识到这是一个不同的技术并且有一个学习曲线。关键是要沿着飞秒激光切口的轮廓线,在学习曲线期间要避免用撕囊镊或超声乳化头突然将前囊膜拉出,哪怕是看起来完全游离的囊膜。在学习曲线期间,没有经验的术者可能难以发现小的附着残端,为了防止前囊撕裂,术者应该非常轻柔地进行水分离和超声乳化。在进行超声乳化和皮质吸除期间,应采用温和的矢向力(最低限度的抽吸),避免了前囊撕裂区。在植入 PCL 时,主襻应该远离撕裂部位,通过轻柔的手术技巧和策略,能避免前囊膜撕裂并向后囊扩大。

四、内皮损伤

新型 OCT 软件被发明和引入后,内皮损伤仅仅作为飞秒白内障手术的一个潜在可能并发症。采用新型 OCT 软件(爱尔康 LenSx 公司,亚里索维耶荷,加利福尼亚州),尽管前房深度小于 1.0mm,撕囊仍可以进行。在学习曲线早期阶段,没有 OCT 辅助的情况下,我们用 α 模式对高度远视眼进行手术有一段失败的经历。前囊膜切开过程中有 3 只眼(3/100 只眼)发生了内皮损伤,原因是患者接口将角膜下推且安全距离离内皮层不够远(图 14)。在术前仅用超声评估前房深度。在这些病例中,所有眼睛都是高度远视合并浅前房(角膜内皮到前囊膜距离)。因为术者立即注意到了内皮损伤,故尽管在术后 1 年仍可见内皮层的切口线,但没有长期影响。

采用新的 OCT 装置,术中安全性增加并且可完全

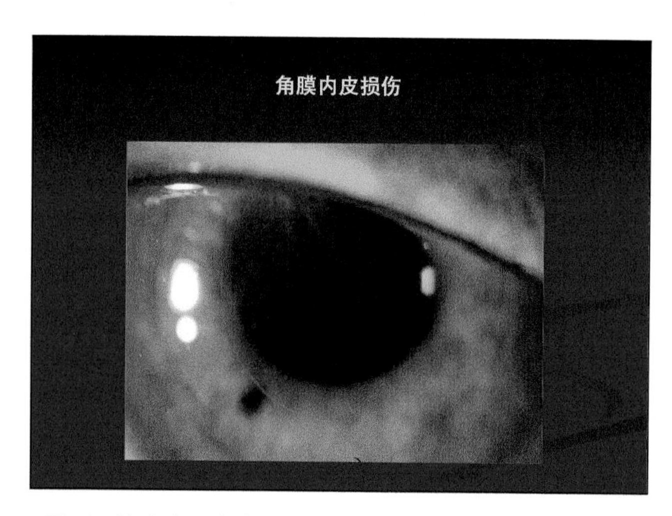

图 14 注意由于术中浅前房且没有 OCT 辅助，飞秒激光在内皮层造成一个伤口。由于内皮损伤范围小且局限，患者视力没有影响

避免这些并发症，从安全角度出发，内置 OCT 对手术过程绝对是有利的。

总之，使用新软件可完全避免内皮层的损伤，爱尔康 LenSx 飞秒激光仪有一个视频直播和屏幕专用的 HD-OCT 来帮助对接和手术模式定位。OCT 和激光束有同样的光路，并且经过了充分整合和校准，OCT 覆盖了整个眼前段，直到晶状体后囊，还能评估晶状体密度，手术模式自动执行，术者能够更改仪器提供的自动治疗参数，例如前囊膜的居中度，晶状体的切割深度（从前囊到后囊的距离）以及角膜切口的位置。OCT 计算有效地结合了圆周和线性扫描，可以获得更好的深度和倾斜度信息。

五、囊袋阻滞综合征和后囊膜破裂

飞秒激光治疗期间，晶状体内会形成气体，因此，随着前囊膜切开的进行，气泡应该离开晶状体移向前房，最后由角膜切口逸出。Roberts 于 2011 年发表了第一例囊袋阻滞综合征的病例[7]，该项研究未出现由于飞秒激光失误造成的囊袋阻滞综合征和后囊破裂。后囊膜损伤通常是手术失败引起的，建议采用“摇滚式”技术以避免这个罕见但是可能严重的并发症。术者应该采用轻柔的水分离，然后将核轻轻地下压，再将其翻转。在这个操作期间，气泡可能会离开晶状体移向前房，使后囊膜没有压力。假如突然的水分离，气泡无法前移，使得囊袋的压力升高，只有当后囊膜破裂压力才能分解。气泡可以从前囊膜（朝向前房）或者从后囊膜（朝向玻璃体）离开囊袋，后者会有其他意外的并发症，例如核下沉和玻璃体充填前房，进而可能出现视网膜问题，例如脱离。手术者应该采取所有措施防止后囊膜并发症。

如何避免囊袋阻滞综合征

- 轻柔的水分离
- 根据 Nagy 的方法采用“摇滚式”技术处理晶状体核
- 允许气泡移向前房

总之，囊袋阻滞综合征和后续的后囊膜破裂是飞秒激光辅助白内障手术的严重但完全可以避免的并发症。术者应该注意到，完成好的撕囊，没有可能造成前囊膜撕裂残端或桥连发生，是至关重要的。水分离要轻柔，不要在前囊膜下使用大直径的套管和高速灌注针头。根据 Nagy 医师的“摇滚式”技术，使气泡离开晶状体。当气泡离开晶体层间移向前房甚至完全离开眼内，就不会再有后囊膜破裂危险了。

气泡的形成有助于分离核和软核。一些手术者在进行劈核前不进行水分离，水分离是软的晶状体和极硬晶状体所必需的。对于软的晶状体，若不进行水分离，灌注-抽吸时后囊膜损害的风险会增加。高密度白内障的情况也如此。对于中等硬度的晶状体，可以省略水分离，但是在学习曲线期间不能省略。

六、瞳孔缩小

飞秒激光预处理后瞳孔缩小的比例在学习曲线期间占 30% ~50%，应该将气泡的形成最小化，因为随之发生的氧化应激可能加剧前房产生前列腺素，反过来会造成瞳孔缩小。患者接口的机械影响和飞秒激光的震动波可能也会加重飞秒激光后瞳孔缩小。在小瞳情况下，激光可能击中虹膜，后续产生的细胞因子和前列腺素可能会进一步缩小瞳孔。

为了避免飞秒激光术后严重的瞳孔收缩，建议瞳孔直径至少为 6mm（最适宜为至少 8mm）。改变术前的散瞳方案可减少瞳孔收缩，目前通常的缩瞳反应约为 20%。术前应该更频繁地用散瞳眼药水散瞳，而且非甾体类抗炎（NSAID）类滴眼液，例如具有代表性的双氯芬酸也可以加用于术前。

如何避免飞秒激光术后瞳孔缩小

- 更早期、更频繁地使用散瞳剂
- 术前使用 NSAID 类滴眼液

总之，飞秒激光的累积冲击波可能影响到周围 1.0mm 范围。对于直径 5mm 的撕囊，瞳孔直径应该至少6.5mm,而对于4.5mm的撕囊直径,6mm的瞳孔直径就足够了。当然瞳孔越大,冲击波撞击瞳孔边缘的可能也更小。除了冲击波外,患者接口的机械影响也会造成瞳孔缩小。因此,建议彻底的散瞳(比常规的超声乳化术更早、滴入更多),并且联合NSAID类滴眼液(双氯芬酸)。高度近视眼和假性剥脱眼倾向于飞秒激光治疗后发生缩瞳反应,前房内注射肾上腺素通常可以有效地解决这一问题。

七、玻璃体切除术

在本研究的病例中,没有出现因为飞秒激光预处理失败而需要行玻璃体切除。术者要尽一切办法避免核沉入玻璃体腔。一旦发生,应该行玻璃体切除术和玻璃体内的超声乳化以移除所有的晶状体碎片,以避免术后炎症。酮咯酸用来辨别前房残留的玻璃体纤维。术者应该决定将PCL植入睫状沟还是缝合/黏合在睫状沟,或选择其他术式。不应该植入多焦、环曲面、多焦-环曲面或可调节IOL。有时改变手术方式为囊外摘除术可能防止晶状体核的下沉。采用10-0缝线精细缝合和早期拆线可防止术后角膜散光的增加。

总之,为避免在飞秒激光白内障手术期间核下沉引起的玻璃体切除术,应采取类似于囊袋阻滞综合征中所推荐的预防措施。

结 论

Bali等首次对最初接受飞秒激光白内障手术的200只眼进行了并发症研究,其中4位术者出现了如下并发症:2.5%的眼出现抽吸中断,9.5%的眼出现瞳孔缩小,10.5%的眼有小的前囊膜残留,17.5%的眼完全游离撕囊,13.6%的激光角膜切口需要使用角膜刀进入前房。4%(8眼)出现了前囊膜放射状撕裂,3.5%(7眼)出现后囊破裂,2%的眼出现了核下沉[10]。我们病例中的并发症发生率和Bali等相同,除了由于轻柔的水分离和利用"摇滚式"技术,没有出现后囊破裂。

根据飞秒激光治疗参数安排术前计划极为重要,术者应该在进行飞秒激光治疗前与患者见面并且制订治疗计划,患者应该在进行手术前签知情同意书。

飞秒激光不要远离主手术室也是十分重要的,这样术者在飞秒激光不久后就开始手术操作,瞳孔不会收缩,也能更好地保持无菌。我们的另一个眼科中心注意到有患者不喜欢选择飞秒激光预治疗方案,因为飞秒激光之后的转移问题,或在飞秒治疗后需要更长的等候时间进行晶状体摘除。在学习曲线期间,全体相关部门人员均应该接受培训,并且测试最优的工作流程以取得飞秒激光手术的最大利益。

飞秒激光前囊膜切开术会为患者和术者带来很多利益。它会使先进的IOL的所有优点得以实现。移除飞秒激光预切的前囊膜对飞秒激光白内障手术的成功至关重要。前文已经阐述如何避免这个技术可能的并发症,达到尽可能完美的撕囊。微小附着区的警示信息(没有囊膜切开压痕、前囊膜下的气泡)、激光未处理区,以及完整但不连续的前囊膜切开区,警示术者在白内障/晶状体手术的早期阶段可能会出现并发症,遵循上文提到的操作准则,这些并发症完全可以避免。

遵循准则;认识到飞秒激光白内障手术看似简单并且安全,但存在学习曲线;理解在前囊膜切开、碎核、切口制作时对不同的方法的需求,术者用先进的IOL为患者实现利益最大化。这样,白内障手术的总体安全性、可预见性和有效性应该会增加。

(卢奕 译)

参 考 文 献

1. Nagy ZZ, Takacs A, Filkorn T, Sarayba M. Initial clinical evaluation of intraocular femtosecond laser in cataract surgery. *J Refract Surg*. 2009;25:1053-1060.
2. Nagy ZZ, Kranitz K, Takacs AI, et al. Comparison of intraocular lens decentration parameters after femtosecond and manual capsulotomies. *J Refract Surg*. 2011;27:564-569.
3. Kranitz K, Takacs AI, Mihaltz K, Kovács I, Knorz MC, Nagy ZZ. Femtosecond laser capsulotomy and manual continuous curvilinear capsulorhexis parameters and their effects on intraocular lens centration. *J Refract Surg*. 2011;27:558-563.
4. Mihaltz K, Knorz MC, Alio JL, et al. Internal aberration and optical quality after femtosecond laser anterior capsulotomy in cataract surgery. *J Refract Surg*. 2011;27:711-716.
5. Ecsedy M, Mihaltz K, Kovacs I, Takács A, Filkorn T, Nagy ZZ. Effect of femtosecond laser cataract surgery on the macula. *J Refract Surg*. 2011;27:717-722.
6. Takács AI, Kovács I, Miháltz K, Filkorn T, Knorz MC, Nagy ZZ. The effect of femtolaser cataract surgery on the cornea. *J Refract Surg*. In press.
7. Roberts T, Sutton G, Lawless M, Jindal-Bali S. Capsular blockage syndrome associated with femtosecond laser-assisted cataract surgery. *J Cataract Refract Surg*. 2011;37:2068-2070.
8. Marques FF, Marques DM, Osher RH, Osher JM. Fate of anterior capsule tears during cataract surgery. *J Cataract Refract Surg*. 2006;32:1638-1642.
9. Unal M, Yücel I, Sarici A, et al. Phacoemulsification with topical anesthesia: resident experience. *J Cataract Refract Surg*. 2006;32:1361-1365.
10. Bali SJ, Hodge C, Lawless M, Roberts TV, Sutton G. Early experience with femtosecond laser for cataract surgery. *Ophthalmology*. 2012;119:891-899.

飞秒激光前囊膜切开术对后囊膜混浊发展的影响

Illés Kovács, MD, PhD; Kinga Kránitz, MD; Zoltán Z. Nagy, MD, PhD, DSc

近年来,飞秒激光辅助白内障超声乳化手术已被广泛接受,飞秒激光可以制作正圆、居中性好、大小精确的前囊膜切口,实现前囊膜边缘360°均匀覆盖人工晶状体(intraocular lens, IOL)光学部边缘,可以有效地防止术后IOL偏位的发生,从而获得更好的术后视功能。

目前,后囊膜混浊(posterior capsule opacification, PCO)是白内障术后最常见的远期并发症,其发生主要是由白内障术后囊袋内残留的晶状体上皮细胞移行和增生所致[1,2]。(应用飞秒激光行前囊膜切开可以产生对称的囊袋收缩力和良好的收缩包裹效应,其对预防IOL光学部的偏心和倾斜及PCO的发生起到至关重要的作用[3]。)相反,偏心和(或)形态不规则、过大或不对称的撕囊易引起IOL偏心和倾斜。未被前囊膜完全覆盖的偏位IOL则失去阻止残留晶状体上皮细胞移行的有效屏障作用,从而使PCO的发生率显著增加[4,5]。

迄今为止,白内障手术中常规采用手工撕囊,随着飞秒激光在白内障手术中的应用,我们能够制作预期大小和居中性更好的前囊膜切口。最新的飞秒激光技术使医师能够制作更精准的、可重复性更好的前囊膜切开术[6]。

我们前期研究发现,在术后1年,飞秒激光前囊膜切开术与手工撕囊相比具有更好的囊袋覆盖率。该研究认为前囊膜边缘360°全周均匀覆盖IOL光学部边缘能够确保IOL在囊袋内的居中性并防止IOL倾斜,从而获得稳定的屈光结果[7]。

本研究旨在评估随访中期飞秒激光前囊膜切开术对PCO发展的影响。

研究对象与方法

研究对象

选取79例(79眼)白内障术后患者(来自匈牙利布达佩斯塞梅尔魏斯大学眼科)进行PCO水平的回顾性分析。所有患者均来自同一个前瞻性、随机对照飞秒白内障手术研究数据库,每例患者随访时间不少于18个月,收集相关数据进行统计分析。飞秒激光前囊膜切开术组(FS组)共纳入40例(40眼)患者均行4.9mm直径前囊膜切开;同期,对照组(CCC组)共纳入39例(39眼)患者均行4.9mm直径手工撕囊。所有患者囊袋内均植入光学直径为6mm的AcrySof一片式疏水性丙烯酸IOL(爱尔康实验室有限公司,沃斯堡,得克萨斯州)。

手术方法

所有患者术前IOL屈光度按照SRK/T公式进行计算。FS组患者按照之前描述的方式行飞秒激光辅助白内障摘除术,并通过推注器经角膜切口将可折叠的一片式疏水性丙烯酸IOL植入囊袋,IOL植入后使用灌注-抽吸系统将前房和囊袋内的黏弹剂彻底清除。无术中或术后并发症,术后10天内,常规给予术眼0.1%地塞米松及0.3%妥布霉素滴眼液联合点眼(4次/天)。

后囊膜混浊分析

术后随访18~26个月,充分散大瞳孔后,用照相机聚焦在后囊膜上利用后部反光照明法采集后囊膜数码图像。将采集的高分辨率后囊膜数码照片导入开放式软件平台行双盲、客观的PCO评分(OSCA)[8]。在对PCO进行分析时,我们将不同角度拍摄的同一眼的两幅图像识别并除去光反射以获得更清晰的后囊膜照片。最后,使用基于位置敏感、熵纹理分析的OSCA软件计算PCO评分。已有研究表明,OSCA是一个客观、有效、可靠的 PCO 量化方法，它提供的 PCO 评分与对比敏感度和视力（受 PCO 显著影响的两个重要因素）相关。目前 OSCA 评分范围从 0（无 PCO）～15（实际预期最大值）。极少或无 PCO 改变的 OSCA 评分大约为 0.5。行激光后囊膜切开术患者的 OSCA 评分为 4～5[8]。

术后人工晶状体位置的评估

依照 de Castro 等[9]利用 Scheimpflug 成像系统（Pentacam；Oculus Optikgerate 股份有限公司，韦茨拉尔，德国）测量 IOL 偏心和倾斜的方法（详见前面章节），评估患者术后 12 个月 IOL 的倾斜和偏心。

统计学分析

两研究组间数据比较用独立样本 t 检验。增加眼轴长度和随访时间作为协变量，采用广义估计方程（GEE）模型进行多元回归分析，确定多元预测模型对 PCO 的影响；探讨不同预测变量之间可能存在的依赖关系，合理估量回归系数和标准误差。

结　　果

两研究组在年龄、性别、眼轴长度上均无统计学差异（表 1）。FS 组与 CCC 组术后 IOL 的居中性和倾斜数据存在显著的统计学差异。CCC 组 IOL 垂直倾斜度更高（表 1）。同时，CCC 组水平偏心距离和总偏心距离也显著增高（表 1）。随访期间两组患者均无需行后囊膜切开术，但与 CCC 组相比，FS 组的 PCO 水平明显降低（0.58±0.30 vs 0.84±0.52，P=0.01，表 1）。

表 1　两研究组描述性统计分析结果

变量	FS 组（n=40）		CCC 组（n=39）		*P* 值
	平均值	标准差	平均值	标准差	
年龄（岁）	65.50	12.94	68.95	10.84	0.37
性别（女性:男性）	28:12		29:10		0.67*
眼轴长度（mm）	23.25	1.48	23.82	1.93	0.31
随访时间（月）	22.37	4.36	21.74	5.46	0.30
水平倾斜度（°）	2.01	2.24	2.24	1.36	0.69
垂直倾斜度（°）	3.50	2.13	5.10	2.23	0.03
垂直偏心距离（μm）	106.32	114.66	158.50	101.27	0.14
水平偏心距离（μm）	154.74	126.24	260.50	187.07	0.05
总偏心距离（μm）	212.01	126.62	320.54	172.07	0.03
PCO 水平（OSCA 评分）	0.58	0.30	0.84	0.52	0.01

CCC=手工连续环形撕囊

* 卡方检验

在多元回归模型中，眼轴长度和随访时间均不是显著的 PCO 预测因子（两个参数均 $P>0.05$）；调整眼轴长度和随访时间后，发现手工撕囊是 PCO 发展的显著预测因子（β:0.33，95% 置信区间：0.01～0.65，$P=0.04$）。分析两组术后 IOL 位置参数时，发现仅垂直倾斜度与 PCO 水平显著相关（FS 组：$r=0.58$，$P<0.001$，CCC 组：$r=0.35$，$P=0.03$）（图 1）。建立相似的多元回归模型后，调整眼轴长度、随访时间和撕囊方式，显示垂直倾斜度是术后 PCO 发展的显著预测因子（β:0.07，95% 置信区间：0.01～0.12，$P=0.02$）。

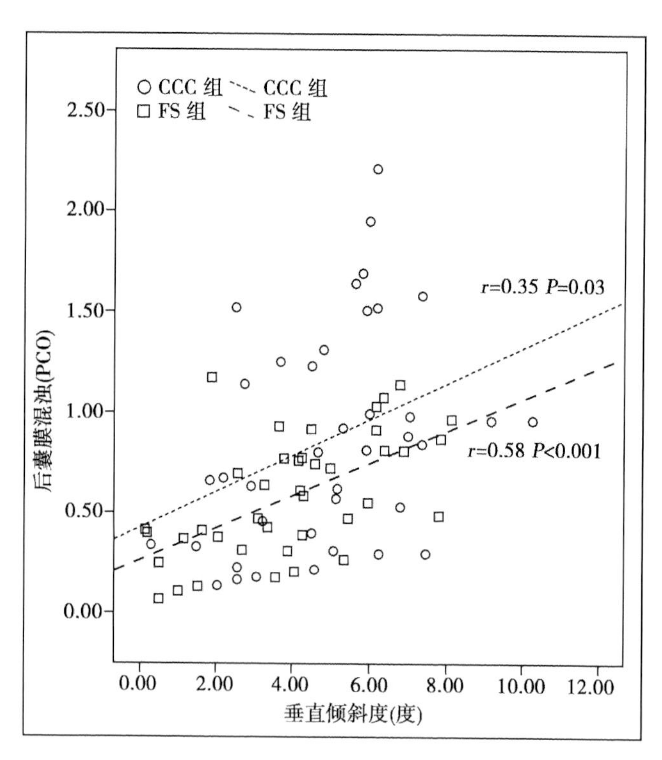

图1 两研究组IOL垂直倾斜度和PCO之间显著相关(FS组:$r=0.38$,$P<0.001$,CCC组:$r=0.35$,$P=0.03$)

讨 论

PCO是白内障超声乳化吸除联合IOL植入术后最常见的远期并发症[1]。虽然Nd:YAG激光后囊膜切开术是治疗PCO的有效方法,但切开术后会发生多种并发症,主要包括眼压升高、黄斑囊样水肿和视网膜脱离[10]。

PCO的发展是IOL和手术多种相关因素共同作用的结果。研究表明IOL的光学部设计、直径、材料、边缘轮廓及光学部与襻连接处对PCO的发展有显著影响。此外,在囊袋内植入IOL并有完整的全周前囊膜覆盖对PCO的发展有明显的预防作用[5,11~13]。

制作一个大小合适、精确居中的前囊口,实现360°全周均匀的前囊覆盖具有很大的挑战性。但随着飞秒激光的出现,这一关键步骤已渐趋标准化。我们之前的研究结果显示,飞秒激光可以行直径精确、形状正圆的前囊膜切开,并且具有很好的可重复性;而手工撕囊不仅形状不规则,且很难控制其位置的居中性[6]。大小适中、居中性好的前囊口可以实现完整的360°全周覆盖,从而使术中植入的IOL在术后仍保持正确位置[4,7]。本研究中,我们发现两研究组间IOL位置参数有显著的统计学差异。CCC组术后IOL垂直倾斜度、水平偏心距离和总偏心距离均显著高于FS组,这也进一步证实了我们已发表的研究结果。

本研究运用多元回归统计分析,调整两种已经被描述为PCO预测变量即眼轴长度和随访时间后,发现与飞秒激光前囊膜切开术相比,手工撕囊的PCO评分增加了33%,撕囊方式成为一个独立的、显著的PCO预测因子。然而,此结果不同于其他研究结果[1,14]。同时发现眼轴长度和随访时间都不是PCO的显著预测因子。在调整眼轴长度、随访时间和撕囊方式后,发现IOL垂直倾斜度和PCO的严重程度呈明显的正相关,IOL倾斜1°会导致PCO评分增加7%。上述结果支持预防PCO的屏障原理,该原理认为,前囊膜边缘360°全周覆盖IOL产生的对称收缩力持续将其推向后囊,两者之间形成连续环形接触,有效地阻止晶状体上皮细胞移行,从而起到屏障作用。本研究中,两试验组前囊膜均全周覆盖IOL光学部,且手术灌注和抽吸的技术或完成时间均无明显差异。

我们以往发表的研究结果显示,无论正视眼或高度近视眼,飞秒激光前囊膜切开均比手工撕囊更加精确[15]。激光后囊膜切开术可增加长眼轴术眼发生视网膜脱离的风险,所以为近视眼患者选择精确的前囊膜切开术尤为重要,它不仅可以全周覆盖IOL光学部,而且通过连续环形屏障阻止晶状体上皮细胞移行,起到预防PCO发生的作用[16]。

我们的研究结果表明,居中性好、精准的前囊膜切开术与IOL的边缘设计和疏水性IOL材料相结合在预防PCO方面效果更佳。本研究中,所有患者术眼无需行后囊膜切开术,这证明飞秒激光前囊膜切开术并未增加PCO评分。已有报道飞秒激光前囊膜切开术可增加手术的安全性和可预测性,该研究进一步证实PCO评分略有下降是飞秒激光前囊膜切开术的另一优点。但这一研究结果的临床意义,特别是对PCO高风险的患者有待进一步评估。

(张素华 译)

参 考 文 献

1. Schaumberg DA, Dana MR, Christen WG, Glynn RJ. A systematic overview of the incidence of posterior capsule opacification. *Ophthalmology*. 1998;105:1213-1221.
2. Nishi O, Nishi K, Sakanishi K. Inhibition of migrating lens epithelial cells at the capsular bend created by the rectangular optic edge of a posterior chamber intraocular lens. *Ophthalmic Surg Lasers*. 1998;29:587-594.
3. Ravalico G, Tognetto D, Palomba M, Busatto P, Baccara F. Capsulorhexis size and posterior capsule opacification. *J Cataract Refract Surg*. 1996;22:98-103.
4. Kránitz K, Miháltz K, Sándor GL, Takacs A, Knorz MC, Nagy ZZ. Intraocular lens tilt and decentration measured by Scheimpflug camera following manual or femtosecond laser created continuous circular capsulotomy. *J Refract Surg*. 2012;28:259-263.
5. Smith SR, Daynes T, Hinckley M, Wallin TR, Olson RJ. The effect of

lens edge design versus anterior capsule overlap on posterior capsule opacification. *Am J Ophthalmol*. 2004;138:521-526.

6. Nagy Z, Takacs A, Filkorn T, Sarayba M. Initial clinical evaluation of an intraocular femtosecond laser in cataract surgery. *J Refract Surg*. 2009;25:1053-1060.
7. Kránitz K, Takacs A, Mihaltz K, Kovács I, Knorz MC, Nagy ZZ. Femtosecond laser capsulotomy and manual continuous curvilinear capsulorrhexis parameters and their effects on intraocular lens centration. *J Refract Surg*. 2011;27:558-563.
8. Aslam TM, Patton N, Rose CJ. OSCA: a comprehensive open-access system of analysis of posterior capsular opacification. *BMC Ophthalmol*. 2006;23:6-30.
9. de Castro A, Rosales P, Marcos S. Tilt and decentration of intraocular lenses in vivo from Purkinje and Scheimpflug imaging. Validation study. *J Cataract Refract Surg*. 2007;33:418-429.
10. Burq MA, Taqui AM. Frequency of retinal detachment and other complications after neodymium:Yag laser capsulotomy. *J Pak Med Assoc*. 2008;58:550-552.
11. Hollick EJ, Spalton DJ, Ursell PG, et al. The effect of PMMA, silicone, and polyacrylic lenses on posterior capsule opacification 3 years after surgery. *Ophthalmology*. 1998;106:49-54.
12. Schmidbauer JM, Escobar-Gomez M, Apple DJ, Peng Q, Arthur SN, Vargas LG. Effect of haptic angulation on posterior capsule opacification in modern foldable lenses with a square, truncated optic edge. *J Cataract Refract Surg*. 2002;28:1251-1255.
13. Meacock WR, Spalton DJ, Boyce JF, Jose RM. Effect of optic size on posterior capsule opacification: 5.5mm versus 6.0mm AcrySof intraocular lenses. *J Cataract Refract Surg*. 2001;27:1194-1198.
14. Zhao Y, Li J, Lu W, et al. Capsular adhesion to intraocular lens in highly myopic eyes evaluated in vivo using ultralong-scan depth optical coherence tomography. *Am J Ophthalmol*. 2013;155:484-491.
15. Nagy ZZ, Kránitz K, Takacs AI, Miháltz K, Kovács I, Knorz MC. Comparison of intraocular lens decentration parameters after femtosecond and manual capsulotomies. *J Refract Surg*. 2011;27:564-569.
16. Dardenne MU, Gerten GJ, Kokkas K, Kermani O. Retrospective study of retinal detachment following neodymium:YAG laser posterior capsulotomy. *J Cataract Refract Surg*. 1989;15:676-680.

第12章

Verion 图像导航系统

Zoltán Z. Nagy, MD, PhD, DSc

随着飞秒激光辅助的白内障手术的不断发展，由Alcon公司开发的Verion图像导航系统应运而生（图1）。Verion系统是首个连接诊断及治疗所有步骤的导航系统（图2）。图像规划导航创建了一个独特的系统，用于收集患者首次就诊直至最后一次随访并建立连贯性数据库。

Verion图像导航系统的目的是确保达到目标屈光度的稳定性。近年来，屈光手术的可预测性显著提高。白内障患者对术后的期望值也在不断提高，他们要求获得屈光手术一样的效果。

Verion系统包含一个诊断性单元，称为参考单元（图3）。该装置包含有测量模块和手术规划模块（图4）。

测量模块可检测患者的眼部特征：K值、角膜缘位置及直径、角膜缘位置及白到白的水平距离，角膜反光点位置，瞳孔大小，视轴偏心度。这是一种非接触的术前测量装置，可拍摄获得高分辨率的参照图像，包括巩膜血管、角膜缘和虹膜特征。所有数据均自动输入参考单元的规划模块中。

在角膜曲率测量时，Verion系统通过3～5张图片的15～30个数据点来决定角膜球柱镜的度数。

术前测量的数据可自动输入手术规划模块，该模块可提供手术规划。它有一个特定的程序，用于人工晶状体类型及度数的选择。术者可根据多种公式选择合适的人工晶体，包括Holladay 1，2，R；HofferQ；SRK/T；Haigis。

在散光管理方面，该程序可计算散光型人工晶状体的度数和轴向，以及角膜松解切口的位置、长度、深度。该系统的一个特别功能是可优化A常数，并可以导入至第三方仪器的数据（比如来自Lenstar）。理论上，其他测量仪器也可与Verion系统整合。

另一个特别功能是为飞秒激光（Alcon，LenSx）和手术显微镜提供数字化标记。Verion系统可在整个眼科手术过程中为手术医师提供帮助及指引。

为了方便手术医师，显微镜内整合一个内置显示器。这个患者登记系统有助于判定手术眼的特殊特征。切口导航（图5），可以协助判断角膜切口最佳位置、宽度和长度。前囊膜切开导航（图6）可将期望的前囊膜切开直径及位置投影在角膜表面，以帮助手术医师完成理想撕囊。在植入后房型人工晶状体的过程中，居中导航可帮助实现后房型人工晶状体的居中性。散光导航可协助将散光矫正型人工晶状体散光轴向定位在目标轴向上。Verion系统的最后检查程序（图7）可帮助检查人工晶状体的居中性，并将视轴的偏心考虑在内。

显微镜内整合显示器是为了优化Alcon LuxOR显微镜系统，但在Zeiss、Leica、Möller-Wedel、Takagi、Topcon等手术显微镜中同样适用。它由一个集成的摄像头和显示屏组成；光源的分光比例为70∶30。该显示器内置有最新的环保型OLED显示技术。

Verion系统的连接也是一个特别的功能：借助Verion数字标记M，从兼容的超声乳化系统（Alcon Centurion）接收超声乳化状态的信息，并同步至工作流程。

还需要提到的是，飞秒激光机同样可以从参考单元中接收信息。Verion系统采用血管及虹膜定位来纠正对接过程中的眼位旋转。

所以，Verion系统的工作流程是数据从参考单元传送至飞秒激光系统，再传送至手术显微镜，最后至超声乳化机。在术后随访过程中，Verion系统可以再次测量并分析患者的屈光数据。手术医师可建立自己的个性化手术相关数据，个性化A常数及术源性散光。

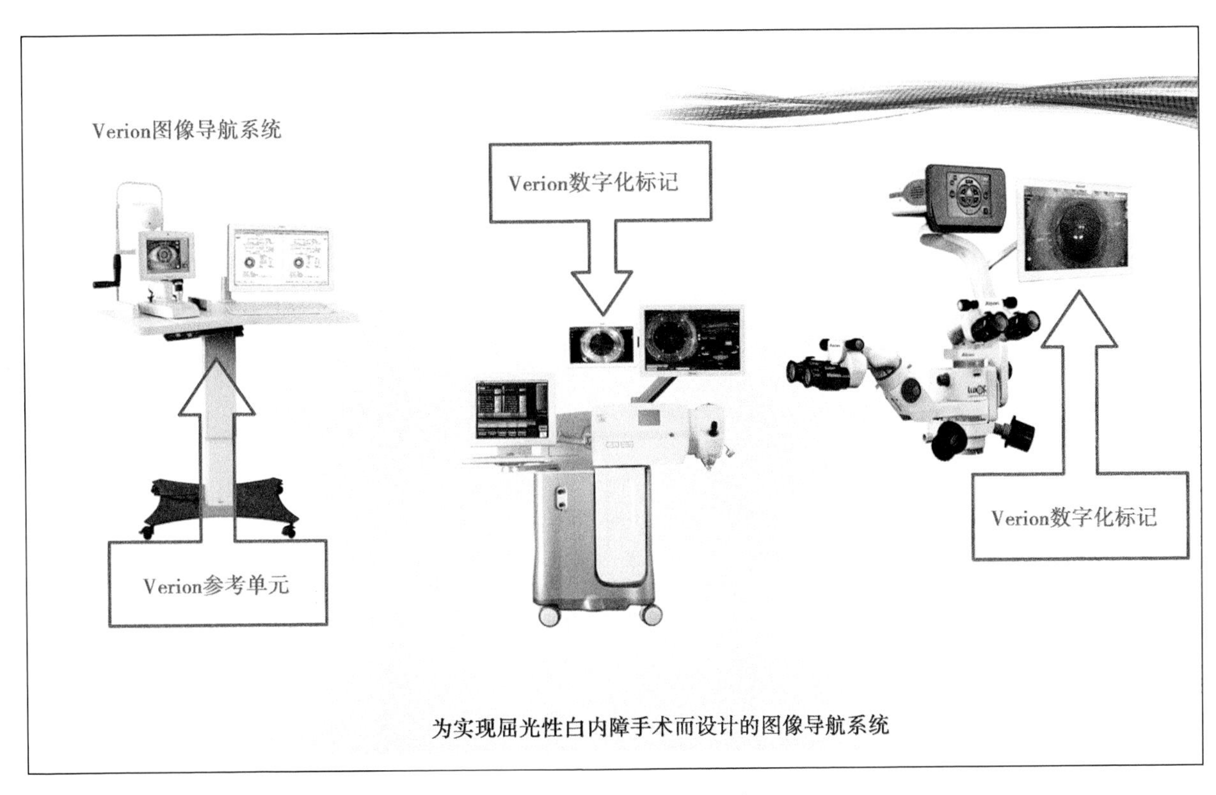

图 1　Verion 图像导航系统

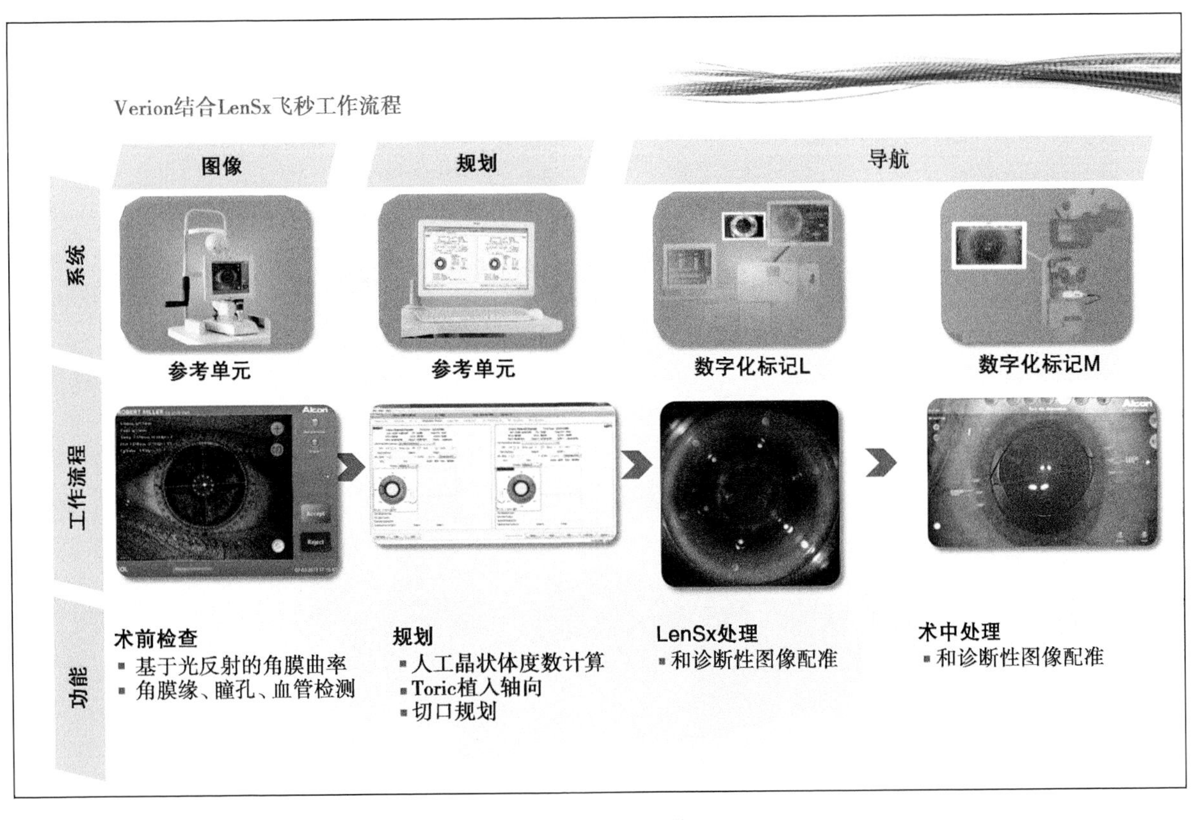

图 2　Verion 系统工作流程

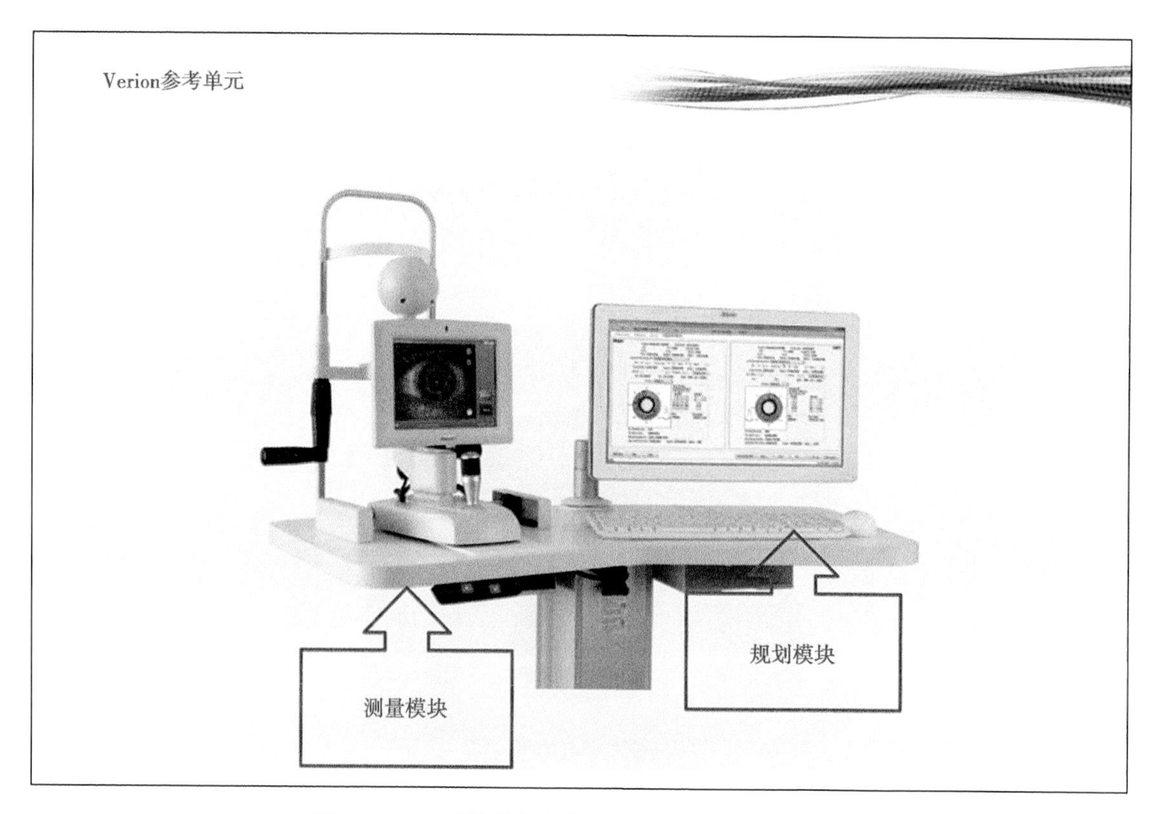

图3　Verion 系统的参考装置。测量模块及规划模块

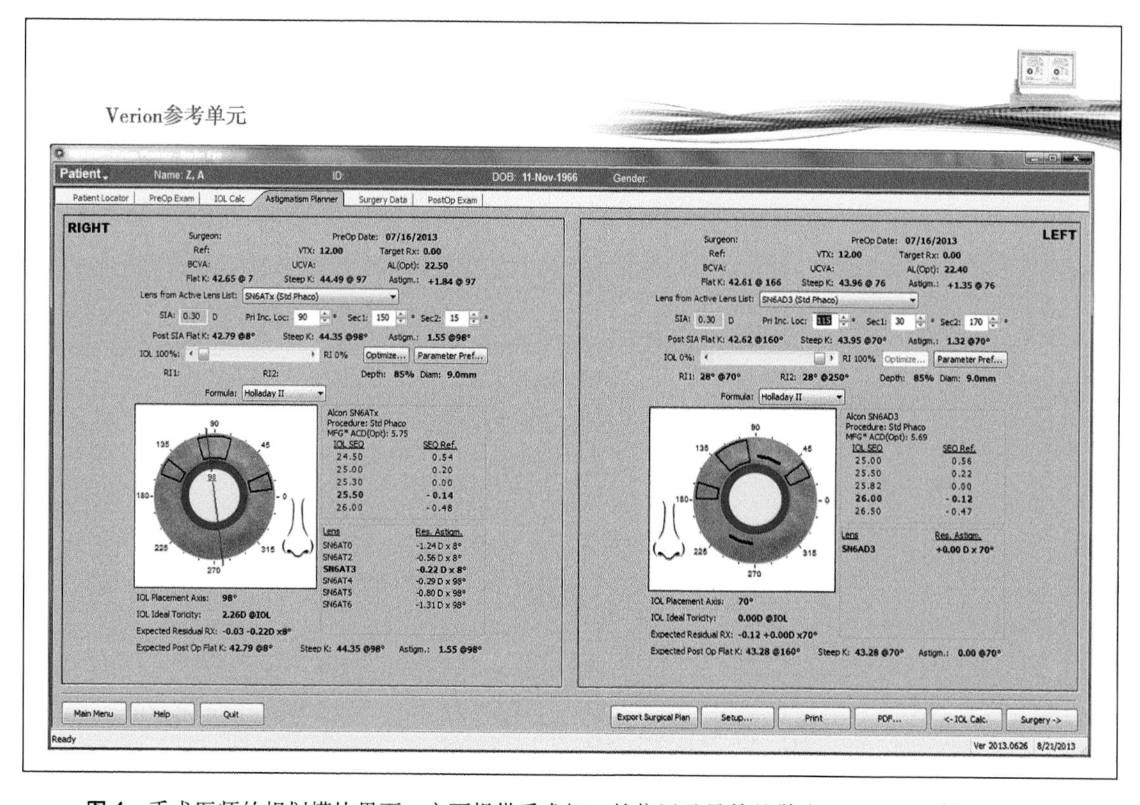

图4　手术医师的规划模块界面。它可提供手术切口的位置及最佳的散光型人工晶状体放置轴向

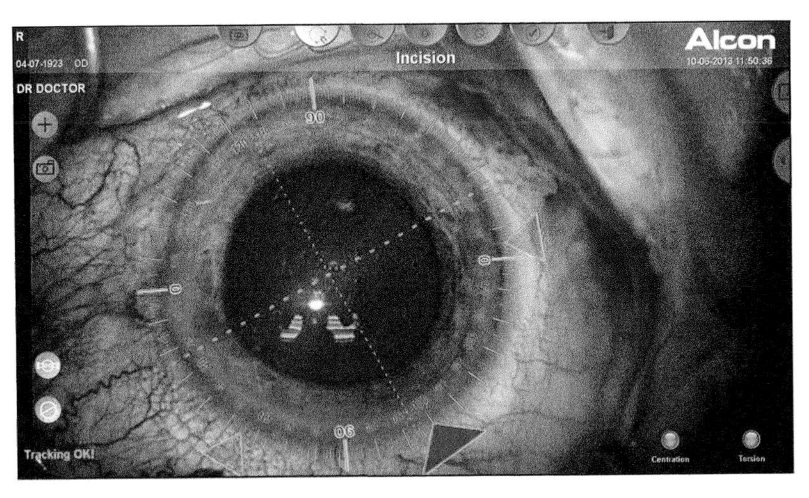

图 5　切口导航，内置于手术显微镜中

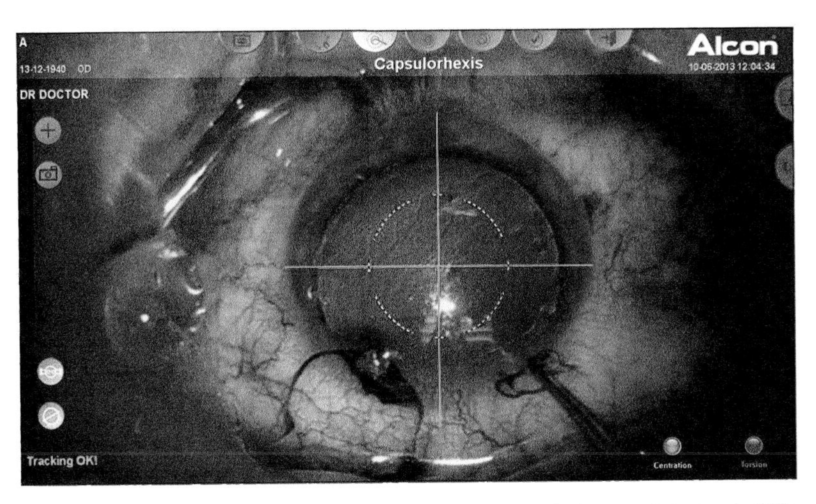

图 6　撕囊导航（手工撕囊）。在飞秒激光辅助的前囊膜切开过程中，飞秒激光的数字化标记可自动确定囊口的位置

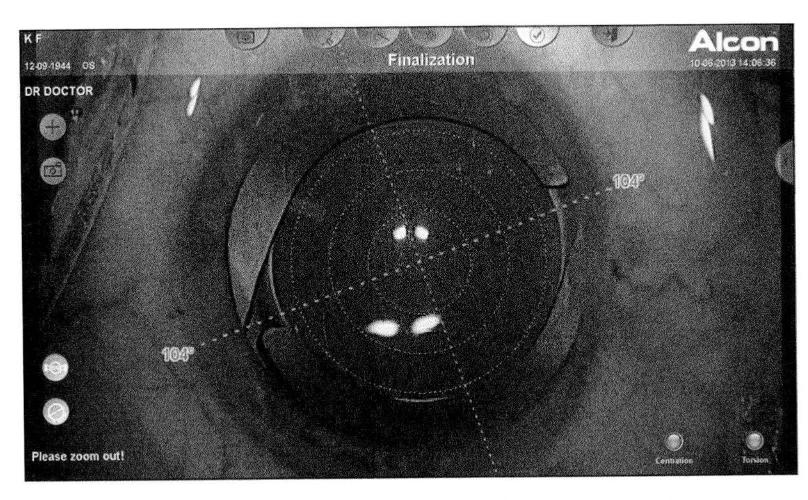

图 7　最后检查程序检查人工晶状体的位置及居中性

Verion 系统是首个将术前、术中、术后患者的数据结合在一起，以提高白内障手术目标屈光预测性的系统。飞秒激光手术过程中，手术步骤能够保持一致；Verion 系统的术前评价可帮助完成完美的对接、撕囊、碎核，优化角膜切口制作以及优化弧形角膜切开，以控制散光。

总 结

通过便利的操作界面，Verion 参考单元可进行以下操作：

- 成像阶段
  - 测量角膜曲率，瞳孔直径以及其他重要术前参数
  - 拍摄高分辨率的患眼参照图像
  - 自动识别巩膜血管、角膜缘、瞳孔及虹膜特征
- 规划阶段
  - 帮助手术医师快速有效地制订最佳的手术方案
  - 提供多种先进的计算公式，协助人工晶状体类型及度数的选择
  - 为每一位患者制订个性化的切口及人工晶状体的放置轴向
- 导航阶段
  - 先进的数据流程，自动将患者信息及手术规划输入 Alcon LenSx 飞秒激光系统
  - 先进的图像显示，通过图像比对完成自动无标记的旋转补偿
  - 图像配准和实时跟踪，在飞秒激光及白内障手术过程中显示精准的切口和 IOL 轴向
  - 消除了手工标记散光人工晶状体轴向的必要性
  - 支持显微镜内整合显示器的显微镜有：Alcon LuxOR、Leica、Möller-Wedel、Takagi、Topcon、Zeiss 等显微镜
- 实施阶段
  - 配准和参照图像比对
  - 显示切口、居中性及各参数对准状态
  - 选择项：通过 Centurion 控制

（赵云娥 译）

第13章

使用 LenSx 多功能飞秒激光系统制作角膜瓣

Éva Juhász, MD; Kinga Kránitz, MD; Ágnes I. Takács, MD; Andrea Gyenes, MD; Zoltán Z. Nagy, MD, PhD, DSc

背　　景

自从屈光手术无明显术后疼痛以来，角膜瓣的制作备受关注。与表面切削技术相比，LASIK 手术过程中采用的角膜深基质层切削可达到更快的视力恢复和更低的疼痛感[1]。角膜瓣制作越精准，手术效果越好。

使用微型角膜刀可以制作平坦均匀的角膜瓣，但存在人为以及机械角膜刀缺陷所造成的一些不良反应和并发症。角膜瓣制作不理想可造成各种并发症，例如纽扣瓣穿孔，更多高阶像差的产生，由于不均匀切削或实际与目标角膜瓣厚度差距过大导致的术后角膜扩张等。

多项研究表明，机械微型角膜刀制作的角膜瓣中央区比周边区薄，周边角膜瓣越厚，发生纽扣孔瓣的概率就越大[2]。基于同行评审的文献报道，在高阶像差的产生方面，表面切削技术与 LASIK 的最大差异是 LASIK 在角膜后表面也会产生高阶像差，从而导致如眩光、光晕、虹视等视觉障碍[3]，而准分子激光角膜切削术（photorefractive keratectomy，PRK）则没有这种现象。如果残留的角膜基质层厚度小于250μm[4]，术后可能发生角膜扩张，从而导致圆锥角膜。

进　　展

过去10年中，飞秒激光逐渐代替机械微型角膜刀用于 LASIK 手术中的角膜瓣制作，随后被引入到白内障手术中[5,6]。既往的研究表明，独立应用程序的飞秒激光制作的角膜瓣比微型角膜刀制作的角膜瓣更加规则、精准，厚度的可预测性更高[7,8]。实施角膜屈光手术（LASIK）和白内障手术需要两种不同类型的飞秒激光平台。Alcon Lensx 的最新发明——新一代的多功能飞秒激光系统可完成两种操作，已经可靠地用于飞秒激光辅助的白内障手术。使用该系统实施飞秒 LASIK 手术的效果不亚于以往的单功能飞秒激光系统，这将在下文进行讨论。多功能飞秒激光系统的应用可显著降低眼科手术的费用，从而促进这一眼科最先进技术的推广。

简　　介

操作步骤与飞秒激光辅助的白内障手术类似。每8~10分钟使用一次表面麻醉药，共3次，然后使用角膜负压环吸引患者接口。使用改良的患者接口（SoftFit）可达到更好的负压吸引，可显著降低眼压升高的概率（20%），增加手术治疗和可视区（从12.0mm 增至12.5mm，增加8.5%）。将患者接口平面与治疗区域居中后，使用 Alcon LenSx 飞秒激光系统（Alcon LenSx 公司，亚里索维耶荷，加利福尼亚州）制作角膜瓣。激光设备连有的光学相干断层扫描（OCT）设备可实时记录整个过程。Alcon LenSx 飞秒激光系统可设置个性化的角膜瓣参数，包括蒂部位置、光点大小、光点间距、能量水平、角膜瓣厚度以及其他参数。

使用一个钝且薄的切口分离器将角膜瓣抬起，对下面的组织实施准分子激光处理，然后再将角膜瓣复位。复位后，用冷藏平衡盐溶液、抗生素和激素类滴眼液冲洗眼表。手术结束后给患者佩戴透明的角膜接触镜以避免眼睛受到严重创伤。

本团队的相关研究[9,10]

评估角膜瓣参数

本研究的目的是将一种新型多功能飞秒激光系统(该系统已可靠地用于飞秒激光辅助的白内障手术)用于 LASIK 手术过程中在准分子激光治疗前制作角膜瓣,评估近视和近视合并散光患者角膜瓣的状态以及该系统制瓣的安全性和有效性,包括视觉质量和角膜瓣参数。2012 年飞秒激光系统软件升级后,进一步提高了手术效果。

LASIK 手术可产生高阶像差已经众所周知,但飞秒 LASIK 术后的高阶像差尚不清楚,本研究的另一目的是评估飞秒 LASIK 术后角膜高阶像差的特点。本研究是关于 Alcon LenSx 飞秒激光机的前瞻性、单中心临床研究[11]。术中评价掀瓣的容易度、角膜基质床的质量以及角膜基质微化空泡的数量[11]。术后使用眼前节 OCT 评估这种新型多功能飞秒激光系统制作角膜瓣的可靠性。

本研究共纳入 20 例(38 眼)近视和近视合并散光患者,球镜屈光度范围在-1.75D 至-6.75D,柱镜屈光度范围在 0.25D 至 2.00D,男女比例为 50/50,年龄(29±6.5)岁。

所有患者完善眼部检查并符合入组标准。排除标准如下:对研究计划中的药物过敏;在本临床研究期间参与其他眼科药物或者设备临床试验;存在飞秒激光 LASIK 手术禁忌证;角膜厚度小于 400μm(可导致制瓣和准分子切削计算得出的角膜基质床小于 280μm);不规则散光;扩张性角膜疾病(圆锥角膜);妊娠及哺乳期女性[11];年龄小于 18 周岁;弱视;干眼综合征;疱疹性角膜炎病史;浅层角膜混浊或者角膜瘢痕;屈光手术史;严重的糖尿病;黄斑病变。

术前裸眼视力(UCVA)和最佳矫正视力(BSCVA)的平均值±标准差分别为 0.1±0.07 和 1.0±0.0。2012 年 9 月至 2013 年 3 月,所有患者均在匈牙利布达佩斯赛梅维什医科大学眼科中心接受飞秒激光 LASIK 治疗,所有手术均由同一位手术医师(Z. Z. N.)完成。

本研究符合赫尔辛基声明,符合国家和地方伦理委员会/机构审查委员会和其他保护参与生物医学研究受试者的权利及福利的法规的要求。手术前每名患者必须签署飞秒激光制作角膜瓣及屈光治疗的知情同意书。

随访时间为 3 个月,术后 1 天、1 周、1 个月、3 个月,患者需接受以下检查:视力,眼压,眼前节 OCT(RTVue;Optovue 公司,采用附带的角膜调整模块),所有并发症均做好记录。采用 RTVue 角膜瓣测量软件根据不同密度将测试光点定位于角膜瓣边界,检测中央角膜厚度及距离角膜顶点 1.0mm 和 2.0mm 的横向及纵向的角膜厚度(图 1 和图 2)。对测量的 9 个点角膜厚度数据进行分析,统计平均值,通过这些数据的分析可获得角膜瓣的平整度。

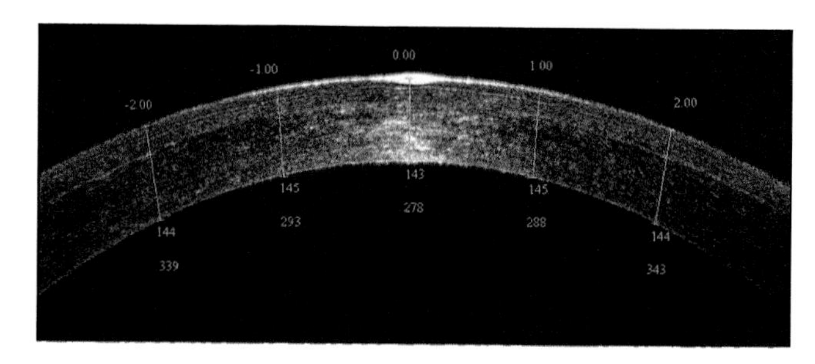

图 1　RTVue 眼前段频域 OCT 成像系统拍摄的 0°子午线方向的角膜截面

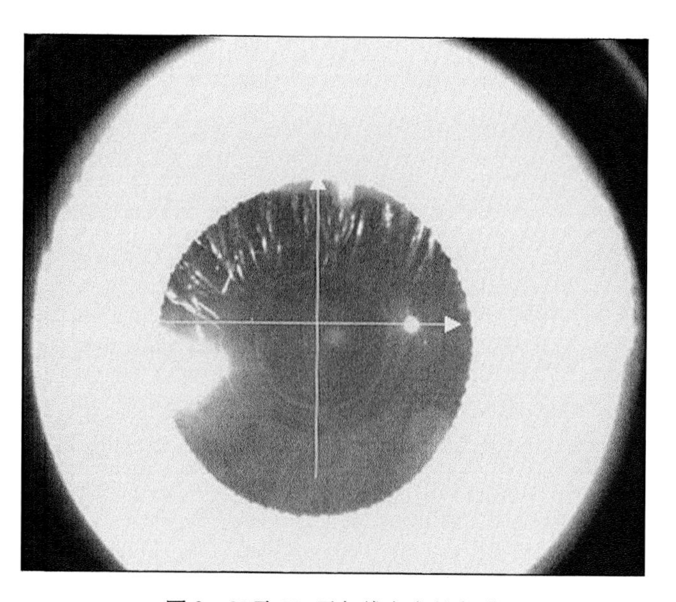

图 2　0°及 90°子午线方向的角膜

结果

术后 1 个月，92.1% 的患者的 UCVA 为 20/20，97.4% 患者的 UCVA≥20/25；术后 3 个月，94.7% 患者的 UCVA 为 20/20，100% 患者的 UCVA≥20/25（图 3）。术后 BSCVA 保持稳定，术后 1 个月和 3 个月所有患者的 BSCVA 均为 20/20（表 1）。所有患者均未发生并发症或者不良事件，如角膜瓣丢失、错位或移位，角膜溃疡或穿孔，角膜感染或眼内炎等。

术后角膜瓣厚度的平均值±标准差为 141.95±7.59（表 2），角膜瓣形态平整，9 个点的角膜瓣厚度均无统计学差异（Friedman 检验，$P=0.058$），术前目标角膜瓣厚度与术后实际厚度无统计学差异（术前：140±0μm；术后 3 个月 140.28±8μm，Wilcoxon 检验，$P=0.4067$）。眼前节 OCT 结果显示，角膜瓣平整，周边及中央区角膜厚度均匀，基质床形态规则、平整，未发现角膜瓣皱褶。

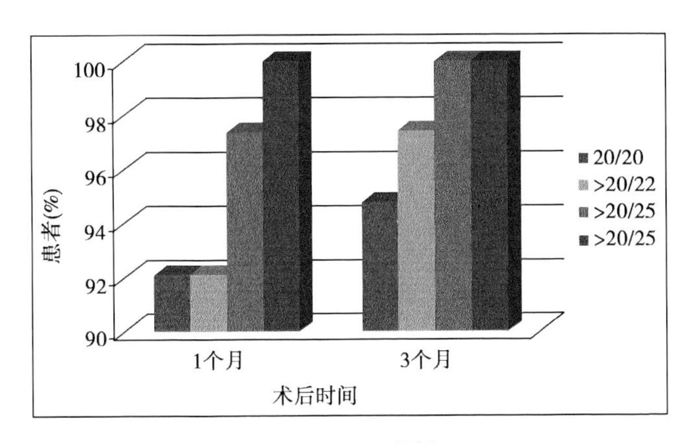

图 3　UCVA 结果

表 1　患者术前资料

参数	术前	术后 3 个月	*P* 值
裸眼视力			
中位数±标准差	0.1±0.07	1.0±0.00	<0.001 *
范围	0.04～0.3	0.8～1.0	
最佳矫正视力			
平均值±标准差	1.0±0.00	1.0±0.00	1.0 **
范围	1.0	1.0	
等效球镜度数			
平均值±标准差	-4.24±1.53	-0.08±0.54	<0.001 **
范围	-7.75～2.0	-1.0±1.0	
球镜度数			
平均值±标准差	-3.95±1.44	-0.01±0.44	<0.001 **
范围	-6.75～1.75	-0.75～0.75	
柱镜度数			
平均值±标准差	-0.59±0.52	-0.14±0.43	<0.001 **
范围	-2.0～0.0	-1.0～1.0	

* 代表 Wilcoxon 检验。** 代表独立样本 *T* 检验

表 2　两条子午线上 9 个点角膜瓣厚度（平均值±标准差）与目标角膜瓣厚度的偏差

		周边	旁中央	中央	旁中央	周边
0°子午线	平均值±标准差（μm）	142.32±7.45	141.18±7.54	142.37±7.41	141.58±8.43	142.74±8.10
	偏差值（μm）	-2.32	-1.18	-2.37	-1.58	-2.74
90°子午线	平均值±标准差（μm）	142.84±7.53	142.03±7.29	142.37±7.41	139.74 ±18.41	142.76±7.06
	偏差值（μm）	-2.84	-2.03	-2.37	0.26	-2.76

高阶像差的评估

材料与方法

本研究的目的还包括比较飞秒激光 LASIK 手术与 PRK 手术术后角膜前后表面高阶像差的差异。本研究共纳入 60 例（30 眼）高度近视及高度近视合并散光的患者。研究组为第一部分研究中 15 例（30 眼）接受飞秒激光 LASIK 手术的患者，对照组为 15 例（30 眼）接受 PRK 治疗（采用 Wavelight Allegretto 400 准分子）的患者，两组的基本资料包括年龄、性别和术前屈光度（表 3）。所有患者的术后屈光目标是达到正视。和第一部分的研究类似，所有患者均完善相关眼部检查，排除标准见第一部分。两组的屈光状态（$P=0.149$）、切削

表3 一般资料

参数	PRK 中位数±四分位间距	飞秒激光 LASIK 中位数±四分位间距	*P* 值
年龄	30.00±7.00	28.00±8.00	0.290
性别(男:女)	8:7	8:7	>0.05
术前屈光状态(等效球镜)	-3.250±1.625	-3.938±2.625	0.149
术前角膜厚度(μm)	552.00±34.00	548.00±48.00	0.835
切削深度(μm)	71.500±24.000	64.000±33.000	0.105

P 值代表两组之间的差异,采用 Mann-Whitney 检验

深度($P=0.105$)和 UCVA($P=0.128$)均无统计学差异,所有患者的 BSCVA 为 1.0。

术前和术后3个月使用 Pentacam(Oculus Optikgeräte GmbH,韦茨拉尔,德国)分析在 4.5mm、6.0mm 和 8.0mm 瞳孔直径下的角膜波前像差,包括全角膜、角膜前表面及角膜后表面的高阶像差,两组角膜高阶像差的 RMS 值在各瞳孔直径下均无统计学差异。

结果

术后3个月,两组的 UCVA 均有显著提高(PRK 组:从 0.10±0.02 到 1.00±0.00,$P<0.001$;飞秒激光 LASIK 组:从 0.10±0.07 到 1.00±0.00,$P<0.001$)。术后3个月,PRK 组 100% 患者的 UCVA≥0.8(30/30),96.67% 患者的 UCVA≥0.9(29/30),90% 患者的 UCVA≥1.0(27/30);飞秒激光 LASIK 组 100% 患者的 UCVA≥0.8(30/30),96.67% 患者的 UCVA≥0.9(29/30),93.3% 患者的 UCVA≥1.0(28/30)。所有患者的术后 BSCVA 仍保持稳定在 1.0。

术后3个月,PRK 组的全角膜及角膜前表面的高阶像差 RMS 值在各瞳孔直径下均有显著性增加($P<0.001$),但角膜后表面的高阶像差仍保持稳定(4.5mm:$P=0.142$;6.0mm:$P=0.052$;8.0mm:$P=0.65$);飞秒激光 LASIK 组术后,全角膜、角膜前表面及角膜后表面的高阶像差在各瞳孔直径下均有显著增加($P<0.001$)。

术后3个月,在 4.5mm 瞳孔直径下,两组引入的高阶像差均无统计学差异;但是在 6.0mm 和 8.0mm 瞳孔直径下,PRK 组角膜前表面和全角膜的高阶像差 RMS 值明显高于飞秒激光 LASIK 组。两组的角膜后表面高阶像差在各瞳孔直径下均无统计学差异。对术前屈光度和术前 RMS 值校准后,一般线性分析的结果也显示在瞳孔直径 6.0mm 和 8.0mm 下,两组术后高阶像差有统计学差异(6.0mm:全角膜 RMS $P<0.001$;8.0mm:全角膜 RMS $P=0.002$)(表4、图4和图5)。

表4 一般线性分析的结果

	术前屈光度 *P* 值	全角膜 RMS 基线 *P* 值	术后全角膜 RMS *P*
术后3个月 4.5mm 瞳孔下全角膜 RMS	0.976	0.229	0.472
术后3个月 6.0mm 瞳孔下全角膜 RMS	0.02*	0.739	<0.001*
术后3个月 8.0mm 瞳孔下全角膜 RMS	<0.001*	<0.001*	=0.002*

对术前屈光度和术前 RMS 值校准后,在瞳孔直径 6.0mm 和 8.0mm 下,两组术后高阶像差仍有统计学差异

*代表 $P<0.05$

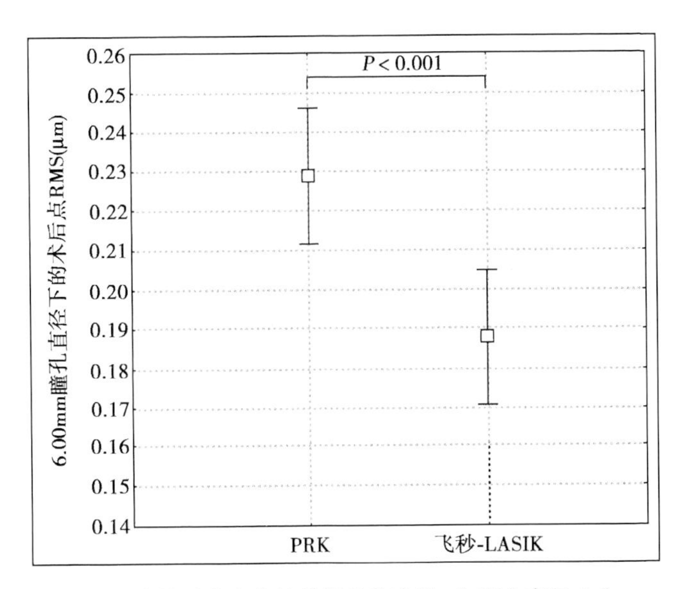

图 4 对术前屈光度和波前像差校准后，在瞳孔直径 6. 0mm 下，两组术后全角膜 RMS 的差异（$P<0.001$）

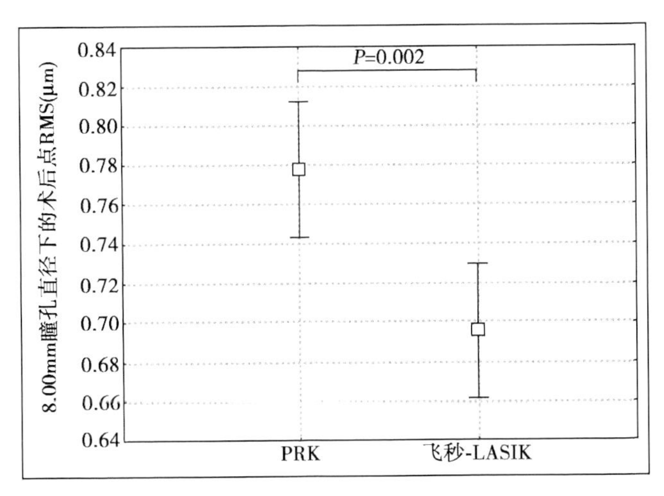

图 5 对术前屈光度和波前像差校准后，在瞳孔直径 8. 0mm 下，两组术后全角膜 RMS 的差异（$P=0.002$）

总 结

以上视力和 OCT 的分析结果均表明，使用这种新型多功能飞秒激光系统进行飞秒激光 LASIK 手术是安全、有效和可信的。

与 LASIK 相比，尽管 PRK 术后更疼痛、恢复时间更长，但手术医师往往会优先考虑 PRK 手术以避免引入大量高阶像差。

随着飞秒激光 LASIK 手术的出现，角膜瓣变得越来越规则平整[7]，术后角膜瓣厚度与术前预测值无统计学差异，说明这种飞秒激光系统可以可靠、精确地制作角膜瓣。4. 5mm 瞳孔直径下（相当于明视环境下的平均瞳孔直径），飞秒激光 LASIK 术和 PRK 术后的全角膜高阶像差无显著性差异；但是在 6. 0mm 和 8. 0mm 瞳孔直径时，由于超过了 PRK 切削过渡区域的边界，所以尽管对术前像差和术前屈光度进行了校准，PRK 组术后的高阶像差仍要显著高于飞秒激光 LASIK 组。这些结果表明，在包括角膜周边部、代表中间视觉和暗视环境的瞳孔直径下，飞秒激光 LASIK 组均可获得更少的像差。

根据既往的研究报道，即使使用最先进的飞秒激光技术，飞秒激光 LASIK 手术依然无法避免虹视性眩光的发生。在本研究中，患者并未出现这类症状。

与既往的研究类似，本研究结果显示角膜屈光手术可引入角膜后表面的高阶像差。PRK 术后角膜后表面无变化，而飞秒激光 LASIK 术后角膜后表面像差在各瞳孔直径下均增加，可能由于基质床更薄。尽管这样，飞秒激光 LASIK 的全角膜像差要明显低于 PRK 组。

本研究结果表明，Alcon LenSx 飞秒激光系统可获得更加广泛的应用，从而开创飞秒手术的新时代。

（黄锦海 译）

参 考 文 献

1. Skevas C, Katz T, Wagenfeld L, et al. Subjective pain, visual recovery and visual quality after LASIK, EpiLASIK (flap off) and APRK—a consecutive, non-randomized study. *Graefes Arch Clin Exp Ophthalmol.* 2013;251(4):1175-1183
2. Zhang XX, Zhong XW, Wu JS, et al. Corneal flap morphological analysis using anterior segment optical coherence tomography in laser in situ keratomileusis with femtosecond lasers versus mechanical microkeratome. *Int J Ophthalmol.* 2012;5(1):69-73.
3. Porter J, MacRae S, Yoon G, et al. Separate effects of the microkeratome incision and laser ablation on the eye's wave aberration. *Am J Ophthalmol.* 2003;136:327-337.
4. Sugar A, Rapuano CJ, Culbertson WW, et al. Laser in situ keratomileusis for myopia and astigmatism: safety and efficacy: a report by the American Academy of Ophthalmology. *Ophthalmology.* 2002;109:175-187.
5. Nagy Z, Takacs A, Filkorn T, et al. Initial clinical evaluation of an intraocular femtosecond laser in cataract surgery. *J Refract Surg.* 2009;25:1053-1060.
6. Palanker DV, Blumenkranz MS, Andersen D, et al. Femtosecond laser-assisted cataract surgery with integrated optical coherence tomography. *Sci Transl Med.* 2010;2:58-85.
7. Cosar CB, Gonen T, Moray M, et al. Comparison of visual acuity, refractive results and complications of femtosecond laser with mechanical microkeratome in LASIK. *Int J Ophthalmol.* 2013;6(3):350-355.
8. Zhai CB, Tian L, Zhou YH, et al. Comparison of the flaps made by femtosecond laser and automated keratomes for sub-bowman keratomileusis. *Chinese Medical Journal.* 2013;126(13):2440-2444.
9. Juhasz E, Filkorn T, Kranitz K, et al. Analysis of planned and postoperatively measured flap thickness after LASIK procedures using the LenSx multifunctional femtosesond laser system. Pending.
10. Nagy ZZ, Juhász E, Kránitz K, et al. Evaluation of induced corneal high-

er order aberrations after femto-LASIK performed by a multifunctional femtosecond laser and photorefractive keratectomy. Pending.

11. Prospective, single-center clinical trial of subjects scheduled to undergo LASIK surgery requiring an initial corneal flap. Verified March 2012 by Alcon LenSx Inc. ClinicalTrials.gov Identifier: NCT01556893.

12. Stahl JE, Durrie DS, Schwendeman FJ, et al. Anterior segment OCT analysis of thin IntraLase femtosecond flaps. *J Refract Surg*. 2007;23(6):555-558.

13. Gatinel D, Saad A, Guilbert E, Rouger H. Unilateral rainbow glare after uncomplicated femto-LASIK using the FS-200 femtosecond laser. *J Refract Surg*. 2013;29(7):498-501.

14. Juhasz E, Kránitz K, Sándor GL, Gyenes A, Toth G, Nagy ZZ. Wavefront properties of the anterior and posterior corneal surface. *Cornea*. 2014;33(2):172-176.

15. Joung Lee M, Mok Lee S, Ju Lee H, et al. The changes of posterior corneal surface and high-order aberrations after refractive surgery in moderate myopia. *Korean J Ophthalmol*. 2007;21:131-136.

第二部分

经 典 论 文

飞秒激光辅助的白内障手术的初步临床评估

Zoltan Nagy, MD; Agnes Takacs, MD; Tamas Filkorn, MD; Melvin Sarayba, MD

摘　　要

目的：评估飞秒激光在白内障手术中碎核和前囊膜切开的应用。

方法：首先在离体猪眼中评估眼内飞秒激光（LenSx Lasers Inc）进行前囊膜切开和劈核。随后在9例行白内障手术的患者中进行评估。除了一些标准的术中评估（包括前囊膜切开直径的精确性和再现性），患者评估还加入了光学相干断层扫描技术。

结果：在离体猪眼中，目标撕囊直径为5mm，结果显示飞秒激光前囊膜切开的平均直径为（5.02±0.04）mm，而手工连续环形撕囊平均直径为（5.88±0.73）mm。电镜扫描显示两种方法撕囊的囊膜边缘均较光滑。与对照组猪眼相比，飞秒激光裂核可以减少43%的超乳能量和51%的超乳时间。临床小样本系列病例研究显示，采用飞秒激光进行前囊膜切开和碎核具有很高的精确性和有效性，并且无手术并发症。

结论：初步研究显示，无论在猪眼还是人眼中，飞秒激光可提高撕囊的精确性，同时减少了超乳能量。

［J Refract Surg. 2009；25：1053-1060.］
doi：10.3928/1081597X-20091117-04

2009年12月首次发表在 *Refractive Surgery* 杂志。

白内障摘除联合人工晶状体植入手术是目前世界上最常见的眼科手术，也是最常见的用于矫正屈光不正的眼科手术，手术量更是角膜屈光手术的5倍以上[1]。在发达国家，超声乳化手术是白内障手术的主流术式，占比超过90%[2,3]。虽然最近IOL技术有一定的发展，然而在过去二十年里，包括角膜切口的制作、撕囊和乳化劈核在内的最基本的超声乳化术步骤仍大致保持不变。

尽管有很高的成功率，但每个手工步骤在安全和效率方面仍有改善的空间。例如，手工撕囊有近1%概率造成囊膜破裂以及有限的撕囊直径预测性，这些因素都会影响到人工晶状体的居中性，术后前房深度和后囊膜混浊发生率[4~7]。尽管有证据表明，与传统超声乳化技术相比，劈核技术可以减少超声能量的使用，但是充满挑战的劈核技术难度阻碍了它的广泛应用[2,8]。

飞秒激光的应用是眼科手术的一个重要技术进步。飞秒激光联合了计算机操控的光学传输系统，在不损伤周边组织的情况下可以制作精确的手术切口[9~13]。自2001年开始，多种飞秒激光系统已经应用于临床，并完成200多万例眼科手术，其中主要用于LASIK术中角膜瓣的制作。飞秒激光的精确性超出了其他极其精密的设备，并且很少对周边组织造成损伤[14]。

我们评估了一种新的眼内飞秒激光来完成传统白内障手术中的关键步骤,包括前囊膜切开和裂核。首先是在离体猪眼中完成,随后再在人眼中进行。

此项技术可能通过提高白内障手术的精确性来减少手术并发症,提高视觉质量。

患者和方法

离体猪眼

前囊膜切开和直径测量

首次比较飞秒激光前囊膜切开与手工连续环形撕囊的前囊口直径的精确性和再现性,每一个操作步骤都由一位技术娴熟的白内障医师(M. S.)在5只离体猪眼中完成,预期前囊口直径为5mm。

LenSx激光系统(LenSx Lasers Inc,亚里索维耶荷,加利福尼亚州)利用一个弧形接触镜来压平角膜,由特有的光学系统来确定晶状体表面的位置。以圆柱扫描模式做一个5mm的前囊膜切开,设定深度从前囊膜下至少100μm开始,向上至前囊膜上方至少100μm。所有激光操作过程均使用之前研究中优化的能量和点间距参数。接下来是角膜切口的制作,在眼科手术显微镜下用镊子将切下的前囊膜夹除。

手工撕囊过程,最初是用圆形的角膜标记器来帮助医师完成正确的大小和形状的撕囊。在离体猪眼中,由于其扁平角膜和浅前房,可忽略瞳孔平面的图像放大(约1.06倍)[15~17]。因为这个原因,一个5mm的角膜标记器用于指导目标5mm的前囊口。连续环形撕囊在手术显微镜下用撕囊镊完成。撕囊完成后,剪除角膜,直接用数显卡尺(Mitutoyo Corp,Aurora,111)来测定前囊口直径。

扫描电子显微镜(SEM):用SEM比较标准的手工连续环形撕囊和飞秒激光前囊膜切开的囊膜边缘形态。完成以上操作后,小心地用剪刀将大部分的晶状体前囊膜剪开,将这些晶状体前囊样品固定在Karnovsky固定液中(2%的多聚甲醛-在0.1mol/L磷酸盐缓冲液-2.5%戊二醛),然后将样品进行连续的脱水,准备好进行电镜扫描。

前囊口边缘的张力强度:比较飞秒激光前囊膜切开和手工撕囊的前囊口边缘的张力强度,通过以下步骤确定发生囊膜破裂时前囊口的直径[18]。在离体猪眼前囊膜切开或手工撕囊完成后,使用灌注/抽吸装置(Legacy 2000; Alcon Laboratories Inc.,沃斯堡,得克萨斯州)去除晶状体皮质。然后用有圆形提示的Castroviejo卡钳(莱茵医学,圣彼得堡,佛罗里达州)插入囊孔并记录未拉伸时的前囊口直径。因为手工撕囊的前囊口并不是规则的圆形,所以用X轴和Y轴直径的平均值来分析。卡尺缓缓地张开拉伸囊膜组织。当前囊膜边缘开始破裂时记录下此时的前囊口直径,然后计算出拉伸与未拉伸时之间的圆周拉伸比率(R)。每组至少有8只猪眼用于分析。

碎核:用5岁以上的猪眼来比较传统"分而治之"超乳碎核与飞秒激光碎核之间的超乳能量和超乳时间的差异。这些年龄较大的动物眼睛晶状体核密度均一,需要超声能量才能将晶状体完全吸除。在第一组(12只眼,手工组),用爱尔康Legacy 2000进行垂直子午线刻槽,将晶状体分为四份,然后联合超声乳化和灌注/抽吸将核吸除。在第二组(12只眼,飞秒激光组),应用飞秒激光按预定的交叉模式将核劈为四等分。这个模式由两个相交于中心的椭圆形平面(宽6mm)组成,碎核深度从后囊膜上方1000μm处开始,持续向前,至少达到前囊膜下1000μm。所有激光操作过程均使用之前研究中优化的能量和点间距参数。随后联合超声乳化和灌注/抽吸将晶状体碎核去除,并记录下每个样本的超声能量和时间。

活体人眼研究

此项研究符合赫尔辛基宣言,也符合相应的国家和当地伦理委员会或机构审查委员会的要求,遵守知情同意内容以及其他涉及生物医学研究中受试者权利和福利的法律法规。

本研究的目的是评估眼内飞秒激光在白内障手术中前囊膜切开和裂核的能力。符合条件并知情同意的9例计划行白内障摘除联合人工晶状体植入手术的患者(4例男性,5例女性)参与这一初步研究。具有活动性眼部疾病,瞳孔未能散大、既往眼部手术史或者已知的悬韧带功能不良的患者排除在外。患者的平均年龄为61岁(范围:48~77岁)。术前屈光度数、眼轴长度、角膜厚度、前房深度,晶状体厚度和晶状体密度(0=非常软,1=半软,2=中等硬度,3=硬,4=非常硬)如表1中所示。

表1　9例飞秒激光白内障患者术眼基本资料

	平均值±标准差	中位数	范围
等效球镜(D)	-0.30±2.60	0.0	-4.70~2.50
眼轴(mm)	23.6±1.1	23.5	22.3~26.1
中央角膜厚度(μm)	534±30.2	535	491~593
前房深度(mm)	3.4±0.5	3.5	2.6~4.0
晶状体厚度(mm)	4.2±0.4	4.3	3.4~4.7
核密度	1.7±0.3	1.5	1.5~2.0

瞳孔散大(0.5%托吡卡胺1滴,每15分钟一次,滴

三次）和表面麻醉（0.5%盐酸丙美卡因）或球后麻醉（2%利多卡因和0.5%布比卡因按1∶1混合为1.5～2.0ml）后，按以下九个操作组合进行：仅行裂核（N=3），仅行前囊膜切开（N=3），联合裂核及前囊膜切开（N=3）。所有激光操作都使用LenSx激光系统。激光碎核模式由两个相交于中心的椭圆形平面组成，离后囊膜及前囊膜的距离都为1mm。以圆柱扫描模式做一个4.5mm的前囊膜切开，设定深度从前囊膜下至少100μm开始，向上至前囊膜上方至少100μm。所有激光操作过程均使用之前研究中优化的能量和点间距参数。在参数设置后，医师（Z. N.）进行操作，使用脚踏开关启动，在约1分钟内完成激光前囊膜切开及碎核过程。激光操作后，即刻用光学相干断层成像（Visante OCT；Carl Zeiss Meditec，加州弗里蒙特）评估激光切口。

随后，给这些患者消毒铺巾。在移除已经游离的前囊膜后，将样本在角膜上铺平。直径用Barraquer卡尺（Asico，Westmont，111）在两个垂直的经线上测量直径，然后用常规的超声乳化完成手术。用飞秒激光碎核的病例，用超乳针头轻轻施压将核分为四块。对于未用激光处理的核，采用分而治之的方法，将晶状体核分成四块，然后超声乳化吸除。记录下每个病例的超乳能量和时间。吸除晶状体皮质后再将人工晶状体植入囊袋内。

术后患者按照标准化治疗方案（0.3%妥布霉素和0.1%地塞米松的复方滴眼液一滴，每天四次，滴7～10天）。并按术后1天、1周、1个月的标准间隔进行随访。

结　　果

离体猪眼研究

前囊口直径测量：如表2所示，LenSx飞秒激光制作的前囊口直径的再现性明显高于手工撕囊组（$P<0.001$，F-检验）。尽管在角膜上进行了目标撕囊直径的标记（该步骤在临床上并不常规使用），手工撕囊的结果依然和目标直径相差很大。由手工撕囊的前囊袋口不规则，在x轴和y轴平均相差近300μm，而通过飞秒激光进行的前囊膜切开的囊袋口为规则的圆形，在x轴和y轴上并无差异。用飞秒激光前囊膜切开的精确性明显比手工撕囊组高（$P<0.001$）。

表2　离体猪眼中目标直径为5mm的前囊膜切开比较平均值±标准差（范围）

测量轴	[95%置信区间]	
	手工撕囊（n=12）	LenSx飞秒激光（n=10）
x轴直径	5.76±0.72（4.71～6.80）[5.30～6.21]	5.02±0.04（4.94 to 5.07）[4.99～5.05]
y轴直径	6.00±0.81（4.90～7.39）[5.48～6.51]	5.02±0.04（4.94 to 5.07）[4.99～5.05]
平均直径	5.88±0.73（4.88～6.83）[5.42～634]	5.02±0.04（4.94 to 5.07）[4.99～5.05]
平均误差（%）(mm)	0.88（17.6）	0.02（0.4）

SD为标准差，CI为置信区间

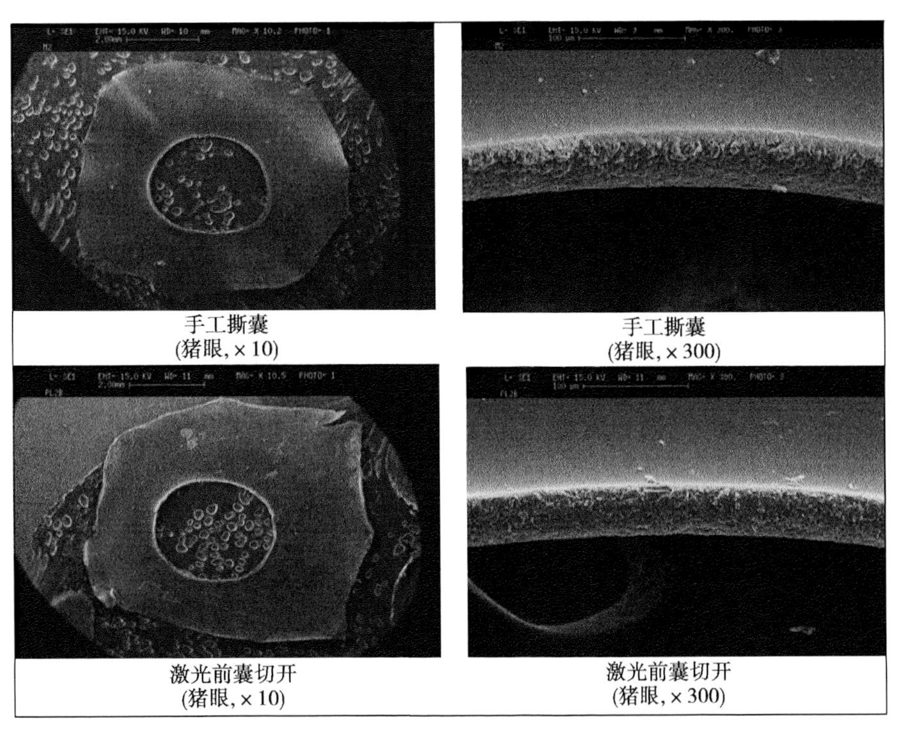

图1　离体猪眼中LenSx飞秒激光前囊膜切开及手工撕囊的电镜扫描结果

扫描电子显微镜：最近的研究表明，边缘形态可以预测前囊口边缘的张力强度和抵抗囊膜破裂的阻力，光滑规则的边缘是最好的[18]。如图 1 所示，具有代表性的手工撕囊和飞秒激光前囊膜切开的图像（×10和×300 的放大倍数），飞秒激光制作的前囊膜边缘至少与手工撕囊的边缘一样光滑。

前囊口边缘的张力强度：两种撕囊方式的拉伸试验结果如表 3 所示，LenSx 飞秒激光制作的前囊口的拉伸比率明显高于手工撕囊（$P<0.001$），手工撕囊的值与其他的研究结果类似[18]。

表 3　离体猪眼中手工撕囊和 LenSx 飞秒激光前囊膜切开的拉伸试验结果

组别	周长拉伸比率（平均值±标准差，范围）
手工撕囊组（n=8）	1.98±0.08（1.84～2.09）
LenSx 飞秒激光组（n=10）	2.13±0.03（2.07～2.17）

注意：拉伸越大说明囊膜张力越大

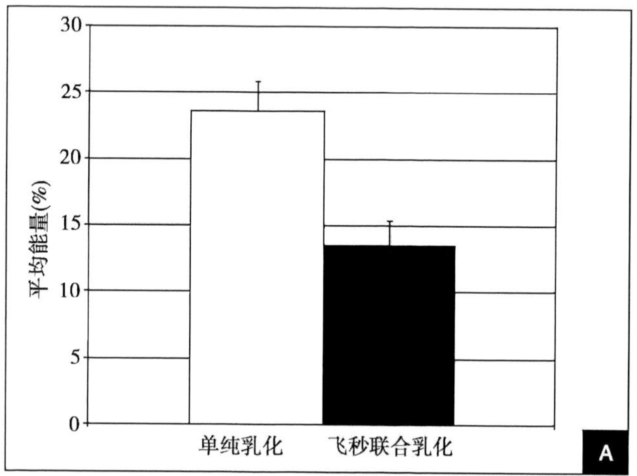

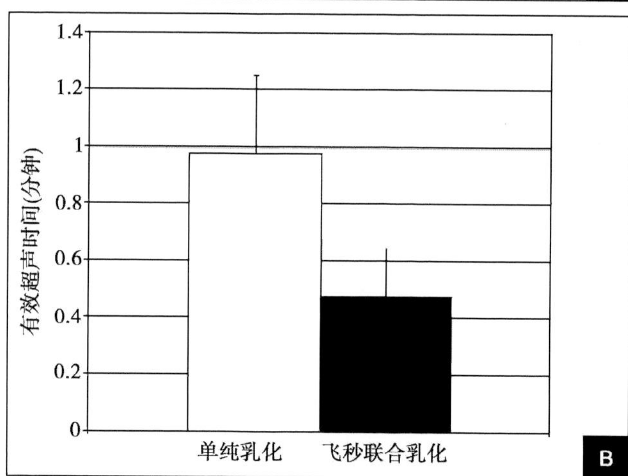

图 2　**A** 两组猪眼间的平均超声乳化能量的比较显示，LenSx 飞秒激光组减少 43%（$P<0.001$）。**B** 两组猪眼间的超声乳化时间比较显示，LenSx 飞秒激光组减少了 51%（$P<0.001$）。误差线表示标准差

超乳劈核：如图 2 所示，减少了 43% 的超乳能量和 51% 的有效超乳时间（$P<0.001$）。

活体人眼实验过程

前囊膜切开术：其中 3 只眼仅接受了飞秒激光前囊膜切开术，另外 3 只眼联合了飞秒激光前囊膜切开和裂核。激光前囊膜切开采用经过离体猪眼中评估的圆柱形模式。囊膜切开后立即用光学相干断层扫描，在扫描经线上显示囊膜边缘完整，略有回退（图 3）。

所有眼的前囊膜都完整切下，没有任何残留，未切开之处需要用剪刀辅助完成。之后手术过程亦未发现任何放射状裂开。在所有病例中，囊膜标本的直径（在两个轴上）均与目标直径一致。

超乳碎核：3 只眼进行激光处理，另外 3 只眼睛联合激光前囊膜切开和碎核。激光劈核采用经过离体猪眼中评估的交叉模式。激光操作后，立即用光学相干断层扫描以证明激光碎核模式能有效地完成碎核（参照图 3），即在超乳之前能将核分割成小块（图 4）。

晶状体吸除后，所有患者均成功地接受人工晶状体植入术。所有患者人工晶状体位置居中，未发生后囊膜破裂。医师通过手术显微镜确认所有的前囊口位置居中。与未经过激光裂核的核相比，激光劈核后的核更容易被分成碎块，从而减少了超乳能量和时间。

术后裂隙灯观察结果：所有检查均由同一位医师按照标准流程进行。在术后第 1 天，9 只眼中有 7 只眼角膜轻度水肿，在 1 周后，角膜水肿都完全消失，在激光操作后和接下来的随访时间中，均未发现有角膜擦伤。

术后 1 天，6 只眼前房有少量细胞和闪辉，和同一位医师操作的标准超声乳化手术后的表现程度一致，1 周后完全消退。在术前和术后随访过程中，所有术眼瞳孔正常，没有发生虹膜损伤、萎缩和可透见光的缺损。

术后视力：在术前、术后第 1 天、1 周、1 个月均进行视力测量。矫正远视力在术后第 1 天 9 眼中有 7 眼（77.8%）能达到 20/40 或更好，术后 1 周 9 眼（100%）达到 20/40 或更好，术后 1 个月，所有眼均达到 20/20。

眼内压（IOP）：所有眼术前的平均眼压为 13.8mmHg（10～18mmHg），术后 1 天、1 周、1 个月分别为 16.1mmHg（12～19mmHg）、16.0mmHg（15～18mmHg）和 14.2mmHg（11～18mmHg）。在任何时间点，所有眼睛的眼压均未超过 21mmHg。

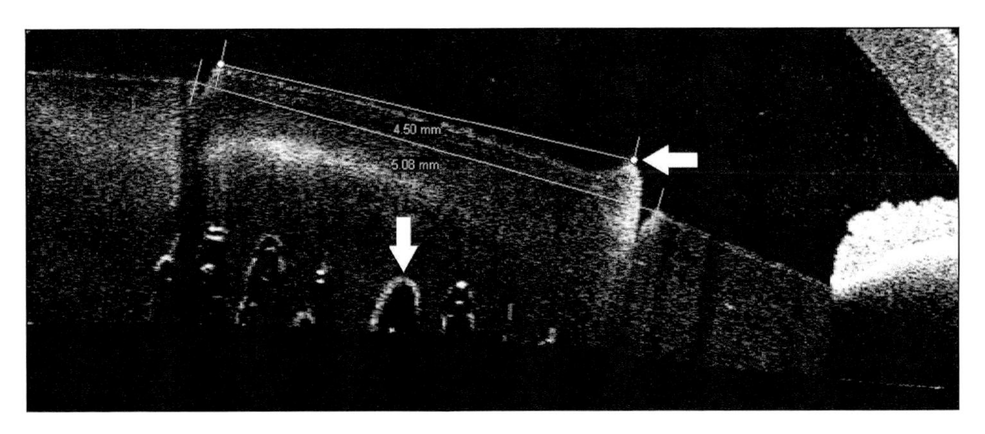

图 3　应用 LenSx 激光进行前囊膜切开和碎核后立即用光学相干断层扫描。在晶状体劈开平面可以见到晶状体内的气泡（向下箭头）。前囊膜直径精确，完全游离，没有剩余粘连（向左箭头）

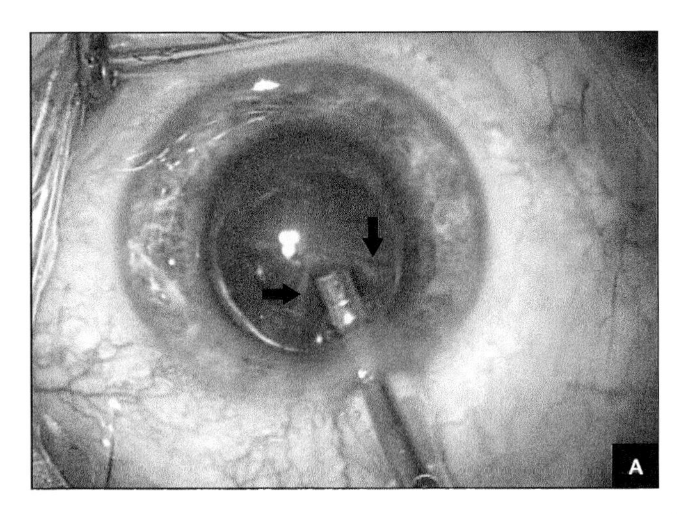

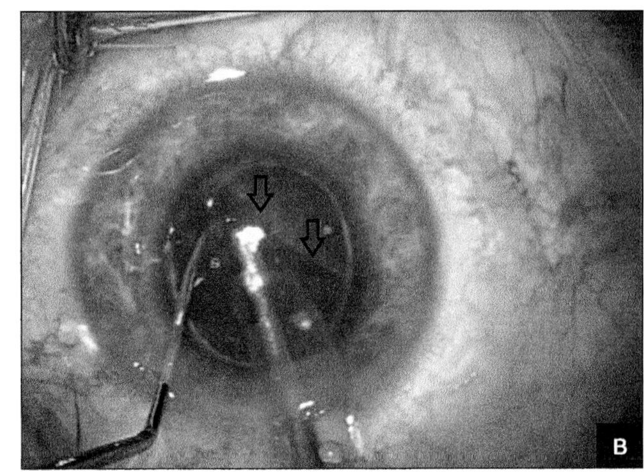

图 4　**A** 术中图像显示 X 模式（箭头）的飞秒激光碎核将核分为四等份。**B** 分离预切割核块，展示了由 LenSx 飞秒激光劈开的核的直线分离

并发症及不良事件：研究过程中无不良事件或并发症发生。

讨　　论

我们评估了 LenSx 飞秒激光在内眼手术中的应用，包括前囊膜切开和晶状体核切割。离体猪眼研究显示，相比于手工撕囊，飞秒激光制作的前囊口更一致、准确和可预测性更高。有趣的是，按照未拉伸与最大拉伸周长的比值，激光切开的前囊口边缘的张力强度与手工撕囊的一样大。离体猪眼研究也显示，激光碎核结合超乳可降低超乳能量和时间。

在人眼中的初步研究进一步证实了 LenSx 眼内飞秒激光系统白内障手术中前囊膜切开和碎核两个关键步骤是可行的，提高了安全性和可重复性。与之前使用物理或虚拟卡尺来改进手工撕囊的研究相比[5,9,20]，激光制作的前囊口的精确性很大程度上不依赖于医师，并且在设置大小、形状和位置方面更灵活。虽然屈光结果不是这次初步研究的关注重点，但是大小合适和对称的前囊口对屈光结果的重要性越来越被人们重视[5,21,22]。与之前用 Nd：YAG 激光和铒：YAG 激光[23~27]进行碎核相比，飞秒激光可以在不进入眼内及低能量脉冲的情况下将核劈裂，从而简化了超乳手术过程。

虽然在此次初步研究中没有发现安全问题，但仍需要进一步的临床研究来评估白内障手术中运用飞秒激光技术的潜在临床优势和局限性。重要的是，激光波长不被角膜吸收。不像超乳设备产生冲击波和声波，导致

角膜内皮损伤[28-31]，飞秒激光产生的光爆破在晶状体组织大约 100μm 范围内消散，离角膜还有几毫米的距离[9,32-36]。同样，LenSx 激光对视网膜的最大损伤比 Schumacher 等确定的损伤阈值低 5 倍[37]。飞秒激光前囊膜切开和碎核与过去十年中应用飞秒激光进行角膜屈光手术所完成的 200 多万手术记录一样具有安全性。

作者贡献

研究理念及设计（Z. N.，M. S.）；数据收集（Z. N.，A. T.，T. F.）；数据分析及解读（M. S.）；手稿起草（Z. N.，M. S.）；手稿修订（A. T.，T. F.，M. S.）

（赵云娥　译）

参考文献

1. 2009 Comprehensive Report on the Global Single-Use Ophthalmic Surgical Product Market. *Market Scope*. August 2009.
2. Leaming DV. Practice styles and preferences of ASCRS members—2003 survey. *J Cataract Refract Surg*. 2004;30:892-900.
3. Leaming DV. Practices styles and preferences of ASCRS members—2001 survey. *J Cataract Refract Surg*. 2002;28:1681-1688.
4. Marques FF, Marques DM, Osher RH, Osher JM. Fate of anterior capsule tears during cataract surgery. *J Cataract Refract Surg*. 2006;32:1638-1642.
5. Dick HB, Peña-Aceves A, Manns A, Krummenauer F. New technology for sizing the continuous curvilinear capsulorhexis: prospective trial. *J Cataract Refract Surg*. 2008;34:1136-1144.
6. Norrby S. Sources of error in intraocular lens power calculation. *J Cataract Refract Surg*. 2008;34:368-376.
7. Hollick EJ, Spalton DJ, Meacock WR. The effect of capsulorhexis on posterior capsular opacification: one-year results of a randomized prospective trial. *Am J Ophthalmol*. 1999;128:271-279.
8. Can I, Takmaz T, Cakici F, Ozgül M. Comparison of Nagahara phaco-chop and stop-and-chop phacoemulsification nucleotomy techniques. *J Cataract Refract Surg*. 2004;30:663-668.
9. Vogel A, Schweiger P, Frieser A, Asiyo MN, Birngruber R. Intraocular Nd:YAG laser surgery: light-tissue interaction, damage range, and reduced collateral effects. *IEEE Journal of Quantum Electronics*. 1990;26:2240-2260.
10. Loesel FH, Niemz MH, Bille JF, Juhasz T. Laser-induced optical breakdown on hard and soft tissues and its dependence on the pulse duration. *IEEE Journal of Quantum Electronics*. 1996;32:1717-1722.
11. Juhasz T, Kastis G, Suárez C, Turi L, Bor Z, Bron WE. Shockwave and cavitation bubble dynamics during photodisruption in ocular media and their dependence on the pulse duration. In: Jacques SL, ed. *Laser-Tissue Interactions VII. Proceedings of SPIE*. 1996;2681:428-436.
12. Kurtz RM, Liu X, Elner VM, Squier JA, Du D, Mourou G. Photodisruption in the human cornea as a function of laser pulse width. *J Cataract Refract Surg*. 1997;13:653-658.
13. Seitz B, Langenbucher A, Homann-Rummelt C, Schlötzer-Schrehardt U, Naumann GO. Nonmechanical posterior lamellar keratoplasty using the femtosecond laser (femto-plak) for corneal endothelial decompensation. *Am J Ophthalmol*. 2003;136:769-772.
14. Juhasz T, Loesel FH, Kurtz RM, Horvath C, Bille JF, Mourou G. Corneal refractive surgery with femtosecond lasers. *IEEE Journal of Selected Topics in Quantum Electronics*. 1999;5:902-910.
15. Szczesna DH, Kasprzak HT. The modeling of the influence of a corneal geometry on the pupil image of the human eye. *Optik*. 2006;117:341-347.
16. Holmen JB, Ekesten B, Lundgren B. Anterior chamber depth estimation by Scheimpflug photography. *Acta Ophthalmol Scand*. 2001;79:576-579.
17. Kim YH, Choi JS, Chun HJ, Joo CK. Effect of resection velocity and suction ring on corneal flap formation in laser in situ keratomileusis. *J Cataract Refract Surg*. 1999;25:1448-1455.
18. Trivedi RH, Wilson ME, Bartholomew LR. Extensibility and scanning electron microscopy evaluation of 5 pediatric anterior capsulotomy techniques in a porcine model. *J Cataract Refract Surg*. 2006;32:1206-1213.
19. Wallace RB III. Capsulotomy diameter mark. *J Cataract Refract Surg*. 2003;29:1866-1868.
20. Tassignon MJ, Rozema JJ, Gobin L. Ring-shaped caliper for better anterior capsulorhexis sizing and centration. *J Cataract Refract Surg*. 2006;32:1253-1255.
21. Ohmi S. Decentration associated with asymmetric capsular shrinkage and intraocular lens size. *J Cataract Refract Surg*. 1993;19:640-643.
22. Cekic O, Batman C. The relationship between capsulorhexis size and anterior chamber depth relation. *Ophthalmic Surg Lasers*. 1999;30:185-190.
23. Kanellopoulos AJ, Dodick JM, Brauweiler P, Alzner E. Dodick photolysis for cataract surgery: early experience with the Q-switched neodymium: YAG laser in 100 consecutive patients. *Ophthalmology*. 1999;106:2197-2202.
24. Kanellopoulos AJ; Photolysis Investigative Group. Laser cataract surgery: a prospective clinical evaluation of 1000 consecutive laser cataract procedures using the Dodick photolysis Nd:YAG system. *Ophthalmology*. 2001;108:649-655.
25. Huetz WW, Eckhardt HB. Photolysis using the Dodick-ARC laser system for cataract surgery. *J Cataract Refract Surg*. 2001;27:208-212.
26. Bowman DM, Allen RC. Erbium:YAG laser in cataract extraction. *J Long Term Eff Med Implants*. 2003;13:503-508.
27. Dodick JM, Lally JM, Sperber LT. Lasers in cataract surgery. *Curr Opin Ophthalmol*. 1993;4:107-109.
28. Shin YJ, Nishi Y, Engler C, Kang J, Hashmi S, Jun AS, Gehlbach PL, Chuck RS. The effect of phacoemulsification energy on the redox state of cultured human corneal endothelial cells. *Arch Ophthalmol*. 2009;127:435-441.
29. Murano N, Ishizaki M, Sato S, Fukuda Y, Takahashi H. Corneal endothelial cell damage by free radicals associated with ultrasound oscillation. *Arch Ophthalmol*. 2008;126:816-821.
30. Storr-Paulsen A, Norregaard JC, Ahmed S, Storr-Paulsen T, Pedersen TH. Endothelial cell damage after cataract surgery: divide-and-conquer versus phaco-chop technique. *J Cataract Refract Surg*. 2008;34:996-1000.
31. Richard J, Hoffart L, Chavane F, Ridings B, Conrath J. Corneal endothelial cell loss after cataract extraction by using ultrasound phacoemulsification versus a fluid-based system. *Cornea*. 2008;27:17-21.
32. Hansen WP, Fine S. Melanin granule models for pulse laser induced retinal injury. *Applied Optics*. 1968;7:155-159.
33. Goldman AI, Ham WT Jr, Mueller AH. Ocular damage thresholds and mechanisms for ultrashort pulses of both visible and infrared laser radiation in the rhesus monkey. *Exp Eye Res*. 1977;24:45-56.
34. Cain CP, Toth CA, Noojin GD, Carothers V, Stolarski DJ, Rockwell BA. Thresholds for visible lesions in the primate eye produced by ultrashort near-infrared laser pulses. *Invest Ophthalmol Vis Sci*. 1999;40:2343-2349.
35. Zysset B, Fujimoto FG, Deutsch TF. Time-resolved measurements of picosecond optical breakdown. *Applied Physics B*. 1989;48:139-147.
36. Juhasz T, Kastis GA, Suárez C, Bor Z, Bron WE. Time-resolved observations of shock waves and cavitation bubbles generated by femtosecond laser pulses in corneal tissue and water. *Lasers Surg Med*. 1996;19:23-31.
37. Schumacher S, Sander M, Stolte A, Doepke C, Baumgaertner W, Lubatschowski H. Investigation of possible fs-LASIK induced retinal damage. In: Södergerg PG, Ho A, Manns F, eds. *Ophthalmic Technologies XVI. Proceeding of SPIE*. 2006;6138:61381I-1 to 61381I-9.

飞秒激光辅助的白内障手术术后眼前节 OCT 成像

Zoltan Z. Nagy, MD, PhD, DSc; Tamás Filkorn, MD; Ágnes I. Takács, MD; Kinga Kránitz, MD; Tibor Juhasz, PhD, DSc; Eric Donnenfeld, MD; Michael C. Knorz, MD; Jorge L. Alio, MD, PhD

摘 要

目的：报道飞秒激光辅助的白内障手术术后的眼前节成像特征。

方法：40 例患者的 40 只眼接受了应用 LenSx 飞秒激光（Alcon-LenSx Inc，阿里索维耶荷，加利福尼亚州）辅助的白内障手术。飞秒激光按编程设定完成 4.5mm 的前囊口直径，交叉模式裂核、2.8mm 主切口和 1.0mm 的侧切口。使用 Visante OCT（Zeiss-Meditec AG，耶拿，德国）进行眼前节分析。

结果：术后结果与术前设定的参数具有很好的相关性。在前囊膜切开中，飞秒激光设定参数为开始于前囊膜下 350μm，OCT 测量的实际值为（377±55.3）μm。裂核设定的参数为开始于后囊膜上 750μm，结束于前囊膜下 550μm，OCT 测得的实际结果分别为（794±111）μm 和（568±147）μm。OCT 测得的前囊口直径为（4.54±0.2）mm，术前设定值为 4.5mm。

结论：在飞秒激光前囊膜切开和裂核后，眼前节 OCT 成像能够发现晶状体内的组织变化，实际值与术前设定参数具有很好的相关性。

[**J Refract Surg 2013;29:110-112.**]

2013 年 12 月首次发表于 *Refractive Surgery* 杂志。

近年来，飞秒激光技术已被广泛地应用，特别是在角膜屈光手术中。2003 年第一次报道了飞秒激光用于 LASIK 术中的角膜瓣的制作[1]。Kurtz 等[2]第一次阐述了这项技术，随后 Vogtle[3]和 Juhasz[4]进一步促进该技术的推广。

近几年，飞秒激光技术已经被应用于白内障手术[5~11]。我们报道，在白内障手术中应用飞秒激光对核及角膜进行处理后眼前节的变化，特别是角膜和晶状体内的形态学变化。

患者和方法

40 例白内障患者的 40 只眼被纳入此项研究，应用晶状体混浊分级系统Ⅲ（LOCS Ⅲ）对晶状体核进行分级。所有眼都在 LOCS 2.0～4.0 范围内。排除标准为瞳孔散大小于 6.0mm、角膜瘢痕、晶状体半脱位、既往眼部手术史以及极硬的核（LOCS 大于 4.0）或成熟期白内障。

患者均签署飞秒激光白内障手术的知情同意书，研究经（森梅威斯大学，布达佩斯）大学伦理委员会和区域伦理委员会批准。手术按之前的详细阐述进行[7]。简言之，所有的操作都在表面麻醉（0.5% 盐酸丙美卡因）后，由同一医生（ZZN）进行。LenSx 飞秒激光系统（Alcon LenSx LasersInc.，阿里索维耶荷，加利福尼亚州）按参数设置，制作 4.5mm 的撕囊口直径，4.5mm 直径的交叉模式裂核及两个角膜切口（2.8mm 的主切口和 1.0mm 侧切口）。激光前囊膜切开开始于前囊膜下 350μm，止于前囊膜上 100μm。裂核开始于后囊膜上 750μm，止于前囊膜下 550μm。

在飞秒激光治疗之后，立即采用光学相干断层扫描(OCT)(Visante OCT，Zeiss Meditec AG，耶拿，德国)进行眼前节成像。单一子午线高分辨率角膜模式用于眼前节成像，包括前囊膜、晶状体物质和角膜。Visante 软件用于测量前囊膜下激光治疗区域，以及在裂核过程中裂核区域至前囊膜和后囊膜之间的距离。激光制作的角膜切口的位置和形状也进行了分析。

结　　果

在所有眼中都实现了完整的、圆形的连续环形撕囊。在撕囊过程中，二氧化碳气泡出现在前房中(图1)[12]。根据 Visante OCT 测量结果，激光脉冲开始于前囊下(377±55)μm，(图2)。前囊口直径为(4.54±0.2)mm(图3)。

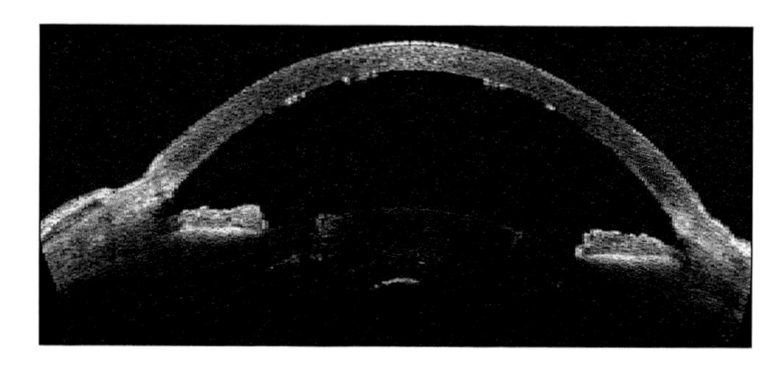

图1　二氧化碳气泡附着于角膜内皮上(Zeiss-Meditec AG，耶拿，德国)

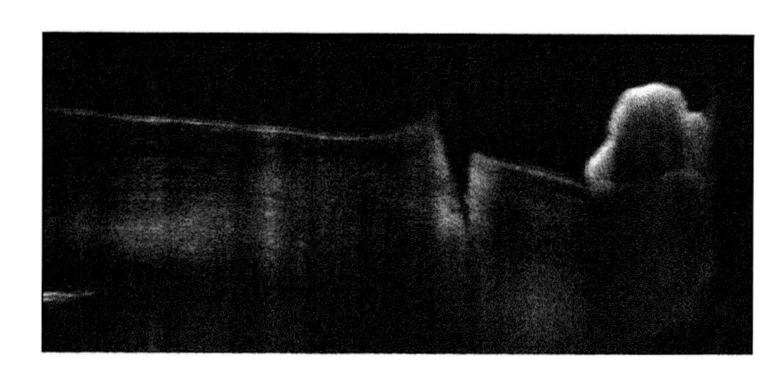

图2　激光连续环形撕囊，在下面部分可以看到撕囊完全(Zeiss-Meditec AG，耶拿，德国)

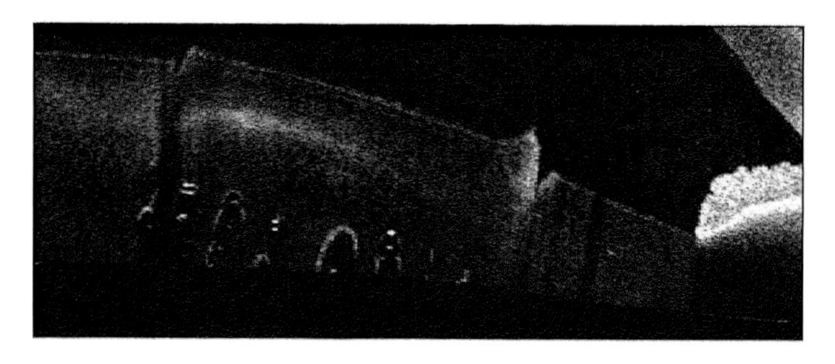

图3　激光前囊膜切开(Zeiss-Meditec AG，耶拿，德国)

在所有眼中，OCT 图像上都可以看到晶状体核上的交叉模式的裂核线条。激光脉冲在晶状体核中产生两个相互垂直的平面。在 22 只眼(45%)中，有一个额外的水平平面产生(图4)。该水平面很可能是在激光处理核的过程中二氧化碳气泡造成的[12]。飞秒激光裂核平面在前囊膜下(568±147)μm 及后囊膜上(794±111)μm 空间范围内。

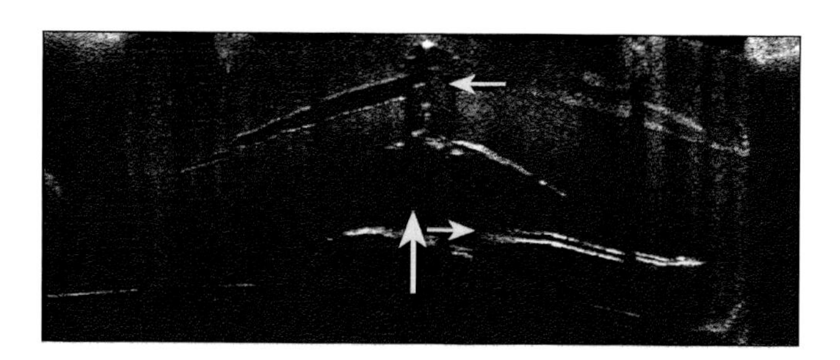

图4　飞秒激光在晶状体核内的分割平面(Zeiss-Meditec AG，耶拿，德国)

两个角膜切口(2.8mm 的主切口及 1.0mm 的侧切开)长度都设定为 1.8mm。OCT 测量所得值为(1.84±0.12)mm(图5)，与术前设定参数类似。预期的角膜切口宽度为 2.8mm，而术后实际值为(2.71±0.11)mm。

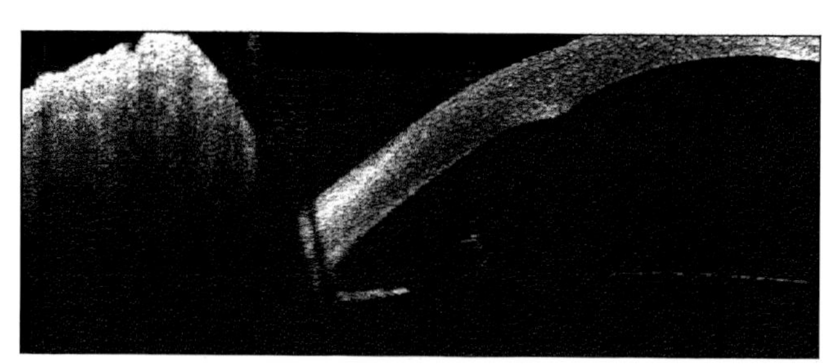

图5　飞秒激光制作的自闭式角膜切口(Zeiss-Meditec AG，耶拿，德国)

讨　　论

据我们所知，这是第一篇报道飞秒激光辅助的白内障手术术后立即进行眼前节成像的研究。Nagy 等[5]第一次在离体猪眼中利用飞秒激光进行前囊膜环形切开及裂核。

初步结果证明，无论是在离体猪眼中[5]，还是在临床应用中[6,7]，激光前囊膜切开均比手工环形撕囊具有更高的精确性。

在我们的研究中使用的飞秒激光系统，有一个内置的 OCT 装置来进行眼前节测量，即角膜、前囊膜、后囊膜及晶状体核。激光治疗参数设定和操作都是在这些测量基础上进行的。在这项研究中，我们用另一种眼前节成像系统在激光预处理后立即对术眼的实际治疗区域进行测量，然后比较实际值与设定值。我们发现，我们实际所测的值与术前设定的参数都具有很好的相关性。这表明内置 OCT 系统在眼前节测量和引导激光辅助的屈光性白内障手术方面是可靠的。

作者贡献

研究理念和设计（JLA，ED，TJ，KKF，ZZN）；数据收集（JLA，TF，ZZN，AIT）；数据分析和解释（JLA，TF，MK，X）；手稿起草（JLA，ZZN）；手稿修订（JLA，ED，TFY，KK，MCK，AIT）；统计知识（JLA）；管理、技术或物质支持（TFY，AIT）；监督（JLA，KK）

（赵云娥 译）

参考文献

1. Ratkay-Traub I, Ferincz I, Juhasz T, Kurtz RM, Krueger RR. First clinical results with the femtosecond neodymium-glass laser in refractive surgery. *J Refract Surg.* 2003;19(2):94-103.
2. Kurtz RM, Liu X, Elner VM, et al. Plasma mediated ablation in human cornea as a function of laser pulse width. *J Refract Surg.* 1977;13:653-658.
3. Vogel A, Capon MRC, Vogel A, Birngruber R. Intraocular photodisruption with picosecond and nanosecond laser pulses: tissue effects in cornea, lens and retina. *Invest Ophthalmol Vis Sci.* 1994;35(7):3032-3044.
4. Juhasz T, Kastis GA, Suarez G, Bor Z, Bron EW. Time-resolved observations of shock waves and cavitation bubbles generated by femtosecond laser pulses in corneal tissue and water. *Lasers Surg Med.* 1996;19(1):23-31.
5. Nagy ZZ, Takacs A, Filkorn T, Sarayba M. Initial clinical evaluation of an intraocular femtosecond laser in cataract surgery. *J Refract Surg.* 2009;25(12):1053-1060.
6. Nagy ZZ, Kranitz K, Takacs AI, Mihaltz K, Kovacs I, Knorz MC. Comparison of intraocular lens decentration parameters after femtosecond and manual capsulotomies. *J Refract Surg.* 2011;27(8):564-569.
7. Kranitz K, Takacs A, Mihaltz K, Kovacs I, Knorz MC, Nagy ZZ. Femtosecond laser capsulotomy and manual continuous curvilinear capsulorhexis parameters and their effects on intraocular lens centration. *J Refract Surg.* 2011;27(8):558-563
8. Mihâltz K, Knorz MC, Alio JL, et al. Internal aberrations and optical quality after femtosecond laser anterior capsulotomy in cataract surgery. *J Refract Surg.* 2011;27(10):711-716.
9. Kránitz K, Takacs A, Mihâltz K, Kovács I, Knorz MC, Nagy ZZ. Intraocular femtosecond laser use in traumatic cataracts following penetrating and blunt trauma. *J Refract Surg.* 2012;28(2):151-153.
10. Filkorn T, Kovacs I, Takacs A, Horvath E, Knorz MC, Nagy ZZ. Comparison of IOL power calculation and refractive outcome after laser refractive cataract surgery with a femtosecond laser versus conventional phacoemulsification. *J Refract Surg.* 2012;28(8):540-544.
11. Ecsedy M, Mihâltz K, Kovács I, Takacs A, Filkorn T, Nagy ZZ. Effect of femtosecond laser cataract surgery on the macula. *J Refract Surg.* 2011;27(10):717-722.
12. Habib MS, Speaker MG, Schnatter WF. Mass spectrometry analysis of the by-products of intrastromal photorefractive keratectomy. *Ophthalmic Surg Lasers.* 1995;26(5):481-483.

经典论文 3

比较飞秒激光前囊膜切开和手工撕囊术后的 IOL 偏心参数

Zoltán Zsolt Nagy, MD, DSC; Kinga Kránitz, MD; Agnes I. Takacs, MD; Kata Miháltz, MD; Illés Kovács, MD, PhD; Michael C. Knorz, MD

摘　　要

目的：评价飞秒激光前囊膜切开和手工撕囊技术在白内障手术中的差异。

方法：收集 54 眼（FS 组）采用飞秒激光（LenSx Lasers Inc）进行前囊膜切开，57 眼（CCC 组）采用手工连续环形撕囊。术后 1 周采用 Photoshop CS4 拓展版（Adobe Systems Inc）测量圆形形态值、前囊口面积和晶状体（intraocular lens，IOL）偏心值。使用 Lenstar LS 900（Haag-5treit 公司）测量平均角膜屈光力、眼轴长度和术前的前房深度。

结果：两组的眼轴长度、术前屈光状态和前囊口面积未见明显差异。FS 组的圆形形态值显著更好（P=0.032）。我们发现 CCC 组和 FS 组分别有 28% 和 11% 的患眼前囊缘不能完全覆盖光学面（P=0.033）。CCC 组的眼轴长度和前囊口面积、平均角膜屈光力和前囊口面积之间均存在显著相关（R=0.278，P=0.036；R=-0.29，P=0.033），但是 FS 组没有发现相关性。在 CCC 组，瞳孔大小和前囊口面积存在显著相关（R=0.27，P=0.039），IOL 偏心值和眼轴长度之间也存在显著相关（R=0.30，P=0.026），在 FS 组，没有发现类似相关性（P>0.05）。

结论：飞秒激光前囊膜切开形状更加规则，比手工撕囊表现出更好的居中性和更佳的前囊缘覆盖 IOL 光学面的特点。

[J Refract Surg. 2011; 27 (8): 564-569]
doi: 10.3928/1081597X-20110607-01

2011 年 8 月首次发表在 *Refractive Surgery* 杂志。

近视和白内障是人群中常见的疾病。高度近视眼更容易发展形成白内障[1]。白内障手术在全球已经成为一种常规、安全且有效的治疗手段[2]。然而，眼轴较长的患眼又更容易出现术中及术后的并发症[3]。

后囊膜混浊是白内障术后视力下降的最常见的原因。前囊口的大小、居中性和前囊膜在 IOL 光学面边缘的完整覆盖均可影响后囊膜混浊的严重程度。虽然新型 IOL 设计已经减少了后囊膜混浊的发生，精确的前囊膜切开仍然是阻止晶状体上皮细胞迁移的重要步骤[4~6]。完整的前囊缘覆盖 IOL 光学面不仅有助于阻止后囊膜混浊，也带来更好的 IOL 居中性并可通过维持 IOL 在正常的位置以减少近视化漂移[7,8]。

近年来，白内障超声乳化术中最常用的技术是连续环形撕囊。通过 Gimbel 和 Neuhann 的推广运用[9~11]，连续环形撕囊有多项手术和术后的优势，但是需要高度的专注和专业的手术技巧才能成功地完成。在高度近视眼中，更大的眼球、瞳孔直径和角膜的光学失真可能误导术者，导致做出比预期更大的撕囊口[12~14]。这可能造成 IOL 出现偏位（如偏心、倾斜和因在大囊袋中不稳定造成的脱位），更可能引起近视和增加高阶像差[15~17]。

随着飞秒激光在白内障手术中的应用，通过组织的光爆破反应，制作居中、大小和形态预测性好的前囊口成为可能[18,19]。

在之前的研究中，我们证实了动物眼中的激光前囊膜切开术在精密性和可预测性上优于手工撕囊，而强度（撕裂的阻力）维持不变[19]。本研究的目的是评价标准的飞秒激光前囊膜切开和手工撕囊在普通白内障患眼和高度近视性白内障患眼中的差异。

患者和方法

患者

本研究中，53例患者的54只眼施行了飞秒激光前囊膜切开术，52例患者的57只眼施行了手工连续环形撕囊术。所有患者在术后1周接受检查。每一位患者经过完整的眼科评估。患者伴有既往眼部手术史、外伤、活动性眼部疾病、散瞳困难或已知的悬韧带异常被排除。患者的人口学信息如表1所示。

表1 接受飞秒激光前囊膜切开和手工连续环形撕囊患者的人口学信息

人口学信息	FS组	CCC组	*P*值*
术眼例数（患者）	54(53)	57(52)	>0.05
平均年龄（岁）	65±13	68±15	>0.05
性别（男:女）	15:39	17:40	>0.05

FS=飞秒激光，CCC=连续环形撕囊

*t检验

采用计算机随机化，将患者随机分为飞秒激光组和手工手术组。

手术方式

所有手术由同一位术者实施（Z. Z. N.）。45分钟前每隔15分钟滴一滴0.5%托吡卡胺散大瞳孔，0.5%盐酸丙美卡因进行表面麻醉。

在激光前囊膜切开组（FS组），术者在手术室外面的激光室采用LenSx飞秒激光系统（LenSx Lasers Inc，Aliso Viejo，California）完成4.5mm的撕囊口。眼球由有弧度的接口固定，通过光学相干断层扫描确定晶状体和囊膜的准确位置。前囊膜切开过程是以圆柱状扫描模式通过在前囊膜下100μm开始到前囊膜上100μm结束。所有的前囊膜切开术采用在之前的研究中已经优化的特定的能量和点间距参数。

激光处理之后，所有患者被带入手术室，开始标准的白内障超声乳化术（Accurus；Alcon Laboratories Inc，Ft Worth，Texas）。制作一个2.8mm的透明角膜切口，注入黏弹剂（Provisc，Alcon Latoratories Inc），用撕囊镊取出游离前囊膜。在手工撕囊组（CCC组），用截囊针和撕囊镊进行连续环形撕囊，没有采取辅助引导，术者目标是撕一个4.5mm的前囊口。水分离之后，进行核的超声乳化和残余皮质的吸除。所有术眼均采用Monarch Ⅱ推注器和一个C形的IOL装载器（Alcon Latoratories Inc）推注，囊袋内植入三片式的丙烯酸酯IOL（MA60AC，Alcon Latoratories Inc）。在IOL植入后，吸除前房和囊袋内的黏弹剂。所有切口不予缝合。术后前10天，所有患者采用抗生素和皮质类固醇激素眼药水复方制剂（典必殊，Alcon Latoratories Inc）。

测量方法

术后1周，散瞳后，用后部照明法拍摄眼前节照片，记录前囊口形态和IOL位置。图片导入Adobe Photoshop CS4拓展版（Adobe SySTEMS Inc，San Jose，加利福尼亚州），测量前囊口面积和它的圆形形态。圆形形态是测量前囊口形状规则性的一个参数，由以下公式计算：圆形形态=4π（面积/周长[2]），取值1.0表示完美的圆。

我们也评估了前囊膜边缘是连续覆盖还是部分覆盖IOL光学面边缘，没有评估部分覆盖的范围。

采用Becker等之前报告的方法评估IOL的偏心值[20]。因为飞秒激光前囊膜切开和手工撕囊都是以瞳孔为中心的，故对之前的方法做了调整，将参考点调整至瞳孔中心。使用Adobe Photoshop计算瞳孔中心和IOL中心之间的矢量（定义为由它到水平面的长度和角度）。矢量的长度代表IOL相对于瞳孔的总偏心量。为了消除散瞳滴眼液在改变瞳孔中心位置上的影响，在术前和拍摄图片前应用了等量和同类型的散瞳滴眼液[21]。为了评价眼轴长度和瞳孔面积之间的相关性，同时通过Adobe Photoshop测量了每一位患者的瞳孔面积。

为了减少角膜的放大作用，以植入的IOL（6mm）的直径为标尺重新计算以上提到的所有参数。

使用Lenstar LS 900（Haag-Streit AG，Koeniz，Switzerland）测量角膜曲率，眼轴长度和术前的前房深度。角膜屈光力同时受到前后表面的影响，然而为了简化临床测量，只测量了角膜前表面的屈光力。

统计学方法

通过 SPSS 16.0(SPSS Inc,芝加哥,伊利诺伊州)软件完成数据分析。采用 Shapiro-Wilks W 检验数据是否符合正态分布。患者的人口学资料符合正态分布,给出了平均值和标准差。描述性资料因为是非正态分布的,给出了中位数和四分位间距。采用 Spearman 等级相关分析方法来检验参数之间的相关性。根据是否符合正态分布,分别采用独立样本 t 检验和 Mann-Whitney U 检验来进行两个样本的统计分析。

结　果

患者和前囊膜切开特征

没有发现术中和术后的并发症。FS 组和 CCC 组的年龄、性别比例、眼轴长度、屈光状态和撕囊的面积比较,差异无统计学差异。然而,FS 组的圆形形态值显著高于 CCC 组,前囊膜边缘完整覆盖 IOL 光学面边缘的比例也显著更高(表 2)。

表 2　飞秒激光前囊膜切开和手工连续环形撕囊的晶状体偏心参数比较

参数	均值±标准差		
	FS 组	CCC 组	P 值*
眼轴长度(mm)	23.78±2.46	23.39±3.46	>0.05
屈光状态(SE)	−0.75±7.1	−0.75±5.5	>0.05
囊膜切开的面积(mm^2)	16.91±1.78	17.78±2.8	>0.05
囊膜切开的圆形形态	0.86±0.04	0.85±0.03	0.032
完整的囊膜覆盖光学面(%)	89	72	0.033
不完整的囊膜覆盖光学面(%)	11	28	0.033

FS=飞秒激光,CCC=连续环形撕囊

* Mann-Whitney U 检验

前囊膜覆盖光学面的特征

所有术眼的撕囊面积比植入的 IOL 光学面要小。我们发现 CCC 组 28% 的患眼(16/57)和 FS 组 11%(6/54)的患眼出现不完整的前囊缘覆盖光学面。两组间差异具有统计学意义(P=0.033,表 2)。

人眼的解剖学特征和前囊膜切开参数的相关性

眼轴长度和平均角膜屈光力值存在显著的相关性(R=−0.22,P=0.018),眼轴长度也和术前的前房深度存在显著的相关性(R=0.27,P=0.007)。

根据我们的数据,眼轴长度和瞳孔药物性散大的面积存在显著的相关性(R=0.19,P=0.049,图 1)。

图 2 显示 CCC 组的眼轴长度和前囊口面积存在显著的相关性(R=0.278,P=0.036),然而 FS 组内没有发现两参数间存在相关性(P>0.05)。CCC 组的平均角膜屈光力和前囊口面积存在显著的相关性(R=−0.29,P=0.033)。两组均没有发现前房深度和前囊口面积存在相关性(P>0.05)。

如图 3 所显示,CCC 组瞳孔面积和前囊口面积存在显著的相关性(R=0.27,P=0.039)。

CCC 组眼轴长度和 IOL 偏心值存在显著的相关性(R=0.30,P=0.026)。FS 组内没有发现两参数间存在相关性(P>0.05,图 4)。

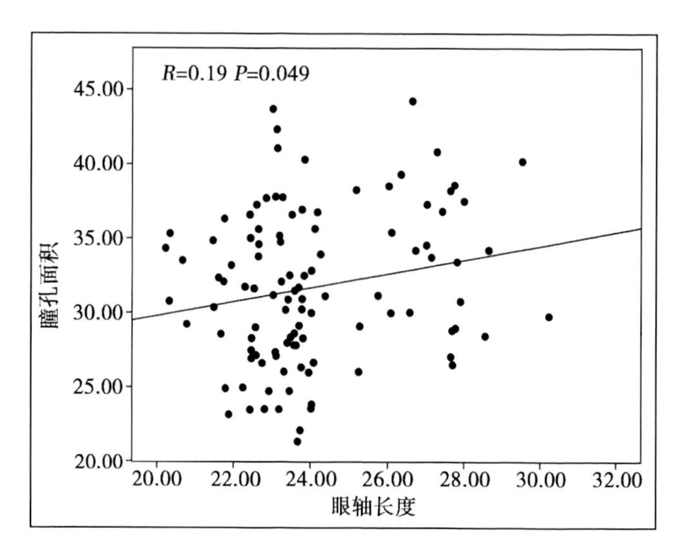

图 1　眼轴长度和瞳孔散大面积的相关性(R=0.19,P=0.049)

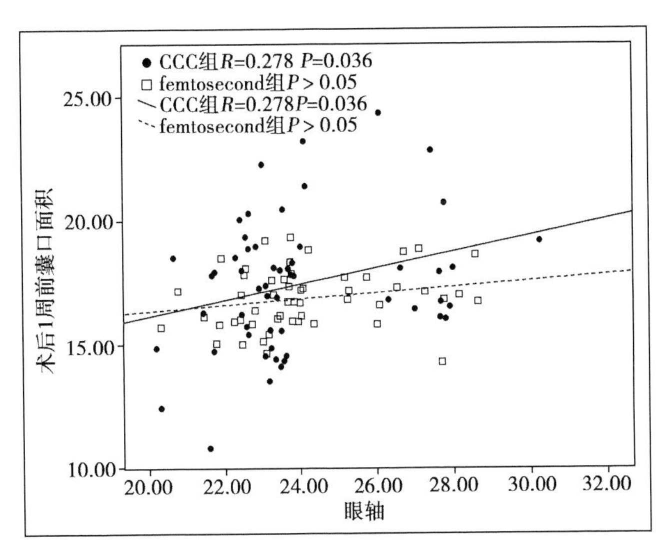

图2　术后1周前囊口面积和眼轴的相关性。CCC组的眼轴长度和前囊口的面积存在显著的相关性($R=0.278$, $P=0.036$)，然而FS组内没有发现两参数间存在相关性($P>0.05$)

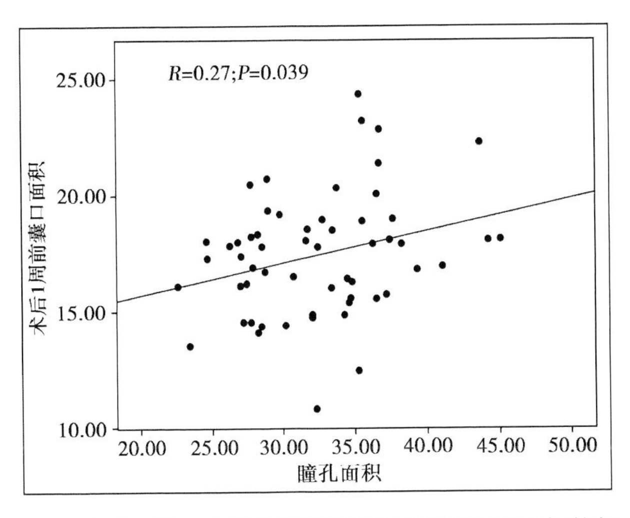

图3　术后1周CCC组的瞳孔面积和前囊口面积之间的相关性($R=0.27$, $P=0.039$)

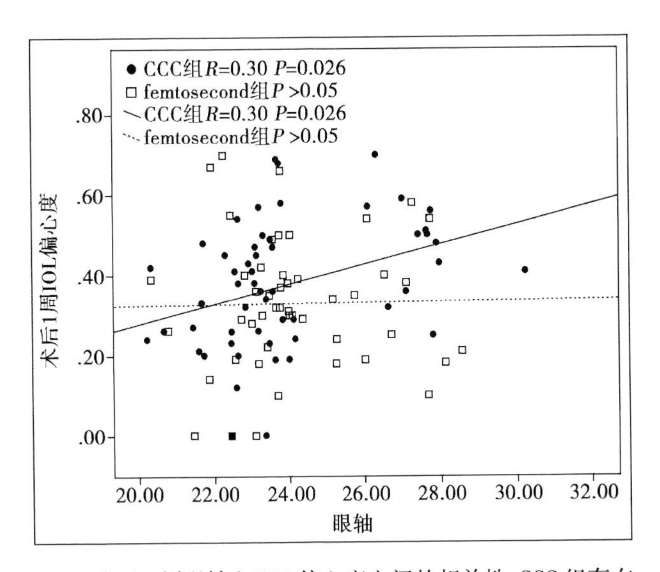

图4　术后1周眼轴和IOL偏心度之间的相关性，CCC组存在显著相关($R=0.30$, $P=0.026$)，而FS组则没有相关性($P>0.05$)

讨　　论

本研究的目的是探索白内障手术中飞秒激光前囊膜切开和手工连续环形撕囊之间的差异。我们评价了前囊口面积、圆形形态、IOL偏心值和前囊缘完整覆盖IOL光学面边缘以及这些指标和瞳孔面积，眼轴长度和平均角膜屈光力的相关性。

近视眼独特的解剖学特点使得白内障手术成为经验丰富术者的一个挑战，包括进行大小适合、定位居中的撕囊和在正确的位置植入IOL[14,22~25]。

关于眼轴长度和角膜屈光力值、眼轴长度和术前的前房深度的相关性，我们的结果和以往的研究是一致的[22,23]。以往的文献报道近视眼在暗室环境中有更大的瞳孔直径[24,25]。根据我们的数据，眼轴长度和药物性散大的瞳孔面积存在显著的相关性(图1)。角膜放大前囊膜约1.15倍[26]。这种失真效应随着每个人眼前节解剖结构的不同而不同。除非应用眼内设备，目前没有稳定可靠的参照标志来辅助术者进行大小和形态准确的连续环形撕囊。手术医师常用瞳孔缘作为参考，尽管瞳孔之间的变异很大。图3显示即使一个经验丰富的术者也可能在大瞳孔的术眼中制作更大的撕前囊口。

另一个在撕囊时产生误差的变量是角膜的放大作用。图5显示撕囊的直径是如何根据角膜的放大作用而变化的。图5A代表近视眼，图5B代表远视眼。近视眼角膜平均曲率相对较为平坦，其具有的相对较小的放大效应实际上似乎可以中和近视眼较大的瞳孔直径。我们的结果证实了以往的研究报道关于眼轴长度与平均角膜屈光力成反比的事实[22]。根据我们的结果，术后1周的平均角膜屈光力值和前囊口面积存在显著的相关性。此外，也要考虑前房深度带来的放大的光学效应。然而，我们发现术后1周前房深度和前囊口面积没有相关性。综合这些结果看来，近视眼中手工撕囊前囊口经常更大。激光前囊膜切开可以消除这些误差，这一点在激光组前囊口面积和眼轴长度没有相关性中所显示(图2)。

在近视眼的传统白内障手术中，IOL植入可能因更大的囊袋和更大的前囊口导致更高的IOL偏心的风险。我们没有发现激光组的偏心值和眼轴长度存在显著的相关性，但是在手工撕囊组我们发现了这一规律(图4)。这意味着飞秒激光前囊膜切开术后有更好的IOL居中性。前囊缘覆盖IOL光学面的结果进一步证实这一观点：手工撕囊组比激光组有更高的不完整覆盖率(图2)。

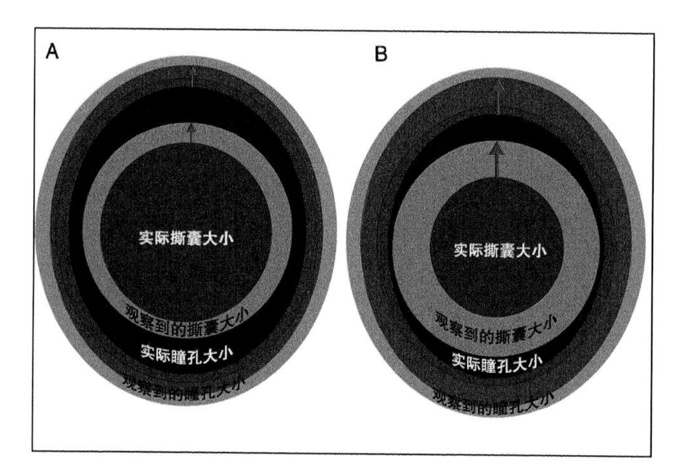

图5 角膜的失真效应：**A**，近视；**B**，远视。红色的箭头显示了参照平均角膜曲率值撕囊而产生的放大效应

不完整的前囊缘覆盖IOL光学面的偏中心IOL可能引起近视漂移。更重要的是，因不完整的屏障作用导致后囊膜混浊发生率增高。然而，需要更长期的随访来证实这些可能性。

我们的研究显示，飞秒激光前囊膜切开比手工撕囊具有更规则的形状，与瞳孔大小及眼轴长度没有相关性，得到更好的前囊缘覆盖IOL光学面和更优的IOL居中性。

作 者 贡 献

研究概念和设计（Z. Z. N.，K. K.）；数据收集（Z. Z. N.，K. K.，A. I. T.，K. M.，I. K.）；数据分析和解释（Z. Z. N.，K. K.，I. K.，M. C. K.）；初稿撰写（Z. Z. N.）；文稿的主要修改（K. K.，A. I. T.，K. M.，I. K.，M. C. K.）；统计专家（Z. Z. N.，K. K.，K. M.）；管理、技术和物质支持（Z. Z. N.，A. I. T.，M. C. K.）；校对（K. K.，I. K.）

（赵云娥 译）

参 考 文 献

1. Younan C, Mitchell P, Cumming RG, Rochtchina E, Wang JJ. Myopia and incident cataract and cataract surgery: the blue mountains eye study. *Invest Ophthalmol Vis Sci.* 2002;43(12):3625-3632.
2. 2010 Comprehensive report on the global single-use ophthalmic surgical product market. Market Scope, LLC. August 2009. Market Scope website http://dev.market-scope.com/market_reports/2009/08/. Accessed August 19, 2009.
3. Li CY, Chen YC, See LC, Lin KK, Lee JS. Visual outcome after cataract surgery in extremely high axial myopia. *Ann Ophthalmol (Skokie).* 2007;39(1):27-35.
4. Ravalico G, Tognetto D, Palomba M, Busatto P, Baccara F. Capsulorhexis size and posterior capsule opacification. *J Cataract Refract Surg.* 1996;22(1):98-103.
5. Aykan U, Bilge AH, Karadayi K. The effect of capsulorhexis size on development of posterior capsule opacification: small (4.5 to 5.0 mm) versus large (6.0 to 7.0 mm). *Eur J Ophthalmol.* 2003;13(6):541-545.
6. Hollick EJ, Spalton DJ, Meacock WR. The effect of capsulorhexis size on posterior capsular opacification: one-year results of a randomized prospective trial. *Am J Ophthalmol.* 1999;128(3):271-279.
7. Smith SR, Daynes T, Hinckley M, Wallin TR, Olson RJ. The effect of lens edge design versus anterior capsule overlap on posterior capsule opacification. *Am J Ophthalmol.* 2004;138(4):521-526.
8. Cekiç O, Batman C. The relationship between capsulorhexis size and anterior chamber depth relation. *Ophthalmic Surg Lasers.* 1999;30(3):185-190. Erratum in: *Ophthalmic Surg Lasers.* 1999;30(9):714.
9. Neuhann T. Theory and surgical technic of capsulorhexis [German]. *Klin Monbl Augenheilkd.* 1987;190(6):542-545.
10. Gimbel HV, Neuhann T. Development, advantages, and methods of the continuous circular capsulorhexis technique. *J Cataract Refract Surg.* 1990;16(1):31-37.
11. Gimbel HV, Neuhann T. Continuous curvilinear capsulorhexis. *J Cataract Refract Surg.* 1991;17(1):110-111.
12. Tielsch JM, Legro MW, Cassard SD, et al. Risk factors for retinal detachment after cataract surgery. A population-based case-control study. *Ophthalmology.* 1996;103(10):1537-1545.
13. Subramaniam S, Tuft SJ. Early decentration of plate-haptic silicone intraocular lenses. *J Cataract Refract Surg.* 2001;27(2):330-332.
14. Vass C, Menapace R, Schmetterer K, Findl O, Rainer G, Steineck I. Prediction of pseudophakic capsular bag diameter based on biometric variables. *J Cataract Refract Surg.* 1999;25(10):1376-1381.
15. Taketani F, Matuura T, Yukawa E, Hara Y. Influence of intraocular lens tilt and decentration on wavefront aberrations. *J Cataract Refract Surg.* 2004;30(10):2158-2162.
16. Baumeister M, Bühren J, Kohnen T. Tilt and decentration of spherical and aspheric intraocular lenses: effect on higher-order aberrations. *J Cataract Refract Surg.* 2009;35(6):1006-1012.
17. Rohart C, Lemarinel B, Thanh HX, Gatinel D. Ocular aberrations after cataract surgery with hydrophobic and hydrophilic acrylic intraocular lenses: comparative study. *J Cataract Refract Surg.* 2006;32(7):1201-1205.
18. Krueger RR, Kuszak J, Lubatschowski H, Myers RI, Ripken T, Heisterkamp A. First safety study of femtosecond laser photodisruption in animal lenses: tissue morphology and cataractogenesis. *J Cataract Refract Surg.* 2005;31(12):2386-2394.
19. Nagy Z, Takacs A, Filkorn T, Sarayba M. Initial clinical evaluation of an intraocular femtosecond laser in cataract surgery. *J Refract Surg.* 2009;25(12):1053-1060.
20. Becker KA, Auffarth GU, Völcker HE. Measurement method for the determination of rotation and decentration of intraocular lenses [German]. *Ophthalmologe.* 2004;101(6):600-603.
21. Yang Y, Thompson K, Burns SA. Pupil location under mesopic, photopic, and pharmacologically dilated conditions. *Invest Ophthalmol Vis Sci.* 2002;43(7):2508-2512.
22. Sayegh FN. The correlation of corneal refractive power, axial length, and the refractive power of the emmetropizing intraocular lens in cataractous eyes. *Ger J Ophthalmol.* 1996;5(6):328-331.
23. Jivrajka R, Shammas MC, Boenzi T, Swearingen M, Shammas HJ. Variability of axial length, anterior chamber depth, and lens thickness in the cataractous eye. *J Cataract Refract Surg.* 2008;34(2):289-294.
24. Cakmak HB, Cagil N, Simavli H, Duzen B, Simsek S. Refractive error may influence mesopic pupil size. *Curr Eye Res.* 2010;35(2):130-136.
25. Camellin M, Gambino F, Casaro S. Measurement of the spatial shift of the pupil center. *J Cataract Refract Surg.* 2005;31(9):1719-1721.
26. Waltz KL, Rubin ML. Capsulorhexis and corneal magnification. *Arch Ophthalmol.* 1992;110(2):170.

飞秒激光前囊膜切开和手动连续环形撕囊参数及其对人工晶状体偏心的影响

Kinga Kránitz, MD; Agnes Takacs, MD; Kata Miháltz, MD; Illés Kovács, MD, PhD; Michael C. Knorz, MD; Zoltán Z. Nagy, MD, DSC

摘　　要

目的：测量和比较飞秒激光前囊膜切开和手动连续环形撕囊（continuous curvilinear capsulorrhexis，CCC）的大小和位置参数。

方法：分别对 20 例患者的 20 只眼采用飞秒激光前囊膜切开（Alcon-LenSx Lasers Inc）和手动连续环形撕囊。术后 1 周、1 个月和 1 年采用 Photoshop（Adobe Systems Inc）测量人工晶状体（IOL）偏心值、圆形度、囊口的垂直和水平直径以及囊膜覆盖度。参数和 IOL 偏心预测值的组间差异采用重复测量方差分析、卡方检验和 Logistic 回归分析来统计。

结果：手动 CCC 组的垂直直径在术后 1 周和 1 个月显著更高，飞秒激光组术后 1 周的圆形度和术后 1 年的囊膜覆盖度更佳，显示飞秒激光囊膜切开更规则，手动 CCC 组在术后 1 年的 IOL 横向偏心显著更高。术后 1 周和 1 年，两组的横向偏心值以 0.4mm 分组的卡方检验有统计学差异（术后 1 周 $P=0.035$，术后 1 年 $P=0.016$）。单变量广义评估方程模型中，撕囊的类型（$P<0.01$）和囊膜覆盖度（$P=0.002$）对横向偏心值有显著的预测作用。手动 CCC 组的垂直直径与囊膜覆盖度显著相关（术后 1 周：$r=-0.91$；术后 1 个月：$r=-0.76$，$P<0.01$；术后 1 年：$r=-0.62$，$P<0.01$），飞秒激光组的垂直直径与囊膜覆盖度无统计学相关性（$P>0.05$）。

结论：飞秒激光能实现更加精准的囊膜切开大小和中心定位。合适大小、形状和中心定位的飞秒激光囊膜切开术可获得更好的覆盖度，有助于维持 IOL 的合适定位。

[J Refract Surg. 2011；27：558-563.] doi：10.3928/1081597X-20110623-03

2011 年 8 月首次发表在 *Refractive Surgery* 杂志。

制作精确的前囊口是白内障手术最重要的步骤之一。近年来，超声乳化白内障吸除术中最常用的技术是连续环形撕囊（CCC）。通过 Gimbel 和 Neuhann 的推广运用[1~3]，CCC 有许多术中和术后的优势，但是需要高度的专注和手术技巧才能完成。精确的撕囊对于获得预期屈光力结果非常必要，因为适当大小和中心定位的撕囊及伴有 360°的囊膜覆盖边缘可阻止光学偏心、倾斜、近视漂移以及因囊袋的对称性皱缩力导致的前后囊膜混浊和囊袋收缩包裹反应[4~10]。然而，偏心或者形状不规则或直径超出光学面边缘的撕囊可能会失去这些优势。

飞秒激光出现之前，撕囊一直是手动的程序。随着飞秒激光在眼科手术中的进展，通过激光-组织相互作用（即光爆破）使得可预测大小和中心定位的囊膜切开成为可能。飞秒激光最初在角膜屈光手术中用于 LASIK 制瓣，近来出现的飞秒激光技术能够在屈光性白内障手术中完成有效率的晶状体裂解或液化、精确且可重复的囊膜切开以及角膜切口制作[11~14]。

本研究的目的是在 1 年的随访期内测量和比较飞秒激光囊膜切开和手动 CCC 的大小和位置参数及其对 IOL 中心定位的影响，以往没有相关的比较研究。

患者和方法

在白内障超声乳化吸除并 IOL 植入术中,20 例患者的 20 只术眼采用飞秒激光囊膜切开,20 例患者的 20 只术眼采用手动 CCC。所有患者均接受完整的眼科检查,排除伴有既往眼部手术史、外伤、活动性眼部疾病、散瞳困难或已知的悬韧带异常的患者。

研究遵循赫尔辛基宣言,通过了国家和当地的伦理委员会/机构审查委员会的批准,以及其他对保护参与生物医学研究的人类受试者的权利和福利的法律、法规。所有患者在术前均签署知情同意书。

手术方式

除了撕囊方法不同,每位患者的手术均按照标准操作进行。所有手术由同一位术者(Z. Z. N.)实施。

在散瞳(0.5% 托吡卡胺每隔 15 分钟 1 次×3 次)和表面麻醉(0.5% 盐酸丙美卡因)后,通过弯曲的接触镜压平角膜,从而将飞秒激光(LenSx Lasers In,亚利索维耶荷,加利福尼亚州)对接在眼球上。通过内置的光学相干断层扫描成像系统确定晶状体表面的位置。从前囊膜下至少 100μm 开始到前囊膜上至少 100μm 结束,进行圆柱状扫描,完成直径为 4.5mm 的前囊膜切开。所有的激光过程采用在之前的研究中已经优化的特定的能量和点间距参数。

激光前囊膜切开过程结束后,激光制作一个 2.8mm 的透明角膜切口,在标准的眼科手术显微镜下,用撕囊镊移除分离的囊膜。手动 CCC 组尝试在截囊针和撕囊镊的帮助下制作直径 4.5mm 的撕囊。水分离之后,采用 Accurus 超声乳化设备(Alcon Latoratories Inc,沃思堡,德克萨斯州)进行核的超声乳化和残余皮质的吸除。所有 IOL 都是折叠的,在植入器辅助下通过角膜切口植入囊袋内。所有的 IOL 是三片式或一片式疏水性丙烯酸材料的球面 IOL,脚襻位于同样的位置(3 点或 9 点)。IOL 度数的计算采用 SRK/T 公式。IOL 植入后,冲洗/吸除前房和囊袋内的粘弹剂,不需要基质水合,所有切口没有缝合。没有出现术中或术后的并发症。术后 10 天内,所有患者采用抗生素和激素滴眼液(妥布霉素和地塞米松)联合用药。

测量方法

为了记录前囊口状态,术后 1 周、1 个月和 1 年用后部照明法拍摄眼前节照片,图片导入 Adobe Photoshop(Adobe Systems Inc,San Jose,加利福尼亚),测量 IOL 的偏心度和如下前囊口参数:垂直和水平直径、圆度和前囊口边缘到 IOL 光学面边缘的最小和最大距离,以植入的 IOL 的直径作为量尺以消除角膜的放大作用(图 1)。

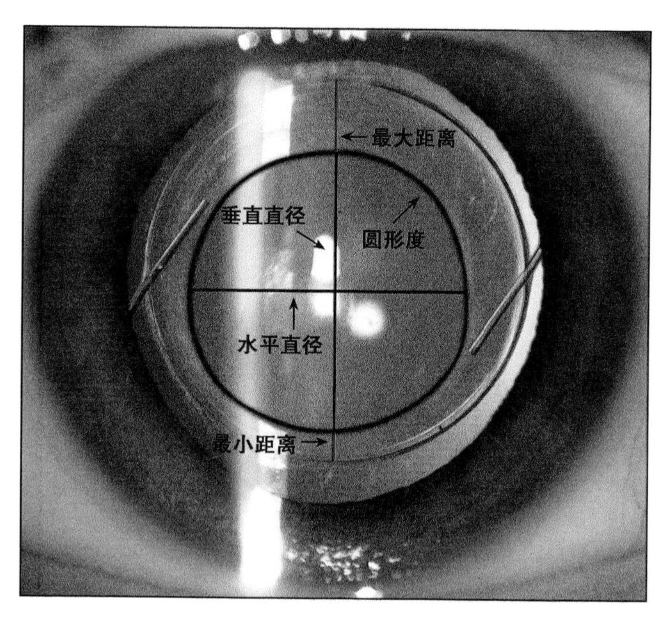

图 1 Adobe Photoshop 测量的前囊口参数特征

采用 Becker 等的方法评估 IOL 的偏心[15]。因为飞秒激光前囊膜切开和手动撕囊都是以瞳孔中心对准的,故将之前方法的参考点调整至瞳孔中心(图 2)。为了减少散瞳滴眼液对改变瞳孔中心位置的影响,在术前和拍摄图片前应用了等量和同类型的散瞳滴眼液[16]。

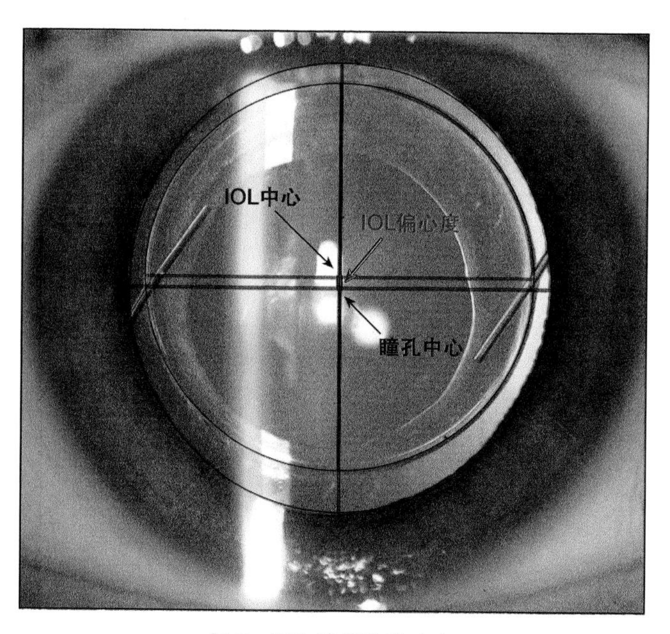

图 2 IOL 偏离瞳孔中心

使用 Adobe Photoshop 计算瞳孔中心和 IOL 中心之间的矢量(取决于其距离以及与水平面所成的夹角)。矢量的长度表示了 IOL 的总偏心量。采用三角法计算水平和垂直的偏心量。为了不使用鼻侧/颞侧或上方/下方作为参照来决定水平和垂直偏心的大小，以上参数都计算绝对值。

圆形度是用来计算前囊口形状规则度的参数，由以下公式计算：圆度=4π(面积/周长^2)。囊袋-IOL覆盖度是撕囊口和IOL光学部覆盖的最小距离和最大距离的比值(覆盖度=最小距离/最大距离)。圆形度和覆盖度取值1分别表示完美的圆和前囊膜完全规则地覆盖IOL光学区。

采用Lenstar生物测量仪(Haag-Streit，Koeniz，瑞士)测量白内障术前和术后1年视轴距离瞳孔中心的偏移。

统计学方法

采用SPSS 16.0(SPSS Inc，芝加哥，伊利诺伊州)软件进行数据分析。采用Shapiro-Wilks W检验数据是否符合正态分布，符合正态分布的数据用平均值和标准差表示。采用重复测量方差分析(ANOVA)和Newman-Keuls检验来分析两组撕囊参数的差异。为了确定IOL偏心值的预测因素，把患者术眼的数据作为重复测量值，通过单变量广义评估方程(GEE)模型进行logistic回归分析。这个方法考虑到了患者双眼带来的重复测量数据的内在相关。以往研究显示，偏心值<0.4mm的光学质量最好，而>0.4mm可削弱非球面和消像差IOL的视觉效果。以0.4mm为界将水平偏心值分为两组，采用卡方检验比较两组数据分布的差异，采用Spearman等级相关来分析垂直直径和囊膜覆盖度的相关性。在所有数据分析中以$P<0.05$表示差异有统计学意义。

结　果

飞秒激光前囊膜切开(FS)组和手动CCC组的年龄、性别比例、屈光状态和眼轴长度无统计学差异(表1)。

表1　手动连续环形撕囊和飞秒激光前囊膜切开患者的人口学信息

人口学信息	手动CCC组	FS组	P值*
年龄(岁)	71.69±11.34 (52～84)	63.78±13.97 (28～86)	>0.05 >0.05
性别(男：女)	6：14	5：15	>0.05
MRSE(D)	-0.99±3.89 (-9.5～4.00)	-0.45±3.96 (-11.00～6.75)	>0.05
眼轴长度(mm)	23.28±1.76	23.54±1.48	>0.05

CCC=连续环形撕囊，MRSE=显然验光球镜度数，FS=飞秒激光前囊膜切开

注：值以均数±标准差(范围)表示

表2显示了采用Adobe Photoshop测量的两组前囊口参数和IOL偏心值的平均和标准差。虽然在随访期内手动CCC组和FS组前囊口都不是完美的圆，但在特定时间点的重复测量ANOVA发现两组有显著的统计学差异，术后1周和1个月手动CCC组的垂直直径显著更大。术后1周和1个月囊膜覆盖度有统计学差异，术后1周的圆形度有统计学差异，FS组显示更高的囊膜覆盖度和圆形度，前囊口更加规则。在第1年CCC组的IOL水平偏心值显著更高。

表2　手动连续环形撕囊和飞秒激光囊膜切开术的前囊口参数和眼内偏心值(均值±标准差)

参数	1周		1个月		1年	
	手动CCC	FS	手动CCC	FS	手动CCC	FS
垂直直径(mm)	4.79±0.36	4.51±0.11*	4.62±0.34	4.47±0.21*	4.67±0.42	4.54±0.22
水平直径(mm)	4.60±0.47	4.60±0.18	4.64±0.31	4.57±0.24	4.69±0.37	4.61±0.31
圆形形态	0.83±0.02	0.86±0.01*	0.84±0.03	0.85±0.02	0.85±0.02	0.84±0.03
最小距离(mm)	0.17±0.21	0.42±0.16*	0.26±0.24	0.47±0.19*	0.12±0.18	0.46±0.16*
最大距离(mm)	1.09±0.21	0.95±0.17*	1.12±0.17	0.96±0.23*	1.09±0.14	1.00±0.24
囊膜覆盖度	0.17±0.19	0.47±0.24*	0.24±0.23	0.53±0.25*	0.13±0.19	0.54±0.31*
水平偏心值(mm)	0.28±0.16	0.12±0.11*	0.26±0.14	0.13±0.09*	0.30±0.16	0.15±0.12*
垂直偏心值(mm)	0.18±0.14	0.23±0.17	0.19±0.19	0.19±0.19	0.20±0.10	0.22±0.10

CCC=连续环形撕囊，FS=飞秒激光囊膜切开

*采用重复测量变异分析发现在相应时间点$P<0.05$

值以均数±标准差(范围)表示

在单因素GEE模型中，撕囊的类型是水平偏心值的显著预测因子(比值比：5.95，95%置信区间：1.58～22.22，$P<0.01$)。探索水平IOL偏心值的预测因子，在所有撕囊参数中只有囊膜覆盖度显示了显著

的效应($P=0.002$),根据 GEE 模型,偏心值没有受到 IOL 类型影响($P>0.05$)。根据重复测量 ANOVA 分析和 Newman-Keuls 检验,一片式和三片式的 IOL 在总偏心值、水平和垂直方向上的偏心值均无统计学差异($P>0.05$)。

手动 CCC 组术后 1 周、1 个月和 1 年的水平偏心值在<0.4mm 和>0.4mm 的比例分别是 4/16、3/17 和 5/15,FS 组没有水平偏心值>0.4mm 的术眼(所有时间点都是 0/20)(表 3)。卡方检验比较两组在 0.4mm 二分类的水平偏心值分布,两组在术后 1 周和 1 年的差异都具有统计学意义($P=0.035$,$P=0.016$),在术后 1 个月无统计学差异($P>0.05$)。

表 3　手动连续环形撕囊和飞秒激光囊膜切开在术后 1 周、1 个月和 1 年水平偏心值在<0.4mm 和>0.4mm 的分布

随访期	FS 组	手动 CCC 组	*P* 值
1 周	0/20	4/16	0.035
1 个月	0/20	3/17	0.072
1 年	0/20	5/15	0.016

CCC=连续环形撕囊,FS=飞秒激光囊膜切开

* 采用卡方检验发现组间 $P<0.05$

根据图 3~图 5,手动组在三个时间点的纵径都和囊膜覆盖度有相关性(1 周:$r=-0.19$,$P<0.01$;1 个月:$r=-0.76$,$P<0.01$;1 年:$r=-0.62$,$P<0.01$),然而 FS 组这两个参数不相关($P>0.05$)。

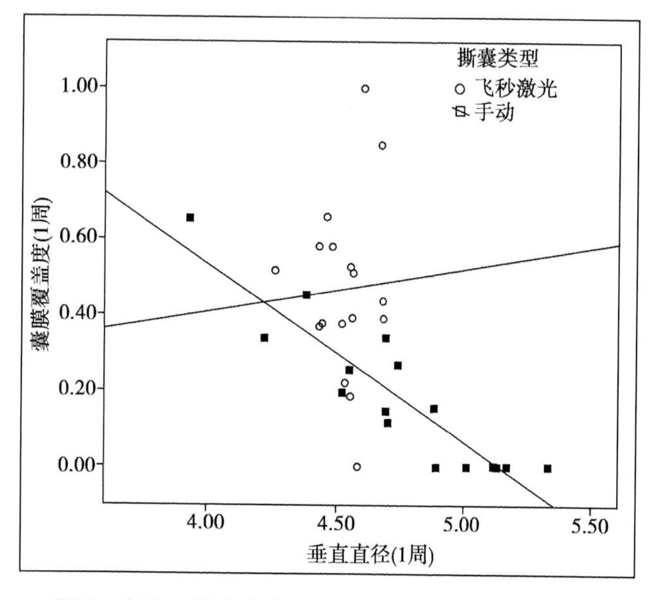

图 3　术后 1 周垂直直径和囊膜覆盖度相关。在手动组(CCC 组),垂直直径和囊膜覆盖度相关($r=-0.19$,$P<0.01$),FS 组二者不存在相关性($r=0.05$,$P>0.05$)

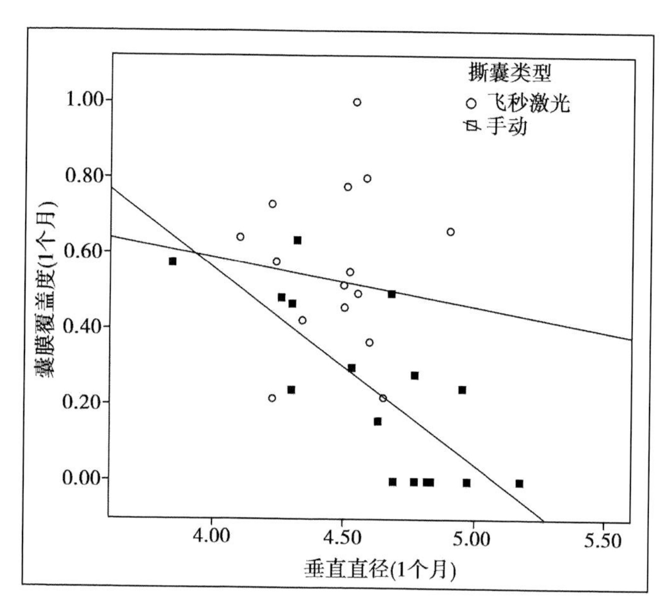

图 4　术后 1 个月垂直直径和囊膜覆盖度的相关性。在手动组(CCC 组),垂直直径和囊膜覆盖度相关($r=-0.76$,$P<0.01$),FS 组二者不存在相关性($r=-0.11$,$P>0.05$)

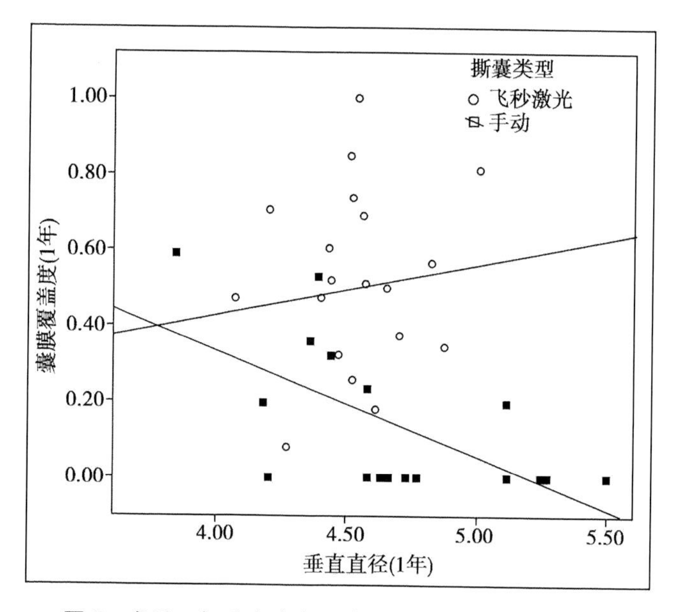

图 5　术后 1 年垂直直径和囊膜覆盖度的相关性。在手动组(CCC 组),垂直直径和囊膜覆盖度相关($r=-0.62$,$P<-0.01$),FS 组二者不存在显著相关性($r=0.14$,$P>0.05$)

术后 1 年两组的视轴偏离瞳孔中心的绝对值、水平方向和垂直方向分量都无差异($P>0.05$)。

讨　论

自从超声乳化技术问世,白内障手术技巧经历了不断的发展。随着高端 IOL 的出现,对白内障手术中

保证更好的精确度和预测性的需求越来越大。本研究首次揭示，飞秒激光进行囊膜切开的白内障术后1年的IOL有更好的中心定位。

一个适度规则的前囊口提供了很多手术优势，而飞秒激光早期的结果显示出比手动技术更高的撕囊精度[11]。

我们比较了术后1周飞秒激光囊膜切开和手工撕囊的圆形度，观察到FS组具有更加规则的形状，和以往的研究结果一致[18]，手动CCC组垂直和水平直径值的不对称解释了两组圆形度的不同。术后1年内飞秒激光合适的大小、形状和中心定位使得囊膜覆盖度更好，手动CCC因不对称的(囊膜)收缩和矢量力可加重囊口不规则，从而加剧了IOL的偏心。本研究中，手动CCC组的垂直直径和囊膜覆盖度相关。图3~5显示了垂直直径对囊膜覆盖度的影响。一个囊膜边缘360°覆盖的囊膜口可以保持IOL在理想的中心位置，这被认为是使屈光结果准确的重要因素。囊膜覆盖光学面维持水平、垂直和前后方向上的IOL位置[19]。

偏心值>0.4mm可削弱调节型和多焦点的IOL的光学效果[17]。本研究采用Becker等[15]的方法测量了植入的IOL的偏心值，结果显示CCC组在IOL植入后1周和1年水平偏心显著增加。以0.4mm为界分两组，水平偏心值在术后1周和1年的分布上有显著的差异。CCC组出现IOL偏心的概率高6倍。此外，囊膜覆盖度似乎囊括了前囊口形态的所有特征。在所有的前囊口参数中，仅囊膜覆盖度对IOL水平偏心量产生影响，体现出精确的前囊口大小和中心定位的重要性。在中心定位的分析结果中，因为两组在术前的屈光状态和眼轴上无统计学差异，故排除植入的IOL类型和更大的囊袋对IOL偏心的影响。视轴从瞳孔中心偏移可能影响白内障手术与IOL偏心相关的视觉效果，两组的视轴偏移方向和大小没有差异。

评估上述规则的飞秒激光囊膜切开是否随着时间影响IOL的前后方向位置和倾斜程度很重要，本研究的局限性是没有评估IOL前后方向的位置。

根据本研究结果，在屈光性白内障手术中，通过飞秒激光精确地控制囊膜切开的形态、大小和中心定位可有效地减小光学偏心，带来潜在的临床优势。然而，如何呈现更可预见的术后IOL位置的临床相关信息，有待进一步研究。

作 者 贡 献

实验设计(Z. Z. N, K. K.)；数据收集(K. K., A. T., I. K.)；数据分析和解释(K. K., I. K., M. C. K., Z. Z. N.)；初稿撰写(K. K., I. K.)；文稿修改(A. T., K. M., I. K., M. C. K., Z. Z. N.)；统计(K. K., K. M.)；管理、技术和物质支持(K. K.)；监督(Z. Z. N.)

(黄锦海　译)

参 考 文 献

1. Neuhann T. Theory and surgical technic of capsulorhexis [German]. *Klin Monatsbl Augenheilkd*. 1987;190(6):542-545.
2. Gimbel HV, Neuhann T. Development, advantages, and methods of the continuous circular capsulorhexis technique. *J Cataract Refract Surg*. 1990;16(1):31-37.
3. Gimbel HV, Neuhann T. Continuous curvilinear capsulorhexis. *J Cataract Refract Surg*. 1991;17(1):110-111.
4. Ravalico G, Tognetto D, Palomba M, Busatto P, Baccara F. Capsulorhexis size and posterior capsule opacification. *J Cataract Refract Surg*. 1996;22(1):98-103.
5. Aykan U, Bilge AH, Karadayi K. The effect of capsulorhexis size on development of posterior capsule opacification: small (4.5 to 5.0mm) versus large (6.0 to 7.0mm). *Eur J Ophthalmol*. 2003;13(6):541-545.
6. Hollick EJ, Spalton DJ, Meacock WR. The effect of capsulorhexis size on posterior capsular opacification: one-year results of a randomized prospective trial. *Am J Ophthalmol*. 1999;128(3):271-279.
7. Ram J, Pandey SK, Apple DJ, et al. Effect of in-the-bag intraocular lens fixation on the prevention of posterior capsule opacification. *J Cataract Refract Surg*. 2001;27(7):367-370.
8. Chang DF, Dewey S, Tipperman R, Wallace RB. Pearls for sizing the capsulorrhexis. *Cataract & Refractive Surgery Today Europe*. 2008;3(9):40-44.
9. Hayashi K, Hayashi H, Nakao F, Hayashi F. Anterior capsule contraction and intraocular lens decentration and tilt after hydrogel lens implantation. *Br J Ophthalmol*. 2001;85(11):1294-1297.
10. Hayashi H, Hayashi K, Nakao F, Hayashi F. Anterior capsule contraction and intraocular lens dislocation in eyes with pseudoexfoliation syndrome. *Br J Ophthalmol*. 1998;82(12):1429-1432.
11. Nagy Z, Takacs A, Filkorn T, Sarayba M. Initial clinical evaluation of an intraocular femtosecond laser in cataract surgery. *J Refract Surg*. 2009;25(12):1053-1060.
12. Ratkay-Traub I, Ferincz IE, Juhasz T, Kurtz RM, Krueger RR. First clinical results with the femtosecond neodymium-glass laser in refractive surgery. *J Refract Surg*. 2003;19(2):94-103.
13. Nordan LT, Slade SG, Baker RN, Suarez C, Juhasz T, Kurtz R. Femtosecond laser flap creation for laser in situ keratomileusis: six month follow-up of initial U.S. clinical series. *J Refract Surg*. 2003;19(1):8-14.
14. Tran DB, Sarayba MA, Bor Z, et al. Randomized prospective clinical study comparing induced aberrations with IntraLase and Hansatome flap creation in fellow eyes: potential impact on wavefront-guided laser in situ keratomileusis. *J Cataract Refract Surg*. 2005;31(1):97-105.
15. Becker KA, Auffarth GU, Völcker HE. Measurement method for the determination of rotation and decentration of intraocular lenses [German]. *Ophthalmologe*. 2004;101(6):600-603.
16. Yang Y, Thompson K, Burns SA. Pupil location under mesopic, photopic, and pharmacologically dilated conditions. *Invest Ophthalmol Vis Sci*. 2002;43(7):2508-2512.
17. Holladay JT, Piers PA, Koranyi G, van der Mooren M, Norrby NE. A new intraocular lens design to reduce spherical aberration of pseudophakic eyes. *J Refract Surg*. 2002;18(6):683-691.
18. Nagy ZZ, Kránitz K, Takacs AI, Miháltz K, Kovacs I, Knorz MC. Comparison of IOL decentration parameters after femtosecond and manual capsulotomies. *J Refract Surg*. 2011;27(8):564-569.
19. Cekiç O, Batman C. The relationship between capsulorhexis size and anterior chamber depth relation. *Ophthalmic Surg Lasers*. 1999;30(3):185-190. Erratum in *Ophthalmic Surg Lasers*. 1999;30(9):714.

经典论文 5

Scheimpflug 成像测量手动连续环形撕囊和飞秒激光前囊膜切开术后人工晶状体倾斜度和偏心度的研究

Kinga Kránitz, MD; Kata Miháltz, MD; Gábor L. Sándor, MD; Agnes Takacs, MD; Michael C. Knorz, MD; Zoltán Z. Nagy, MD, DSC

摘　　要

目的:比较飞秒激光前囊膜切开和手动连续环形撕囊(continuous curvilinear capsulotomy, CCC)术后人工晶状体(intraocular lens, IOL)的偏心度和倾斜度。

方法:前瞻性随机研究,20 例患者的 20 只眼接受激光前囊膜切开(Alcon LenSx 公司),25 例患者的 25 只眼接受手动 CCC。术后 1 年使用 Scheimpflug 成像(Pentacam, Oclulus Optikgerate GmbH)测量 IOL 偏心度和倾斜度。记录术后的裸眼远视力(uncorrected distance visual acuity, UDVA)、矫正远视力(corrected distance visual acuity, CDVA)和显然验光度数。分析两组 IOL 偏心度和倾斜度之间的差异,评估术后屈光度的改变与 IOL 偏心度的相关性以及视力与 IOL 倾斜度的相关性。

结果:手动 CCC 组水平和垂直倾斜都明显更高(P 值分别为 0.007 和<0.001),水平偏心度及总偏心度也更大(P 值分别为 0.034 和 0.022)。两组 IOL 的垂直倾斜度、水平偏心度和总偏心度均有显著性差异(P 值分别为 0.008、0.036 和 0.017)。术后 1 个月和 1 年,总偏心度和显然验光度数改变有相关性($R=0.33, P=0.032$),IOL 垂直倾斜度和 CDVA 显著相关($R^2=0.17, \beta=-0.41$, 95%置信区间-0.69 ~ -0.13, $P=0.005$)。

结论:激光前囊膜切开比手动 CCC 产生的屈光效果更稳定,且 IOL 倾斜和偏心更少。

[J Refract Surg. 2012; 28(4): 259-263.]
doi: 10.3928/1081597X-20120309-04

2012 年 4 月首次发表在 *Refractive Surgery* 杂志。

超声乳化微小切口白内障吸除联合 IOL 植入术是目前治疗白内障安全、有效的途径[1]。随着新的手术技术和新型 IOL 的应用,手术源性散光和后囊膜混浊等并发症变少[2~4]。CCC 是白内障手术的关键步骤之一,完美的 CCC 对维持 IOL 的居中性和防止 IOL 倾斜很重要。直径超出 IOL 边缘的偏心的或不规则的前囊口将会失去这些优势[5~11],IOL 的倾斜和偏心引起的高阶像差会导致术后屈光力的变化和成像质量下降[12,13]。

随着飞秒激光在眼科手术中的应用,通过激光与组织的光裂解作用[14,15],可能获得大小合适且位置居中的前囊口。一个可重复的大小、形状和居中的飞秒激光前囊膜切开能够使前囊膜边缘与 IOL 的覆盖更好,这有助于保持 IOL 的正确定位[16,17]。

IOL 倾斜和偏心的效果很大程度上取决于这些位置参数在眼内的实际综合情况。已有实验室研究确定不损害非球面 IOL 视觉效果的最大可倾斜度和偏心值:Holladay 等[18]计算出偏心量的临界值为 0.4mm,倾斜度的临界值为 5°;Piers 等[19]计算出更大范围的偏心和倾斜量,分别为 0.8mm 和 10°。

IOL 倾斜和偏心可通过若干方法进行测量,如后照法、Purkinje 成像系统或 Scheimpflug 相机。Scheimpflug 相机能够提供眼前节的图像,早期的 Scheimpflug 相机存在几何失真,新的系统使用自定义图像校正算法,使得该设备在 IOL 倾斜和偏心测量中重复性高[20~22]。

我们评估了眼内飞秒激光在施行晶状体囊膜切开术的应用,本研究的目的是评估激光前囊膜切开术对IOL植入后居中性和前后移位的影响,并与手动CCC的结果做比较。

患者与方法

研究对象

前瞻性随机研究。施行白内障吸除合并IOL植入术,20例患者的20只眼接受激光前囊膜切开,25例患者的25只眼手动CCC接受(表1)。每例患者都进行了全面的眼科检查。排除指征包括眼部手术史、眼外伤、活动性眼病、散瞳困难、晶状体悬韧带脆弱者应排除。采用计算机生成随机化表(Excel软件;微软公司,雷德蒙,华盛顿)进行随机研究。

表1 飞秒激光前囊膜切开和手动CCC患者年龄、性别、眼轴

	手动CCC	激光前囊膜切开	*P*值*
年龄(岁)	68.24±10.77	63.55±13.65	>0.05
性别(男:女)	2:23	5:15	>0.05
眼轴(mm)	23.92±1.99	23.72±1.99	>0.05

CCC=连续环形撕囊

*独立样本*t*检验

研究遵循赫尔辛基宣言,通过了国家和当地的伦理委员会/机构审查委员会的批准,以及其他对保护参与生物医学研究的人类受试者的权利和福利的法律、法规。所有患者在术前均签署知情同意书。

手术方式

除了撕囊方式不同,所有患者的手术过程均按照标准化模式,所有手术均由同一医师(Z. Z. N)操作。在散瞳(1滴0.5%托吡卡胺/15分钟,共3次)和表面麻醉(0.5%盐酸丙美卡因)后,利用曲面接触镜压平角膜,将激光输出端装载到人眼上,由集成的光学断层扫描(optical coherence tomography, OCT)成像系统测定晶状体表面的位置,以散大的瞳孔为中心,从前囊膜下至少100μm开始到前囊膜上至少100μm结束进行圆柱状扫描,完成直径为4.5mm的前囊膜切开。前囊口位于散大的瞳孔中心。所有的激光过程采用在之前的研究中已经优化的特定的能量和点间距参数。手动CCC组的撕囊借助于截囊针和撕囊镊完成,力求完成一个位居散大后瞳孔中心的4.5mm直径的前囊口。两组都使用一次性角膜刀(爱尔康公司,德克萨斯)。水分离后,采用Accurus白内障超声乳化机(爱尔康公司)对核和残余皮质进行超声乳化吸出。

通过角膜切口,使用推注器将折叠IOL植入囊袋内。IOL均为一片式(SA60AT,爱尔康公司)疏水性丙烯酸酯材料,脚襻放置在同一位置(3点和9点钟位置),采用SRK-T公式计算IOL度数。植入IOL后,使用灌注/抽吸方法清除前房和囊袋内的粘弹剂,不缝合切口。未发生术中或术后并发症。在术后10天内,所有患者均使用抗生素和糖皮质激素类复合滴眼液(妥布霉素地塞米松滴眼液)。

测量仪器

使用Scheimpflug成像系统(Pentacam; Oculus Optikgeräte GmbH, Wetzlar,德国)测量IOL倾斜和偏心度,根据Castro等[21]提出的方法:IOL的偏心指从IOL中心到瞳孔轴之间的距离。水平轴正值表示右眼鼻侧和左眼颞侧,垂直轴正值表示向上偏心,负值表示向下偏心。通过消除正和负标志,可确定水平和垂直的偏心的大小,而不参考鼻侧/颞侧和上/下方向。总偏心表示水平和垂直偏心的综合向量的大小,可通过三角法(trigonometry)来测定。对于IOL的倾斜,绕x轴,正向倾斜表示IOL上缘向前移动,反之为负向倾斜;绕y轴,正向倾斜表示右眼IOL鼻侧缘向后移动,或左眼IOL鼻侧缘向前移动,反之为负向倾斜。通过消除正负符号,不参考方向,可以确定水平和垂直倾斜的幅度。

白内障手术后1周、1个月、1年进行显然验光,计算术后屈光度的改变。

统计学分析

应用SPSS16.0(SPSS公司,芝加哥,伊利诺伊州)进行统计分析。正态性分布采用Shapiro-Wilks检验,根据数据正态性,描述性数据、视力和IOL位置参数以其均值和标准差表示。视力、IOL倾斜度和偏心值的组间差异性采用独立样本*t*检验,采用卡方检验比较两组在5°倾斜和0.4mm的偏心度的分布。由于术后等效球镜的变化值为非正态分布,IOL总偏心和等效球镜变化之间的相关性分析采用Spearman相关分析。IOL垂直倾斜绝对值和远视力的相关性分析采用相关系数R、回归系数β及相应P值进行线性相关与回归分析,$P<0.05$则为有统计学意义。效能分析表明本统计分析具有88%的统计效能。

结　果

激光前囊膜切开组和手动 CCC 组之间年龄、性别、眼轴长度无统计学差异(表1)。

但两组在术后任何时间点的 UDVA 均无显著差异,然而激光前囊膜切开组在术后 1 个月、1 年的 CDVA 均明显更好(表2)。

表2　激光前囊膜切开和手动 CCC 裸眼视力(UDVA)和矫正视力(CDVA)

	手动 CCC	激光前囊膜切开	*P* 值*
UDVA			
1 周	0.51±0.29	0.59±0.23	>0.05
1 个月	0.61±0.28	0.69±0.19	>0.05
1 年	0.60±0.25	0.63±0.23	>0.05
CDVA			
1 周	0.77±0.25	0.89±0.17	>0.05
1 个月	0.84±0.16	0.94±0.11	0.031*
1 年	0.92±0.09	0.97±0.06	0.038*

CCC=连续环形撕囊;UDVA=裸眼远视力;CDVA=矫正远视力;* *P*<0.05,组间独立样本 *t* 检验

两组间的偏心度和倾斜度均有显著差异,手动 CCC 组的垂直和水平倾斜均比激光前囊膜切开组高,水平和总偏心度也更高(表3)。

表3　激光前囊膜切开和手动 CCC 组术后 IOL 位置参数

参数	手动 CCC	激光前囊膜切开	*P* 值
水平倾斜(°)	2.75±1.67	1.53±1.08	0.007*
垂直倾斜(°)	4.34±2.40	2.15±1.41	<0.001*
水平偏心(μm)	270.83±190.85	164.25±113.78	0.34*
垂直偏心(μm)	148.40±101.59	131.00±124.72	>0.05
总偏心(μm)	334.91±169.67	230.27±111.54	0.022*

CCC=连续环形撕囊

* *P*<0.05,组间独立样本 *t* 检验

应用卡方检验比较两组间的倾斜(5°)和偏心度(0.4mm)的分布,垂直倾斜和水平及总偏心有统计学差异(表4)。术后 1 个月和 1 年的绝对总偏心度与显然验光等效球镜绝对改变量之间具有相关性(R=0.33,P=0.032,图 1),球镜或柱镜度数与 IOL 倾斜参数之间无相关性(P>0.05)。

线性回归分析表明 IOL 垂直倾斜和 CDVA 显著相关(R^2=0.17,β=-0.41,95% 可信区间:-0.69 ~ -0.13,P=0.05)。

表4　激光前囊膜切开和手动 CCC 术后 IOL 倾斜>5°和偏心>0.4mm 分布

参数	手动 CCC	激光前囊膜切开	*P* 值
水平倾斜(°)	1/25	0/20	>0.05
垂直倾斜(°)	10/25	0/20	0.008*
水平偏心(μm)	6/25	0/20	0.036*
垂直偏心(μm)	1/25	0/20	>0.05
总偏心(μm)	8/25	0/20	0.017*

* *P*<0.05 使用组间独立样本 *t* 检验

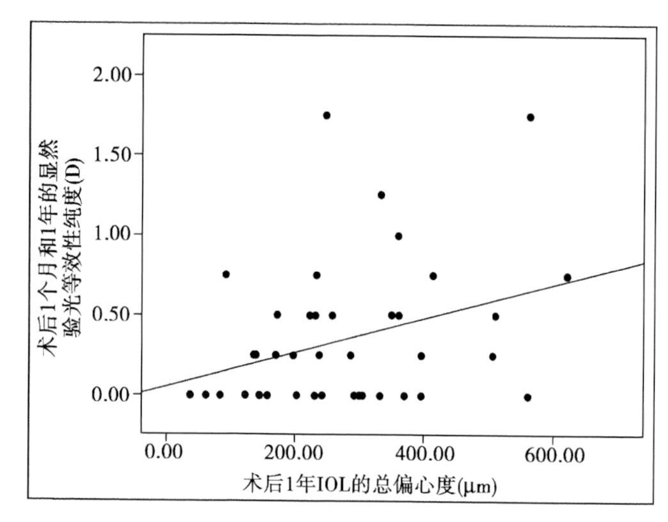

图1　术后 1 个月和 1 年的 IOL 总偏心度与显然验光等效球镜绝对改变量之间的相关性 Spearman-rank 相关:R=0.33,P=0.032

讨　论

在我们的经验中,飞秒激光前囊膜切开精确、圆形、再现性好,且直径精确,而手动撕囊术可能会获得形状不规则的前囊口且难以控制其居中性[15~17]。大小合适且居中的前囊口,能够使前囊膜边缘环形覆盖 IOL 光学边缘,使 IOL 保持正确的位置[16~17]。年轻人眼的自然晶状体不完全居中,无倾斜。比较 Mester 等[23]测量的自然晶状体和手动 CCC 后植入错位的 IOL 的偏心和倾斜的值和方向,发现 IOL 眼的偏斜更显著。

定位精度是个性化 IOL 的潜在应用的最终限制,IOL 偏位会引起视觉质量变差,并且因为散光、近视或远视漂移、高阶像差、反射和光晕等而改变预期的术后屈光状态[12,24,25]。

本研究发现激光前囊膜切开和手动 CCC 白内障术后 1 年 IOL 的倾斜度和偏心度均有显著差异,手动 CCC 组水平和垂直倾斜均更高。倾斜超过 5°会影响

视觉效果，本研究结果显示两组间超过 5°的垂直倾斜分布差异具有统计学意义（表4）。手动 CCC 组的 IOL 水平和总偏心均高于激光前囊膜切开组，与我们以往的研究结果一致[16]。偏离光轴和瞳孔中心可能会影响 IOL 的屈光效果，对于每例患者，IOL 倾斜和偏心对最终屈光力的影响在很大程度上取决于倾斜和偏心的实际组合。根据我们的结果，IOL 的偏心影响术后屈光状态的稳定性，激光前囊膜切开组较好的 CDVA 与较轻的垂直倾斜相关。参数之间的相关性表明，IOL 前后倾斜会使视觉质量恶化，可能是因为引起的高阶像差无法通过框架眼镜来矫正[25]。

两组眼轴长度无统计学差异，表明手动 CCC 组存在较大偏心并不是由于两组囊袋大小的不同引起。

我们正在研究在保持正确光学位置情况下，飞秒激光前囊膜切开的不同直径如何影响高端屈光性 IOL 的术后视觉效果。将来，根据不同光学直径的 IOL 和操作原理来优化飞秒激光撕囊直径，确保手术过程更加标准化。

作 者 贡 献

实验设计（K. K.，K. M.，Z. Z. N）；数据采集（K. M.，G. L. S.，A. T.）；分析和处理数据（K. K.，M. C. K）；初稿撰写（K. K.，Z. Z. N）；文稿修改（K. M.，G. L. S.，A. T.，M. C. K.）；统计专业知识（K. K.）；管理、技术和物质支持（G. L. S.，A. T.）；监督（K. M.，Z. Z. N.）

（黄锦海 译）

参 考 文 献

1. 2009 comprehensive report on the global single-use ophthalmic surgical product market. *Market Scope*. August 2009.
2. Paul T, Braga-Mele R. Bimanual microincisional phacoemulsification: the future of cataract surgery? *Curr Opin Ophthalmol*. 2005;16(1):2-7.
3. Auffarth GU, Rabsilber TM, Kohnen T, Holzer MP. Design and optical principles of multifocal lenses [German]. *Ophthalmologe*. 2008;105(6):522-526.
4. Riederle F, Buchwald HJ, Preissinger C, Lang GK. Refractive aspects of modern cataract surgery [German]. *Klin Monbl Augenheilkd*. 2006;223(12):943-951.
5. Ravalico G, Tognetto D, Palomba M, Busatto P, Baccara F. Capsulorhexis size and posterior capsule opacification. *J Cataract Refract Surg*. 1996;22(1):98-103.
6. Aykan U, Bilge AH, Karadayi K, Akin T. The effect of capsulorhexis size on development of posterior capsule opacification: small (4.5 to 5.0 mm) versus large (6.0 to 7.0 mm). *Eur J Ophthalmol*. 2003;13(6):541-545.
7. Hollick EJ, Spalton DJ, Meacock WR. The effect of capsulorhexis size on posterior capsular opacification: one-year results of a randomized prospective trial. *Am J Ophthalmol*. 1999;128(3):271-279.
8. Ram J, Pandey SK, Apple DJ, et al. Effect of in-the-bag intraocular lens fixation on the prevention of posterior capsule opacification. *J Cataract Refract Surg*. 2001;27(7):1039-1046.
9. Chang DF, Dewey S, Tipperman R, Wallace RB. Pearls for sizing the capsulorrhexis. *Cataract & Refractive Surgery Today Europe*. 2008;3(9):40-44.
10. Hayashi K, Hayashi H, Nakao F, Hayashi F. Anterior capsule contraction and intraocular lens decentration and tilt after hydrogel lens implantation. *Br J Ophthalmol*. 2001;85(11):1294-1297.
11. Hayashi H, Hayashi K, Nakao F, Hayashi F. Anterior capsule contraction and intraocular lens dislocation in eyes with pseudoexfoliation syndrome. *Br J Ophthalmol*. 1998;82(12):1429-1432.
12. Baumeister M, Bühren J, Kohnen T. Tilt and decentration of spherical and aspheric intraocular lenses: effect on higher-order aberrations. *J Cataract Refract Surg*. 2009;35(6):1006-1012.
13. Auran JD, Koester CJ, Donn A. In vivo measurement of posterior chamber intraocular lens decentration and tilt. *Arch Ophthalmol*. 1990;108(1):75-79.
14. Krueger RR, Kuszak J, Lubatschowski H, Myers RI, Ripken T, Heisterkamp A. First safety study of femtosecond laser photodisruption in animal lenses: tissue morphology and cataractogenesis. *J Cataract Refract Surg*. 2005;31(12):2386-2394.
15. Nagy Z, Takacs A, Filkorn T, Sarayba M. Initial clinical evaluation of an intraocular femtosecond laser in cataract surgery. *J Refract Surg*. 2009;25(12):1053-1060.
16. Nagy ZZ, Kránitz K, Takacs AI, Mihaltz K, Kovács I, Knorz MC. Comparison of intraocular lens decentration parameters after femtosecond and manual capsulotomies. *J Refract Surg*. 2011;27(8):564-569.
17. Kránitz K, Takacs A, Mihaltz K, Kovács I, Knorz MC, Nagy ZZ. Femtosecond laser capsulotomy and manual continuous curvilinear capsulorrhexis parameters and their effects on intraocular lens centration. *J Refract Surg*. 2011;27(8):558-563.
18. Holladay JT, Piers PA, Koranyi G, van der Mooren M, Norrby NE. A new intraocular lens design to reduce spherical aberration of pseudophakic eyes. *J Refract Surg*. 2002;18(6):683-691.
19. Piers PA, Weeber HA, Artal P, Norrby S. Theoretical comparison of aberration-correcting customized and aspheric intraocular lenses. *J Refract Surg*. 2007;23(4):374-384.
20. Becker KA, Auffarth GU, Völcker HE. Measurement method for the determination of rotation and decentration of intraocular lenses [German]. *Ophthalmologe*. 2004;101(6):600-603.
21. de Castro A, Rosales P, Marcos S. Tilt and decentration of intraocular lenses in vivo from Purkinje and Scheimpflug imaging. Validation study. *J Cataract Refract Surg*. 2007;33(3):418-429.
22. Rosales P, De Castro A, Jiménez-Alfaro I, Marcos S. Intraocular lens alignment from Purkinje and Scheimpflug imaging. *Clin Exp Optom*. 2010;93(6):400-408.
23. Mester U, Sauer T, Kaymak H. Decentration and tilt of a single-piece aspheric intraocular lens compared with the lens position in young phakic eyes. *J Cataract Refract Surg*. 2009;35(3):485-490.
24. Eppig T, Scholz K, Löffler A, Messner A, Langenbucher A. Effect of decentration and tilt on the image quality of aspheric intraocular lens designs in a model eye. *J Cataract Refract Surg*. 2009;35(6):1091-1100.
25. Miháltz K, Knorz MC, Alió JL, et al. Internal aberrations and optical quality after femtosecond laser anterior capsulotomy in cataract surgery. *J Refract Surg*. 2011;27(10):711-716.

经典论文 6

5.5mm 和 6.0mm 直径飞秒激光前囊膜切开术后植入单焦点可调节 IOL 的长期视觉效果和 IOL 位置的对比

Andrea Szigeti, MD; Kinga Kránitz, MD; Agnes I. Takacs, MD; Kata Mihåltz, MD; Michael C. Knorz, MD; Zoltan Z. Nagy, MD, DSC

摘　要

目的:评估 5.5mm 和 6.0mm 直径飞秒激光囊膜切开术后植入单焦点拟调节人工晶状体(IOL)的长期视觉效果。

方法:前瞻性随机初步研究,纳入 11 例患者(其中 7 例男性)的 17 眼,研究对象年龄 65.82±10.64(51 ~ 79 岁)。患者接受直径为 5.5mm(5.5mm 组,9 眼)或 6.0mm(6.0mm 组,8 眼)撕囊直径的飞秒激光前囊膜切开术,然后植入 AT-50AO(Bausch&Lomb)拟调节 IOL。比较两组患者术后 1 年的远近视力、显然验光等效球镜度(manifest refraction spherical equivalent, MRSE)、IOL 倾斜和偏心度。

结果:两组间术后裸眼远近视力、远矫正近视力和 MRSE 均无统计学差异。6.0mm 组的垂直和水平倾斜明显大于 5.5mm 组(P 值分别为 0.014 和 0.015)。两组 IOL 偏心度无统计学差异。

结论:飞秒激光的 5.5mm 直径前囊口可以减少 IOL 的倾斜,植入单焦点拟调节 IOL 时可能优于 6.0mm 直径的前囊口。

[J Refract Surg. 2012;28(9):609-613.] doi:10.3928/1081597X-20120815-04

2012 年 9 月首次发表在 *Refractive Surgery* 杂志。

拟调节人工晶状体(intraocular lenses, IOL)植入术是治疗老视的一种选择,其设计是为了避免多焦点 IOL 的光学不良反应,如对比敏感度下降[1,2]、眩光和光晕[3,4]。

对拟调节 IOL 的作用机制仍存在争议[5]。对单焦点拟调节 IOL 推荐前囊口直径为 5.5 ~ 6.0mm[6]。在飞秒激光屈光性白内障手术推行之前,只能通过手动撕囊[7~11]。既往对飞秒激光屈光性白内障手术的研究表明,精确尺寸和居中的飞秒激光前囊膜切开能够保证术后单焦点 IOL 维持在稳定的位置[10,11]。

本项前瞻性平行研究的目的是通过比较两种不同直径前囊口,来评估飞秒激光屈光性白内障手术植入单焦点拟调节 IOL 的远期疗效。

患者和方法

前瞻性随机初步研究,纳入 11 例患者的 17 只眼(7 例男性,4 例女性),年龄 65.82±10.64(范围 51 ~ 79 岁)。手术医师对所有患者都进行关于风险、利益和替代治疗的术前讨论。本研究通过了当地伦理审查委员会的批准,符合赫尔辛基宣言中的伦理学标准。入选标准为 50 岁以上的年龄相关性白内障患者。排除标准:糖尿病、青光眼、葡萄膜炎、既往有眼部手术或外伤史、视网膜疾病、眼前段病变(虹膜萎缩或粘连、晶状体悬韧带不完整或受损、无虹膜),散瞳困难,陡峭和平坦角膜曲率(K)差值>1D,眼轴长度<19mm 或>25mm。

由计算机产生的随机表法将患者随机分成两组，施行5.5mm前囊口(5.5mm组)的有9眼，施行6.0mm前囊口(6.0mm组)的有8眼。

表1表明了两组的术前特点，两组间的年龄、视力(裸眼和矫正)、MRSE、K、角膜散光，眼轴长度和植入IOL的屈光度均无统计学差异。

表1 5.5mm组和6.0mm组囊膜切开术的术前特点

参数	平均值±标准差(范围)		
	5.5mm组	6.0mm组	P值
眼(只)	9	8	
年龄(岁)	65.4±10.03(53~78)	66.25±11.98(51~79)	0.743
MRSE(D)	0.22±0.96(-1.50~+1.50)	0.094±1.49(-2.00~+2.00)	0.834
角膜散光(D)	0.64±0.22(0.43~1.00)	0.53±0.33(0.08~0.97)	0.448
平均K(D)	42.27±0.71(41.47~43.59)	42.52±1.11(41.07~44.45)	0.625
UDVA	0.13±0.05(0.05~0.20)	0.14±0.07(0.05~0.25)	0.744
CDVA	0.21±0.06(0.1~0.3)	0.19±0.07(0.1~0.3)	0.569
眼轴长度(mm)	23.05±1.08(21.51~4.40)	23.67±0.60(22.95~24.49)	0.329
IOL屈光度(D)	22.57±1.92(20.50~25.50)	21.13±0.99(20.00~23.00)	0.126

MRSE=显然验光等效球镜度;K=角膜曲率;UDVA=裸眼远视力;CDVA=矫正远视力;IOL=人工晶状体

术前评估

术前基线检查包括:使用Snellen视力表测裸眼远视力(uncorrected distance visual acuity,UDVA)和矫正远视力(corrected distance visual acuity,CDVA)、MRSE,Goldmann压平眼压计测量眼压，裂隙灯检查，散瞳后眼底检查。

IOL和度数计算

所有眼均植入一片式AT-50AO(Bausch&Lomb,罗切斯特,纽约)拟调节IOL,该IOL是5.0mm的单光学区双凸非球面设计，折射率为1.4301、总直径为11.5mm。所有眼均接受光学生物测量(IOLMaster,蔡司公司,德国),使用Lenstar LS 900(Haag-Streit International,Koeniz,瑞士)测量K。对眼轴≥22.01mm的眼睛，采用SRK/T公式以A常数119.1进行IOL度数计算，对眼轴≤22.0mm或K值低于42D的眼，采用Holladay 2公式计算。所有眼的目标屈光状态为正视。

手术方式

由同一医师(Z.Z.N.)在表面麻醉下施行白内障超声乳化吸除联合IOL植入术，术前45分钟每15分钟滴一滴0.5%托吡卡胺滴眼液进行散瞳。

手术在手术室外的激光室开始，使用LenSx飞秒激光系统(Alcon LenSx公司,加利福尼亚州)进行5.5mm或6.0mm直径的前囊膜切开。使用弧形接口固定眼球，仪器内置的光学相干断层扫描仪(optical coherence tomography,OCT)测定晶状体和囊膜的确切位置，从前囊膜下至少100μm开始到前囊膜上至少100μm结束，进行圆柱状扫描，采用之前研究优化过的能量和点间距参数。

在激光手术后，所有的患者被送入手术室行超声乳化吸除术(Infiniti;爱尔康公司,FT Worth,德克萨斯)。用一次性角膜刀制作一个2.8mm直径的透明角膜切口，注入粘弹剂(provisc,爱尔康公司),并用撕囊镊移除切割掉的前囊膜。行水分离后，对残余的核和皮质进行超声乳化吸除，将拟调节IOL植入囊袋内，灌注抽吸法清除前房和囊袋内的粘弹剂。切口不缝合，水密切口后，立即滴一滴1%阿托品。术后7天内，每天一滴1%阿托品滴眼，使睫状肌彻底放松，从而使拟调节IOL与后囊膜紧密接触。指导患者滴一滴0.1%~0.3%妥布霉素-地塞米松滴眼液(典必殊,Alcon Laboratories Inc)每天5次，持续1周，然后减为每天4次持续1周。

术后评估

术后第1天，散瞳后在裂隙灯下检查患者拟调节IOL的位置。术后1周、1个月、3个月、6个月、12个月再次复查，检查项目同术前。

术后12个月，使用由一个60W灯直接照亮的Rosenbaum-Jaeger阅读图测量35cm的UNVA,同时测量远矫正下的近视力(DCNVA),以消除残余近视和角膜散光引起的潜在假调节的影响。裸眼远近视力、DCNVA 均转换成小数形式记录以统计分析。

术后 12 个月，IOL 倾斜和偏心度的测量使用 Scheimpflug 成像系统（Pentacam；Optikgeräte 公司，德国），测量根据 Castro 等[12]提出的方法：IOL 的偏心指从 IOL 中心到瞳孔轴之间的距离。水平轴正值表示右眼鼻侧和左眼颞侧，垂直轴正值表示向上偏心，负值表示向下偏心。通过消除正和负标志，可确定水平和垂直的偏心的大小，而不参考鼻侧/颞侧和上/下方向。总偏心表示水平和垂直偏心的综合向量的大小，可通过三角法（trigonometry）来测定。对于 IOL 的倾斜，绕 x 轴，正向倾斜表示 IOL 上缘向前移动，反之为负向倾斜；绕 y 轴，正向倾斜表示右眼 IOL 鼻侧缘向后移动，或左眼 IOL 的鼻侧缘向前移动，反之为负向倾斜。通过消除正负符号，不参考方向，可以确定水平和垂直倾斜的幅度。倾斜度的测量由同一检查者（K. K. ）完成。

统计学分析

使用 Windows 软件 SPSS（版本 9；SPSS 公司，芝加哥，伊利诺伊州）对结果进行统计分析。正态性检验使用 Shapiro-Wilks 检验，在正态分布的情况下，数据均以均数±标准偏差表示，非正态分布则以中位数±间距范围表示。术前术后的比较采用配对 t 检验或 Wilcoxon 符号秩和检验，组间差异的分析采用非配对 t 检验或秩和检验。

评价两组间倾斜和偏心度差异的临床意义，采用卡方检验比较两组在 5°倾斜和 0.4mm 的偏心度的分布，$P<0.05$ 为有统计学意义。

结　果

未发生术中并发症和术后异常炎症，术后第 1 天，4 只眼出现轻度角膜水肿，于 1 周内消失。研究期间没有发生后囊膜混浊，所有患者随访 1 年。

5.5mm 组术前和术后 12 个月平均角膜散光（陡峭和平坦 K 的差值）分别为 0.64D±0.22D 和 0.78D±0.20D，6.0mm 组分别为 0.53D±0.33D 和 0.84D±0.32D。两组术前和术后角膜散光的差异均无统计学意义（5.5mm 组，$P=0.851$；6.0mm 组，$P=0.058$；配对 t 检验）。

视力和屈光状态

两组患者 UDVA、UNVA、DCNVA 的均值和 MRSE 均值见表 2。术后 1 年，UDVA≥20/25（0.8），5.5mm 组有 7（77.8%）只眼、6.0mm 组有 4（50%）只眼；UNVA ≥ J3（0.5），5.5mm 组有 8（88.9%）只眼，6.0mm 组有 6（75.0%）只眼，组间差异无统计学意义（$P=0.75$，独立样本 t 检验）。两组术后 DCNVA 的中位数均为 J3。DCNVA≥J3，5.5mm 组有 77.7%（7/9），6.0mm 组为 75.0%（6/8），组间差异无统计学意义（$P=0.48$，Mann-Whitney 检验）。两组术前（$P=0.834$，独立样本 t 检验）和术后 1 年（$P=0.14$，Mann-Whitney 检验）的 MRSE 差异无统计学意义。

表 2　5.5mm 和 6.0mm 前囊膜切开术后 12 个月的资料

参数	5.5mm 组	6.0mm 组	P 值
眼（例）	9	8	
年龄（岁）	-0.52±0.44（-1.00～0.25）	-0.61±0.70（-1.87±0.50）	0.774
MRSE（D）	0.78±0.20（0.51～1.00）	0.84±0.32（0.40～1.21）	0.723
平均 K（D）	42.52±0.89（41.27～44.25）	43.41±0.95（42.05～44.65）	0.101
UDVA	0.8±0.2（0.7～1.0）	0.75±0.38（0.6～1.0）	0.399≠
UNVA	0.63±0.21（0.32～1）	0.60±0.22（0.32～1.0）	0.750
DCNVA	0.63±0.3（0.4～0.8）	0.57±0.23（0.32～0.63）	0.488≠

MRSE＝显然验光等效球镜度；K＝角膜曲率；UDVA＝裸眼远视力；UNVA＝裸眼近视力；DCNVA＝远矫正近视力
≠Mann-Whitney 检验

拟调节 IOL 的倾斜和偏心度

表 3 列出了拟调节 IOL 的水平和垂直的倾斜和偏心度。6.0mm 组在垂直和水平方向的倾斜度明显更高，两组间偏心度差异没有统计学意义，且植入的 IOL 偏心度没有均超过 0.4mm。

表3　5.5mm和6.0mm囊膜切开术后倾斜和偏心参数

参数	5.5mm组	6.0mm组	P值*
倾斜度(°)			
垂直	1.42±0.81(0.49～2.99)	4.29±2.52(1.45～8.77)	0.014
水平	1.62±0.85(0.36～2.55)	4.77±2.62(1.77～8.14)	0.015
偏心(mm)			
垂直	0.083±0.079(0.000～0.200)	0.086±0.095(0.010～0.280)	0.976
水平	0.136±0.109(0.010～0.340)	0.193±0.141(0.010～0.350)	0.414

*独立样本 t 检验

在6.0mm组，>5°的垂直和水平倾斜分别有2(25%)只眼和3(37.5%)只眼；在5.5mm组，无IOL倾斜>5°。两组倾斜的分布无统计学差异(表4)(倾斜度以5°为界限进行分布)。

表4　5.5mm和6.0mm囊膜切开术后倾斜度为5°的分布

参数	5.5mm	6.0mm	P值*
垂直倾斜	0:9	2:8	0.156
水平倾斜	0:9	3:8	0.089

*卡方检验

讨　论

本研究首次研究飞秒激光囊膜切开术植入单光学区拟调节IOL并评估不同前囊口大小的拟调节IOL的倾斜和偏心度。

拟调节IOL[5]的发展是为白内障术后提供调节能力和功能性近视力[1~4]，降低眼镜依赖性，又不会带来多焦点IOL的缺点。对于一个5.0mm直径的单焦点拟调节IOL，前囊口应居中连续环形，在5.5～6.0mm[6]。一个过大的或偏心的前囊口将增加IOL脱位的风险[10,11]。

飞秒激光白内障屈光手术的引进提供了比传统手动技术更高精确性、准确性、再现性和更好韧性的囊膜切开方法[7~11,14]。与手动撕囊相比，适当大小、形状和居中的飞秒激光囊膜切开术的IOL居中性更佳，且倾斜减少[9~11]。Kranitz等[11]指出，手动撕囊而导致IOL的偏心是飞秒激光囊膜切开术的6倍多。

到目前为止，文献中尚无任何证据表明5.5mm和6.0mm大小的撕囊何者最适合直径为5.0mm的单焦点拟调节IOL(Crystalens AT-50AO)。因此，我们设计了前瞻性研究对这两种直径进行比较。研究结果表明，两种直径的前囊膜切开后UDVA、UNVA和DCNVA均无显著差异；两组IOL偏心度无差异，且植入的IOL偏心度均无超过0.4mm。Altmann[15]指出，当偏心度>0.5mm时，非球面IOL将会失去其优势；Holladay等[16]的研究表明，当偏心度>0.4mm时，非球面IOL将降低其成像质量。

评价拟调节IOL的倾斜度时，我们发现6.0mm直径组水平和垂直倾斜更明显，有2例(25%)IOL垂直倾斜超过5°，有3例(37.5%)IOL水平倾斜超过5°；然而5.5mm组IOL倾斜均未超过5°。Guyton等[13]报告IOL旋转超过5°将有损视觉质量。其他研究者[17,18]也证明IOL倾斜与眼部彗差有显著相关性，减少IOL倾斜可以提高视网膜成像质量。

本研究不足之处在于样本量较少，且部分患者双眼测量带来潜在偏差。

本研究结果表明，5.5mm直径的飞秒激光囊膜切开术引起的IOL倾斜少于6.0mm，因此5.5mm直径的撕囊在植入单焦点拟调节IOL时效果可能更好。

作者贡献

研究理念和设计(A.S.，Z.Z.N.)；数据采集(A.S.，K.K.，A./. T.，Z.Z.N.)；分析和处理数据(A.S.，K.K.，K.M.，M.C.K.)；初稿撰写(A.S.)；文稿修改(K.K.，A.I. T.，K.M.，M.C.K.，Z.Z.N.)；统计(A.S.)；管理、技术或物质支持(A.S.)；监督(K.K.，A.I. T.，Z.Z.N.)

(高蓉蓉　译)

参考文献

1. Kamlesh M, Dadeya S, Kaushik S. Contrast sensitivity and depth of focus with aspheric multifocal versus conventional monofocal intraocular lens. *Can J Ophthalmol.* 2001;36(4):197-201.

2. Montés-Micó R, Alió JL. Distance and near contrast sensitivity function after multifocal intraocular lens implantation. *J Cataract Refract Surg.* 2003;29(4):703-711.

3. Pieh S, Lackner B, Hanselmayer G, et al. Halo size under distance and near conditions in refractive multifocal intraocular lenses. *Br J Ophthalmol.* 2001;85(7):816-821.

4. Allen ED, Burton RL, Webber SK, et al. Comparison of a diffractive bifocal and a monofocal intraocular lens. *J Cataract Refract Surg.* 1996;22(4):446-451.

5. Sheppard AL, Bashir A, Wolffsohn JS, Davies LN. Accommodating intraocular lenses: a review of design concepts, usage and assessment methods. *Clin Exp Optom*. 2010;93(9):441-452.

6. Chang DF. *Mastering Refractive IOLs: The Art and Science*. Thorofare, NJ: SLACK Inc; 2008.

7. Nagy Z, Takacs A, Filkorn T, Sarayba M. Initial clinical evaluation of an intraocular femtosecond laser in cataract surgery. *J Refract Surg*. 2009;25(12):1053-1060.

8. Nagy ZZ, Kránitz K, Takacs A, Filkorn T, Gergely R, Knorz MC. Intraocular femtosecond laser use in traumatic cataracts following penetrating and blunt trauma. *J Refract Surg*. 2012;28(2):151-153.

9. Mih„ltz K, Knorz MC, Alió JL, et al. Internal aberrations and optical quality after femtosecond laser anterior capsulotomy in cataract surgery. *J Refract Surg*. 2011;27(10):711-716.

10. Nagy ZZ, Kránitz K, Takacs AI, Mih„ltz K, Kovács I, Knorz MC. Comparison of intraocular lens decentration parameters after femtosecond and manual capsulotomies. *J Refract Surg*. 2011;27(8):564-569.

11. Kránitz K, Takacs AI, Mihaltz K, Kovács I, Knorz MC, Nagy ZZ. Femtosecond laser capsulotomy and manual continuous curvilinear capsulorrhexis parameters and their effects on intraocular lens centration. *J Refract Surg*. 2011;27(8):558-563.

12. de Castro A, Rosales P, Marcos S. Tilt and decentration of intraocular lenses in vivo from Purkinje and Scheimpflug imaging. Validation study. *J Cataract Refract Surg*. 2007;33(3):418-429.

13. Guyton DL, Uozato H, Wisnicki HJ. Rapid determination of intraocular lens tilt and decentration through the undilated pupil. *Ophthalmology*. 1990;97(10):1259-1264.

14. Friedman NJ, Palanker DV, Schuele G, et al. Femtosecond laser capsulotomy. *J Cataract Refract Surg*. 2011;37(7):1189-1198.

15. Altmann GE. Wavefront-customized intraocular lenses. *Curr Opin Ophthalmol*. 2004;15(4):358-364.

16. Holladay JT, Piers PA, Koranyi G, van der Mooren M, Norrby NE. A new intraocular lens design to reduce spherical aberration of pseudophakic eyes. *J Refract Surg*. 2002;18(6):683-691.

17. Taketani F, Matuura T, Yukawa E, Hara Y. Influence of intraocular lens tilt and decentration on wavefront aberrations. *J Cataract Refract Surg*. 2004;30(10):2158-2162.

18. Oshika T, Kawana K, Hiraoka T, Kaji Y, Kiuchi T. Ocular higher-order wavefront aberration caused by major tilting of intraocular lens. *Am J Ophthalmol*. 2005;140(4):744-746.

经典论文 7

白内障手术中飞秒激光前囊膜切开术后的眼内像差和光学质量

Kata Mihá ltz, MD; Michael C. Knorz, MD; Jorge L. Alió, MD, PhD; Ágnes I. Takács, MD; Kinga Kránitz, MD; Illés Kovács, MD, PhD; Zoltán Z. Nagy, MD, DSc

摘　要

目的:比较白内障手术中飞秒(femtosecond, FS)激光前囊膜切开和连续环形撕囊(continuous curvilinear capsulorrhexis, CCC)的术后全眼和眼内像差。

方法:在本项前瞻性研究中,48 只眼的白内障手术中的前囊膜切开均通过眼内 FS 激光(Alcon LenSx Inc)操作完成;作为对照组,51 只眼则通过 CCC 来完成。本项研究利用 OPD-Scan (NIDEK Co Ltd)来测量波前像差、角膜地形图和客观视觉质量。分别评估垂直和水平方向上的倾斜度、彗差和视觉质量来判定像差来源于全眼还是眼内。主要评价指标包括术后残留屈光度数,裸眼及矫正视力,全眼及眼内像差,Strehl 比值和调制传递函数(modulation transfer function, MTF)。

结果:在 FS 和 CCC 两组中,术后球镜度数(-0.60±1.50 vs -0.50±1.40D),术后柱镜度数(1.30±1.01 vs 1.10±1.10D),裸眼远视力(0.86±0.15 vs 0.88±0.08)和矫正远视力(0.97±0.08 vs 0.97±0.06)差异具有统计学。FS 组中的眼内垂直方向上的倾斜度(-0.05±0.36 vs 0.27±0.57)和彗差(-0.003±0.11 vs 0.10±0.15)低于 CCC 组,Strehl 比值(0.02±0.02 vs 0.01±0.01)和所有测量周/度的 MTF 值高于 CCC 组。

结论:与 CCC 相比,NIDEK OPD-Scan 像差仪测量所得的眼内像差在眼内 FS 激光前囊切开眼中较低,差异具有统计学意义。因此,眼内 FS 激光前囊切开术后可能具有相对较好的视觉质量。

[J Refract Surg. 2011; 27 (10):711-716.]
doi:10.3928/1081597X-20110913-01

2011 年 10 月首次发表在 *Refractive Surgery* 杂志。

在白内障手术中,精确的前囊膜切开是至关重要的。360°覆盖光学面的前囊膜切开术可以产生对称的囊袋收缩力和皱缩包裹效应,从而阻止人工晶体状光学区的偏心,倾斜,近视漂移,后囊及前囊膜的混浊[1~6]。在我们研究团队的早前报道中,我们已经证明眼内飞秒激光的前囊口制作更加精确,可以减少人工晶状体的偏心[7,8]。该技术对降低白内障术中囊膜撕裂风险、减少其他术中并发症的出现以及降低超声乳化能量方面均有一定的潜在价值[9]。

从本质上来讲,光学质量是一种主观感受,但是,目前只能间接地通过客观数据来描述,如波前像差测量,视觉质量测量如视力和对比敏感度[10~13]。波前像差的分析区分了低阶像差(离焦,散光)和高阶像差,以及个体像差对光学质量的影响。Strehl 比值、点扩散函数(point spread function, PSF)和调制解调函数(modulation transfer function, MTF)是用于评价包括人眼在内的各项光学系统的客观参数。光学系统的 PSF 是指点光源投射到视网膜上的光强分布,显示视网膜像的模糊程度。MTF 定义为输出图像的对比度与输入图像的对比度之比,是一种空间频率函数,可以表达通过光学媒介后所丢失的正弦波刺激对比度。MTF 可以通过 PSF 在视网膜平面上的直接成像或波前像差计算来测量[14,15]。

本研究的目的是评估白内障术中眼内 FS 激光和手工 CCC 撕囊对术后光学和视觉质量的影响。

资料和方法

研究对象

48 眼(43 例)在白内障摘除并 IOL 植入术中行 FS 激光囊膜切开(FS 组);51 眼(38 例)则通过撕囊镊行 CCC 操作作为对照组(CCC 组)。所有手术操作均由同一个手术医师完成(Z. Z. N.)。所有患者均在术后 6 个月行各项检查用于术后临床结果的比较。每一位患者均需接受一套完整的眼科检查。本研究入选患者需排除眼部手术史,外伤,活动性眼病,瞳孔不易散大者以及已知的悬韧带松弛者。

本研究的开展遵循赫尔辛基宣言,符合相应的国家和当地伦理委员会或机构审查委员会的要求,遵守知情同意内容以及其他涉及生物医学研究中受试者权利和福利的法律法规。

手术流程

除了撕囊方法不同外,每位患者均接受统一的标准化手术操作。

在散瞳(0.5% 托吡卡胺,每 15 分钟 1 滴×3 次)和表面麻醉(0.5% 盐酸丙美卡因)后,FS 激光系统将进行以下操作:LenSx 激光系统(Alcon LenSx Inc, Aliso Viejo, California)利用弧形的患者接口压平角膜,然后通过专有光学方法来定位晶状体平面。直径为 4.5mm 的前囊膜切开是通过圆柱形模式扫描完成的,起始于前囊膜下方至少 100μm 处,并在前囊膜上方至少 100μm 处终止。所有激光操作均使用之前研究中已经优化过的专用能量和点间距参数。

激光操作完成后,在标准眼科操作显微镜下,梯形刀制作 2.8mm 双平面透明角膜切口,撕囊镊移除激光切开的前囊膜组织。透明角膜切口做在 11 点位,15°刀在 1 点位做侧切口。CCC 组中角膜主切口和侧切口制作方法同上。手工撕囊操作时,预置一个直径为 4.5mm 的圆形角膜标记环以利于术者制作准确大小和形状的前囊口,并在截囊针和撕囊镊的辅助下完成 CCC 操作。在水分离后,晶状体核的超声乳化与残留皮质的吸除均由 Accurus(Alcon Laboratories Inc, Ft Worth, 得克萨斯州)超乳机完成。

所有 IOLs 均为折叠型,并在植入器辅助下植入囊袋内,脚襻放置于 3 点和 9 点位。FS 和 CCC 两组中所有眼中均植入 AcrySof MA60AC 三片式丙烯酸球面 IOLs(Alcon Laboratories Inc),采用 SRK-T 公式计算 IOL 度数。在 IOL 植入后,前房和囊袋内的粘弹剂则通过灌注抽吸予以清除。最后,所有主侧切口均由基质水密关闭,无缝合。所有眼手术顺利,术中或术后并发症未见。在术后第一个月内,所有患者均接受抗生素和激素混合滴眼液制剂的治疗(地塞米松和妥布霉素)。

像差测量

全眼、角膜和眼内光学像差均由 NIDEK OPD-Scan Ⅱ(NIDEK Co Ltd, Gamagori, 日本)来测定。该仪器在同轴上可以同时测量电脑验光度数、角膜曲率、明视和中间视瞳孔直径、角膜地形图以及波前像差。所有波前像差都是基于角膜顶点来计算和绘制的。角膜地形图利用 Placido 环技术测定,眼部波前像差利用视网膜相位差原理测定[16,17]。波前像差测定要求在暗环境下进行,标准化瞳孔直径为 4.5mm。为评估患者自然视觉下的像差,所有患者均不使用散瞳剂。之所以不使用散瞳剂,是因为我们相信,与 6mm 或 7mm 散大的瞳孔相比,自然瞳孔条件下的像差更代表人眼对光的真实反应。在人眼中,虽然波前像差随瞳孔直径的增加而显著升高,但是较小的孔径仍然可以导致较大的衍射效应[14,15,18]。

全眼、角膜和眼内波前像差通过六阶 Zernike 多项式分解来实现重建。视觉质量则通过裸眼(UDVA)和矫正远视力(CDVA)以及 MTF 和 Strehl 比值来表达。描绘的 PSF 图像证明了两组特征性的像质下降。PSF 表现为一个点如何通过人眼光学系统在视网膜上重现的一种图像显示方式。Strehl 比值用于比较两组的图像质量。Strehl 比值定义为人眼的 PSF 与模拟眼(光学质量仅受限于衍射)PSF 的比值。这是一个介于 0~1 的数值。OPD-Scan 可以提供来自 4.5mm 光学区像差的 0~60 周/度(cycles per degree, cpd)MTF 曲线。其中,5,10,15,20,25,30,35,40,45,50,55 和 60cpd 空间频率被选为测定点。

统计学分析

SPSS16.0(SPSS Inc, Chicago, Illinois)用于统计学分析。Shapiro-Wilks W 检验用于非正态分布数据检验。对于正态分布的数据,描述性统计量用均值和标准差来表示。两组中同一时间的平均视力和屈光度数以及眼内光学质量参数比较则行 t 检验。多元回归分析则用于确定 Strehl 比值的影响因素。选择所有测试模型中的最佳拟合模型,而模型拟合是通过伪 r^2 作为统计拟合优度来评估的。

结　果

资料特征

所有患者均在术后 6 个月时进行检查评估。表 1 显示患者人口统计数据和术后屈光误差值。两组中的所有变量之间均无统计学显著差异。

表 1　接受连续环形撕囊或飞秒激光前囊切开患者的人口资料

人口资料	平均值±标准差		*P* 值*
	CCC 组 (n=51)	FS 组 (n=48)	
年龄(岁)	70.7±14.3	75.0±10.4	>0.05
性别(男:女)	7:31	9:34	>0.05
球镜屈光误差(D)	−0.50±1.40	−0.60±1.50	>0.05
柱镜屈光误差(D)	1.10±1.10	1.30±1.01	>0.05

CCC=连续环形撕囊;FS=飞秒

* 成组 *t* 检验

Zernike 多项式

FS 组的眼内垂直倾斜(Z_1^{-1})和彗差(Z_3^{-1})较 CCC 组低,差异有显著统计学意义($P=0.006$,表 2)。全眼,角膜和其他任何眼内像差在两组中无统计学差异。线性回归分析显示,两组的眼内垂直彗差和眼内垂直倾斜具有极显著相关性($r=0.73$,$P<0.001$,图 1)。

表 2　接受连续环形撕囊或飞秒激光前囊切开患者术后 6 个月的全眼、角膜和眼内像差参数

参数	平均值±标准差		*P* 值*
	CCC 组 (n=51)	FS 组 (n=48)	
全眼			
垂直倾斜	0.09±0.44	−0.08±0.35	>0.05
水平倾斜	0.10±0.49	0.16±0.39	>0.05
垂直彗差	0.04±0.19	−0.02±0.16	>0.05
水平彗差	−0.01±0.16	0.02±0.14	>0.05
角膜			
垂直倾斜	−0.11±0.49	−0.06±0.38	>0.05
水平倾斜	−0.05±0.41	−0.04±0.32	>0.05
垂直彗差	−0.04±0.17	−0.04±0.11	>0.05
水平彗差	−0.03±0.11	−0.02±0.12	>0.05
眼内			
垂直倾斜	0.27±0.57	−0.05±0.36	0.006
水平倾斜	0.15±0.59	0.16±0.63	>0.05
垂直彗差	0.10±0.15	0.003±0.11	0.006
水平彗差	0.03±0.18	0.06±0.11	>0.05

CCC=连续环形撕囊;FS=飞秒

* 成组 *t* 检验

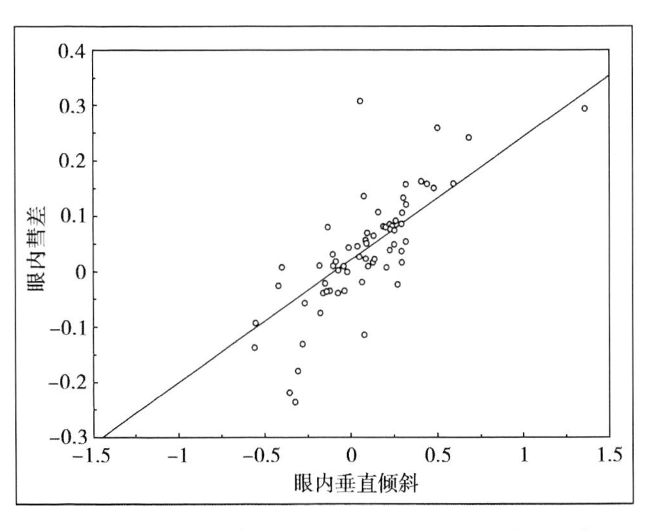

图 1　眼内垂直倾斜和彗差的线性回归。相关性具有统计学意义($r=0.73$,$P<0.001$)

成像质量

尽管 UDVA 和 CDVA 在两组之间均未见显著差异,但是 FS 组的 Strehl 比值显著高于 CCC 组。在所有本研究所测量的不同周/度(cpd)中,FS 组的 MTF 值也显著高于 CCC 组,且所有值之间的差异均具有统计学意义($P<0.05$,表 3)。

表 3　接受连续环形撕囊或飞秒激光前囊切开患者的视觉质量特征

特征	CCC 组 (n=51)	FS 组 (n=48)	*P* 值*
UDVA	0.88±0.08	0.86±0.15	>0.05
CDVA	0.97±0.06	0.97±0.08	>0.05
Strehl 比值	0.01±0.007	0.02±0.024	0.001
MTF(cpd)			
5	0.25±0.15	0.32±0.19	0.04
10	0.10±0.06	0.17±0.12	0.001
15	0.07±0.04	0.11±0.08	0.001
20	0.05±0.04	0.08±0.07	0.008
25	0.04±0.03	0.06±0.06	0.003
30	0.03±0.02	0.05±0.05	0.002
35	0.02±0.02	0.04±0.04	0.006
40	0.02±0.02	0.04±0.04	0.003
45	0.02±0.01	0.03±0.03	0.005
50	0.02±0.01	0.03±0.03	0.002
55	0.01±0.01	0.03±0.02	0.002
60	0.01±0.01	0.02±0.02	0.006

CCC=连续环形撕囊;FS=飞秒;UDVA=裸眼远视力;CDVA=矫正远视力;MTF=调制传递函数;cpd=周/度

* 成组 *t* 检验

多元回归分析用于确定 Strehl 比值的影响因素。这个模型囊括了所有能反映两组间显著差异以及最重要影响因素(低阶像差)的 Zernike 系数。模型拟合不仅是为了测试数据的累加效应，还包括它们之间的相互作用。这个模型还显示，在矫正低阶像差（散光和离焦）后，眼内垂直倾斜和彗差之间存在显著的相互作用，且对 Strehl 比值有非常显著的影响（表4）。

表4　多元模型中校正散光和离焦后 Strehl 比值的影响因素的回归 β 系数

参数	β	95%*CI*	*P* 值
眼内垂直倾斜	0.38	0.03～0.72	<0.05
眼内垂直倾斜和彗差的相互作用	1.55	0.67～2.42	<0.05

CI＝置信区间

图2显示了分别代表两个研究组的2例患者的 PSF 图，其视觉质量由 Strehl 比值表达，且最接近两组各自的平均值。CCC 眼的 PSF 点图显示其视网膜图像较 FS 眼更接近散光和彗差式衰减（图2B）。相反，FS 眼的 PSF 点图相对较少而圆（图2A）。按平均值来说，FS 眼在所有空间频率上的 MTF 值都比 CCC 眼要高（图3）。

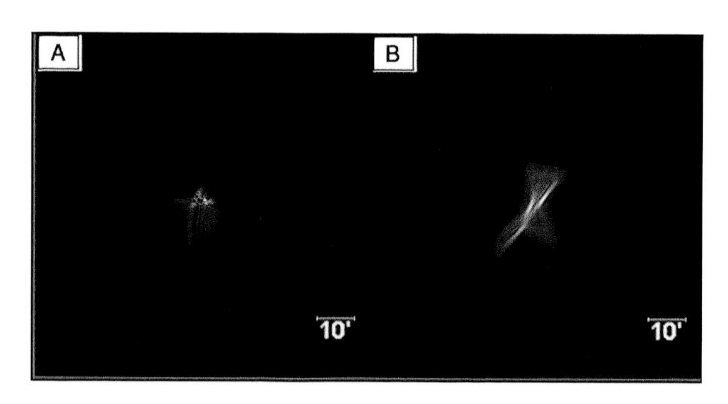

图2　飞秒激光组（**A**）和手工连续环形撕囊（对照）组（**B**）的代表性点扩散函数图像

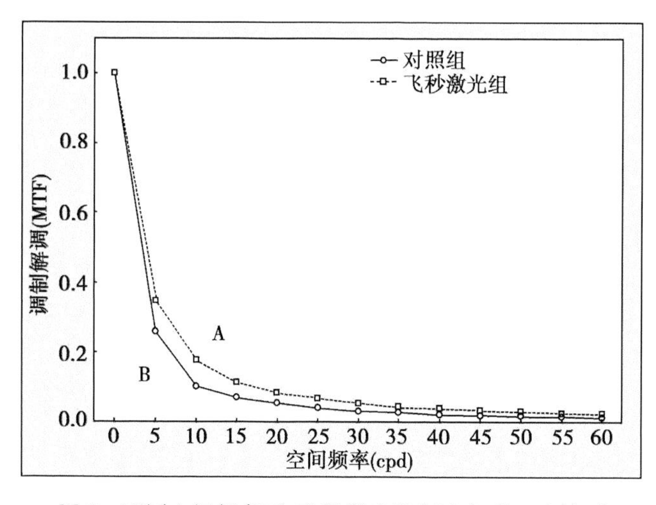

图3　不同空间频率下，飞秒激光组（**A**）和手工连续环形撕囊（对照）组（**B**）在矢状面和子午方向的调制传递函数（modulation transfer function，MTF）的平均值

讨　　论

尽管两组的全眼像差未见显著统计学差异，但是 FS 组的眼内垂直倾斜和彗差均显著低于 CCC 组。FS 组的 Strehl 比值以及所有测量的空间频率上的 MTF 值均显著高于 CCC 组，这就说明 FS 组患者视觉质量更佳。除了垂直倾斜和彗差，FS 组或 CCC 组也是 Strehl 比值的重要预测因素，这证实了我们的假设，也就是说手术类型对白内障术后的视觉效果有很重要的影响。在 OPD-Scan 分析倾斜、彗差和 Strehl 比值结果时，我们排除了 IOL 类型对光学像差和视觉质量测量的影响。由于所有植入的 IOLs 都是球面设计，它们对人眼球差的影响是均等的，因此也就没有对它们进行单独分析了。

倾斜是一种棱镜误差而不是真正的光学像差，因为它只引起图像位置的移动，并不会引起图像变形。彗差是一种高阶像差，可以因入射波阵面的倾斜或相对于光学表面的偏心而产生。它可能源自光学表面的轴向错位[13,20～22]。彗差式偏离形成一个带有彗星形状尾巴的弥散斑，类似于图2B 显示的 PSF 图像。Applegate 等[23]已证实，当 Zernike 模型结合在一起时，它们之间就会产生相互作用。某一种像差模型的偏心可以引起另一阶层像差的发生。例如，球差的偏轴移动可以产生彗差。随着偏心量的增加，彗差量也会跟着增大[24,25]。Thibos 等[26]证实相同频率下的模型之间存在正相关，例如垂直彗差和垂直倾斜。我们的结果同样证明垂直倾斜和彗差之间存在极显著的正相关。据以往文献报告，这是由 IOL 的偏心引起的。

在眼科手术领域，FS 激光代表了一项重大的技术革新。与计算机控制的光学传输系统相结合后，FS 激光可以完成精确的手术切口制作，并且对周围组织不产生任何附带损害[27,28]。这项新技术的潜在优势还在于，它可以在非球面或多焦 IOLs 植入前完成更好的晶状体前囊膜切开[7～9]。倾斜或偏心的多焦 IOL 或者是负球差 IOL 都可以引起更高的非对称性像差，因此光学质量的预期效果可能会受损于 IOL 移位[29,30]。

在本研究中，飞秒激光前囊膜切开术可减少眼内倾斜和彗差，然而，眼内像差可能不单单来自晶状体，也可能源自角膜后表面。依靠 OPD-Scan 无法区分这些不同来源的眼内像差。Dubbelman 等[31,32]利用一种 Scheimpflug 相机分离了来自角膜后表面和角膜前表面的像差。他们发现角膜前后表面的非球面性具有密切相关性。他们指出，角膜后表面弥补了接近

3.5%的前表面彗差，对于全眼彗差来说，只有角膜前表面和晶状体对其产生影响[31,32]。根据这些发现，我们总结可得，本研究中FS激光组制作前囊口尺寸较好，使得其IOL位置更佳，从而减少了眼内像差。

作 者 贡 献

研究理念和设计（K. M.，J. L. A.）；数据收集（K. M.，J. L. A.，K. K.，I. K.）；数据分析和解读（K. M.，M. C. K.，J. L. A.，A. T.，I. K.，Z. Z. N.）；文稿起草（K. M.，I. K.）；文稿专业修改（K. M.，M. C. K.，J. L. A.，A. T.，K. K.，I. K.，Z. Z. N.）；统计分析（I. K.）；资金赞助（J. L. A.，Z. Z. N.）；管理、技术或物质支持（J. L. A.，A. T.，K. K.）；监管（J. L. A.，Z. Z. N.）

（胡亮 译）

参 考 文 献

1. Dick HB, Pena-Aceves A, Manns A, Krummenauer F. New technology for sizing the continuous curvilinear capsulorhexis: prospective trial. *J Cataract Refract Surg*. 2008;34(7):1136-1144.
2. Tan JC. Capsulotomy. *Curr Opin Ophthalmol*. 2001;12(1):82-85.
3. Ravalico G, Tognetto D, Palomba M, Busatto P, Baccara F. Capsulorhexis size and posterior capsule opacification. *J Cataract Refract Surg*. 1996;22(1):98-103.
4. Aykan U, Bilge AH, Karadayi K. The effect of capsulorhexis size on development of posterior capsule opacification: small (4.5 to 5.0 mm) versus large (6.0 to 7.0 mm). *Eur J Ophthalmol*. 2003;13(6):541-545.
5. Hollick EJ, Spalton DJ, Meacock WR. The effect of capsulorhexis size on posterior capsular opacification: one-year results of a randomized prospective trial. *Am J Ophthalmol*. 1999;128(3):271-279.
6. Krueger RR, Kuszak J, Lubatschowski H, Myers RI, Ripken T, Heisterkamp A. First safety study of femtosecond laser photodisruption in animal lenses: tissue morphology and cataractogenesis. *J Cataract Refract Surg*. 2005;31(12):2386-2394.
7. Kránitz K, Takacs A, Mihåltz K, Kovács I, Knorz MC, Nagy ZZ. Femtosecond laser capsulotomy and manual continuous curvilinear capsulorrhexis parameters and their effects on intraocular lens centration. *J Refract Surg*. 2011;27(8):558-563.
8. Nagy ZZ, Kránitz K, Takacs AI, Mihåltz K, Kovács I, Knorz MC. Comparison of intraocular lens decentration parameters after femtosecond and manual capsulotomies. *J Refract Surg*. 2011;27(8):564-569.
9. Nagy Z, Takacs A, Filkorn T, Sarayba M. Initial clinical evaluation of an intraocular femtosecond laser in cataract surgery. *J Refract Surg*. 2009;25(12):1053-1060.
10. Baumeister M, Bühren J, Kohnen T. Tilt and decentration of spherical and aspheric intraocular lenses: effect on higher-order aberrations. *J Cataract Refract Surg*. 2009;35(6):1006-1012.
11. Mester U, Sauer T, Kaymak H. Decentration and tilt of a single-piece aspheric intraocular lens compared with the lens position in young phakic eyes. *J Cataract Refract Surg*. 2009;35(3):485-490.
12. Pieh S, Fiala W, Malz A, Stork W. In vitro strehl ratios with spherical, aberration-free, average, and customized spherical aberration-correcting intraocular lenses. *Invest Ophthalmol Vis Sci*. 2009;50(3):1264-1270.
13. Rohart C, Lemarinel B, Thanh HX, Gatinel D. Ocular aberrations after cataract surgery with hydrophobic and hydrophilic acrylic intraocular lenses: comparative study. *J Cataract Refract Surg*. 2006;32(7):1201-1205.
14. Liang J, Grimm B, Goelz S, Bille JF. Objective measurement of wave aberrations of the human eye with the use of the Hartmann-Shack wave front sensor. *J Opt Soc Am A*. 1994;11(7):1949-1957.
15. Walsh G, Charman WN, Howland HC. Objective technique for the determination of monochromatic aberrations of the eye. *J Opt Soc Am A*. 1984;1(9):987-992.
16. Gatinel D, Hoang-Xuan T. Objective assessment of the quality of vision before and after repositioning of a dislocated iris-fixated aphakic anterior chamber lens. *J Refract Surg*. 2007;23(9 Suppl):S1005-S1010.
17. Levy J, Lifshitz T, Klemperer I, et al. The effect of Nd:YAG laser posterior capsulotomy on ocular wave front aberrations. *Can J Ophthalmol*. 2009;44(5):529-533.
18. Tutt R, Bradley A, Begley C, Thibos LN. Optical and visual impact of tear break-up in human eyes. *Invest Ophthalmol Vis Sci*. 2000;41(13):4117-4123.
19. Lu M, Tilley BC; NINDS t-PA Stroke Trial Study Group. Use of odds ratio or relative risk to measure a treatment effect in clinical trials with multiple correlated binary outcomes: data from the NINDS t-PA stroke trial. *Stat Med*. 2001;20(13):1891-1901.
20. Taketani F, Matuura T, Yukawa E, Hara Y. Influence of intraocular lens tilt and decentration on wavefront aberrations. *J Cataract Refract Surg*. 2004;30(10):2158-2162.
21. Korynta J, Bok J, Cendelin J, Michalova K. Computer modeling of visual impairment caused by intraocular lens misalignment. *J Cataract Refract Surg*. 1999;25(1):100-105.
22. Dai GM. Ocular wavefront presentation. In: *Wavefront Optics for Vision Correction*. Bellingham, WA: SPIE; 2008:33-96.
23. Applegate RA, Marsack JD, Ramos R, Sarver EJ. Interaction between aberrations to improve or reduce visual performance. *J Cataract Refract Surg*. 2003;29(8):1487-1495.
24. Mihåltz K, Kránitz K, Kovács I, Takács, Németh J, Nagy ZZ. Shifting of the line of sight in keratoconus measured by a Hartmann-Shack sensor. *Ophthalmology*. 2010;117(1):41-48.
25. Guirao A, Williams DR. Effect of rotation and translation on the expected benefit of an ideal method to correct the eye's higher-order aberrations. *J Opt Soc Am A Opt Image Sci Vis*. 2001;18(5):1003-1015.
26. Thibos LN, Hong X, Bradley A, Cheng X. Statistical variation of aberration structure and image quality in a normal population of healthy eyes. *J Opt Soc Am A Opt Image Sci Vis*. 2002;19(1):2329-2348.
27. Soong HK, Malta JB. Femtosecond lasers in ophthalmology. *Am J Ophthalmol*. 2009;147(2):189-197.
28. Chung SH, Mazur E. Surgical applications of femtosecond lasers. *J Biophotonics*. 2009;2(10):557-572.
29. Kohnen T, Klaproth OK, Bühren J. Effect of intraocular lens asphericity on quality of vision after cataract removal: an intraindividual comparison. *Ophthalmology*. 2009;116(9):1697-1706.
30. Holladay JT, Piers PA, Koranyi G, et al. A new intraocular lens design to reduce spherical aberration of pseudophakic eyes. *J Refract Surg*. 2002;18(6):683-691.
31. Dubbelman M, Weeber HA, van der Heijde RG, Völker-Dieben HJ. Radius and asphericity of the posterior corneal surface determined by corrected Scheimpflug photography. *Acta Ophthalmol Scand*. 2002;80(4):379-383.
32. Dubbelman M, Sicam VA, van der Heijde RG. The contribution of the posterior surface to the coma aberration of the human cornea. *J Vis*. 2007;7(7):10.1-8.

经典论文 8

飞秒激光辅助的白内障手术与传统超声乳化白内障手术的人工晶状体度数计算和术后屈光状态的比较

Tamás Filkorn, MD; Illés Kovács, MD, PhD; Ágnes Takács, MD; Éva Horváth, MD; Michael C. Knorz, MD; Zoltán Z. Nagy, MD, DSC

摘　　要

目的：比较接受飞秒激光辅助的白内障手术与传统白内障手术患者的人工晶状体（intraocular lens，IOL）度数计算和术后屈光状态。

方法：在本项前瞻性研究中，77例患者的77只眼接受了飞秒激光辅助的白内障手术（激光组；Alcon LenSx飞秒激光），57例患者的57只眼均接受了传统超声乳化白内障手术（传统组）。采用光学低相干反射测量仪（Lenstar LS900，Haag-Streit AG）进行生物测量，IOL计算使用第三代计算公式（SRK-T，Hoffer Q和Holladay）。术后屈光状态则利用平均绝对误差（mean absolute error，MAE；预测值和术后所得等效球镜的差值）来分析，多元回归分析用来比较两组的差异。

结果：激光组和传统组的年龄、眼轴、角膜曲率和术前矫正视力均未见显著差异（$P>0.05$；Mann-Whitney U 检验）。术后6周，激光组MAE（0.38±0.28D）显著低于传统组（0.50±0.38D）（$P=0.04$）。这种差异在短眼轴眼（<22.0mm，0.43±0.41D vs 0.63±0.48D）和长眼轴眼（>26.0mm，0.33±0.24D vs 0.63±0.42D）中最显著。

结论：飞秒激光辅助的白内障手术的IOL度数计算预测性显著优于传统超声乳化白内障手术。这种优势可能源于更精准的撕囊术所带来的更好的IOL稳定性。

[J Refract Surg. 2012;28(8):540-544.]
doi:10.3928/1081597X-20120703-04

2012年8月首次发表在 *Refractive Surgery* 杂志。

眼内飞秒激光辅助的白内障手术近来已经可以通过在眼内组织的光爆破来完成可控切口的制作[1]。我们研究组的初期研究已经证实，在猪眼和人眼中，与传统手术相比，飞秒激光前囊膜切开预测性更佳，有效的超声能量也较少[2]。随着像差矫正或多焦人工晶状体（intraocular lens，IOLs）的应用，白内障术后获得精准屈光状态的期望值也就更高了。随着光学生物测量仪应用的不断增多，IOL度数计算误差较少源自不精确的眼轴测量，但是仍然受术后有效晶状体位置的变化影响[3,4]。撕囊尺寸、形状和位置变化会造成IOL倾斜、偏心和前后移动导致有效晶状体位置变化。眼内飞秒激光前囊膜切开具有更高的预测性[5,6]，从而获得更好的术后屈光状态。因此，利用光学生物测量仪和第三代IOL计算公式，我们比较了飞秒激光辅助的白内障手术和传统超声乳化白内障手术的IOL度数计算和术后屈光状态。

资料和方法

研究对象

在本项前瞻性研究中，77例患者的77只眼接受了眼内飞秒激光辅助的白内障手术（Alcon LenSx，Ft Worth，Texas）（激光组），57例患者的57只眼接受了传统超声乳化白内障手术（传统组）。表1显示了术前的人口资料；两组之间无统计学差异（$P>0.05$；Mann-Whitney U 检验）。利用计算机随机表法，患者进行随机入组。排除标准如下：眼部手术史，圆锥角膜等角膜疾病，已知的悬韧带松弛，角膜散光>3.00D，前囊撕裂，后囊破裂，严重的黄斑疾病和弱视。每位患者接受全套眼科检查评估，包括裸眼远视力（uncorrected distance visual acuity，UDVA）和矫正远视力（corrected distance visual acuity，CDVA），压平式眼压测量，裂隙灯显微镜和眼底检查。

表 1　患者术前人口资料：飞秒激光和传统超声乳化*

	平均值±标准差（范围）	
	激光组（n=77）	传统组（n=57）
年龄（岁）	65. 18±12. 6（23～88）	64. 37±12. 37（23～86）
眼轴（mm）	23. 93±2. 62（20. 12～34. 33）	24. 07±2. 28（20. 66～31. 5）
平均 K（D）	43. 53±1. 53（39. 67～47. 56）	43. 13±1. 64（39. 89～47. 45）
SE（D）	-1. 62±5. 55（-23. 00～+7. 75）	-1. 37±5. 27（-18. 00～+8. 50）
CDVA（logMAR）	0. 45±0. 29（0～1. 3）	0. 37±0. 26（0～1. 22）

SD=标准差，K=角膜曲率；SE=等效球镜；CDVA=矫正远视力；
*两组之间无统计学差异
（Mann-Whitney *U* 检验）

本研究遵循赫尔辛基宣言，符合相应的国家和当地伦理委员会或机构审查委员会的要求，遵守知情同意内容以及其他涉及生物医学研究中受试者权利和福利的法律法规。

手术

传统组中患者接受常规白内障手术，2. 75mm 透明角膜切口位于 120°方位，侧切口位于 60°方位，尝试 4. 5mm 大小手工连续环形撕囊（continuous curvilinear capsulorrhexis，CCC），相同（劈核）超声乳化技术（Accurus；Alcon Laboratories Inc，Ft Worth，得克萨斯州）和囊袋内植入 IOL。

激光组的患者在超声乳化手术前先接受一个激光操作。所有激光操作都通过 Alcon LenSx 激光系统完成。在散瞳和表面/球后麻醉后，一个带有负压吸引环的弧形压平器用来压平角膜。在所有眼中，2. 75mm 透明角膜切口位于 120°方位，1. 2mm 侧切口位于 60°方位。前囊口相对于散大的瞳孔居中，直径为 4. 5mm。接着，激光行十字交叉型裂核，直径为 4. 5mm，激光范围从后囊上方 500μm 处，到前囊下方 300μm 处。早先研究中最优化后的激光能量和点间距参数也被应用于所有激光过程中。在本研究的所有眼中，均未发生负压吸引丢失或前囊残端局部未分离，术中均未施行散光角膜切开术和角膜缘松解切口术。在激光操作完成后，角膜切口由切口分离器打开，然后注入粘弹剂（Provisc，Alcon Laboratories Inc），镊子移除游离的前囊膜。超声乳化吸除核碎块，最后行灌注-抽吸和 IOL 囊袋内植入。

本研究应用了数种类型的 IOL（Alcon AcrySof MA30AC，n = 37；MA60AC，n = 23；SA60AT，n = 8；Bausch & Lomb［罗斯切特，美国］LI60AO，n=43；Oculentis［Preisvergleich，德国］L-302-1，n=16；Medicontur［Zsámbék，匈牙利］690AB，n=7）。植入 IOL 的平均度数为 20. 34±5. 92D（范围：-2. 00～+32. 00D）。所有操作均由同一位手术医师完成（Z. Z. N. ）。

IOL 度数计算

术前所有患者的眼轴和角膜曲率测量都利用光学低相干反射测量仪（Lenstar LS900；Haag-Streit AG，Koeniz，瑞士）完成。所有三种第三代 IOL 度数计算公式（SRK-T，Hoffer Q，and Holladay 1）和优化过的 IOL 常数均被用于 IOL 度数计算。为了确定应用的公式，患者被分成四个小组。依据生物测量方案，Hoffer Q 用于短眼轴眼（眼轴<20. 0mm；n=20［激光组 10 只眼和传统组 10 只眼］），三种公式的平均值应用于中间眼轴眼（眼轴为 22. 00～24. 49mm；n=81［激光组 51 只眼和传统组 30 只眼］），Holladay 1 公式用于中长眼轴眼（眼轴为 24. 50～25. 99mm；n=11［激光组 4 只眼和传统组 7 只眼］），SRK-T 公式应用于长眼轴眼（眼轴>26. 00mm；n=22［激光组 12 只眼和传统组 10 只眼］）。

屈光状态和矫正远视力在术后 6～12 个月进行测量。矫正远视力小于或等于 20/40 者予以排除以避免显性屈光误差（各组 1 人）。

平均绝对误差（mean absolute error，MAE）即术后显性屈光度数（等效球镜）和预期目标屈光度数之间的差值，用于分析 IOL 度数计算的准确性。

基于不同 IOL 度数计算公式，分别计算并比较各眼轴亚组中两组（激光组和传统组）的 MAE，同时还得出了不同 MAE 范围（±0. 25D，±0. 50D，±1. 00D，±1. 50D 和±2. 00D）各自的所占百分比。

统计学分析

SPSS 15. 0（SPSS Inc，芝加哥，伊利诺伊州）用于统计学分析。Mann-Whitney *U* 检验用于比较两组之间的年龄和眼轴，具有统计学意义（$P<0.05$）。线性和非线性回归分析用于检测 MAE 和眼轴的相关性。多元回归分析用于确定手术类型对校正眼轴和 IOL 类型影响后的术后屈光误差的影响。Akaike's 信息准则（Akaike's Information Criterion）用于确定最佳拟合

模型[7]。

结 果

术后数据详见表2。在屈光预测性方面，目标屈光度在±0.25D内，激光组和传统组分别占41.6%和28.1%；±0.50D内则各为68.8%和64.9%；±1.00D内则各为98.7%和87.7%。两组中所有眼的目标屈光度均在±1.50D内（图1）。

表2 术后结果：飞秒激光和传统超声乳化

参数	平均值±SD（范围）	
	激光组（n=77）	传统组（n=57）
MRSE（D）*	-0.50±1.06（-5.00～+1.25）	-0.58±1.28（-4.125～+2.125）
CDVA（logMAR）*	0.03±0.06（0～0.26）	0.02±0.04（0～0.22）
MAE（D）	0.38±0.28（0～1.09）	0.50±0.38（0～1.48）
ME（D）*	-0.03±0.47（-1.09～+0.97）	0.07±0.63（-1.40～+1.48）
Avg K（D）*	43.59±1.50（39.88～46.97）	43.22±1.62（39.98～47.58）
随访（wk）*	9.72±2.82（6～12）	9.67±2.66（6～12）

SD=标准差，MRSE=显性验光等效球镜，CDVA=矫正远视力；MAE=显性绝对误差；ME=平均误差，K=角膜曲率

* 两组之间无统计学差异（Mann-Whitney U 检验）

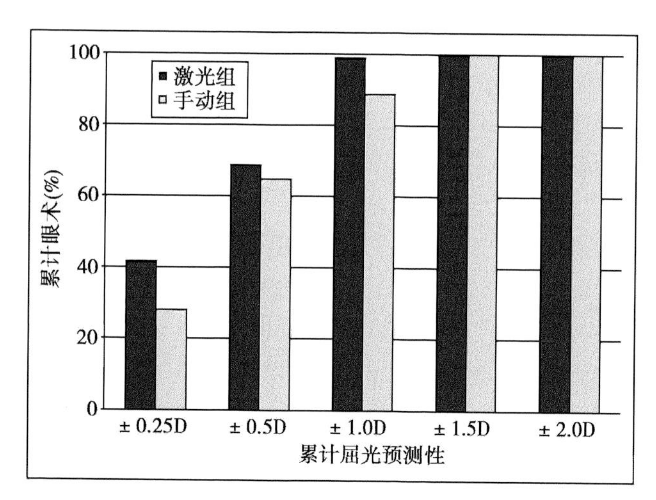

图1 激光组和传统（手工）组的累积屈光预测性

利用上述IOL度数计算公式，MAE在激光组所有眼中为0.38±0.28D，传统组为0.50±0.38D。图2显示两组眼轴和MAE的相关性，传统组中成显著三次方相关（$r=0.14$，$P=0.011$），而激光组未见显著相关。

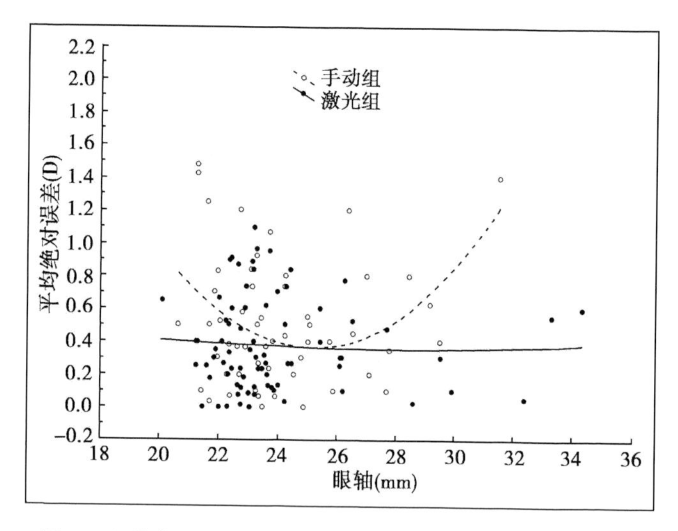

图2 飞秒激光辅助的白内障手术（激光组）和传统超声乳化白内障手术（传统组）术后眼轴（axial length，AL）（Lenstar LS900）和平均绝对误差（mean absolute error，MAE）之间的相关性

在多元模型中，手术方式对校正眼轴和IOL类型影响后的术后MAE有显著影响（$P=0.04$）。在激光组，MAE低于传统组，平均差值为0.12D。在多元回归分析中，IOL类型对术后屈光误差没有影响（$P=0.19$）。这种差异在短眼轴（眼轴<22.0mm；MAE=0.43±0.41D vs 0.63±0.48D）和长眼轴眼（眼轴<26.0mm；MAE=0.33±0.24D vs 0.63±0.42D）中表现最明显，激光组在两者中均较佳。

分析平均误差（mean error，ME）时，两组之间未见显著差异（-0.03±0.47D vs 0.07±0.63D，$P>0.05$，Mann-Whitney U 检验）。激光组中的ME和眼轴之间未见相关性（$P=0.41$）。传统组中两者之间存在弱相关（$r=-0.29$，$P=0.03$），其中，长眼轴眼更倾向于近视误差。

讨 论

白内障手术也是一种屈光性手术，现代像差矫正、多焦或调节型IOL的应用对术后屈光预测准确性有很高的要求。光学生物测量减少了眼轴测量误差，但是有效晶状体位置变化仍然可以导致度数计算误差[4]。即使有效晶状体位置能够精确计算，实际IOL位置和屈光效力也会受其他很多因素影响，比如晶状体厚度，屈光状态和年龄[8]。我们的IOL计算结果与

早前发表的大量利用超声[9]和激光干涉仪[10]进行IOL计算的研究是一致的。

利用多变量分析时，我们发现，与传统超声乳化白内障手术相比，飞秒激光辅助的白内障手术的术后IOL度数计算误差稍小，具有更佳的术后屈光状态，差异(0.12D)有统计学差异。两组之间的IOL度数计算误差的差异在短眼轴眼(0.20D)和长眼轴眼(0.30D)中表现最为明显。预估的IOL度数越高(短眼轴)，IOL的移位引起的屈光状态改变就越大[11]。此外，以往研究已经表明，IOL倾斜、偏心和前后轴向移动在长眼轴眼中表现为更大[6]。在以往研究中，我们测量和比较了飞秒激光前囊膜切开和手工连续环形撕囊的前囊口尺寸和位置的一些参数[5]。我们发现，飞秒激光可以获得更加精确的前囊口尺寸、更圆且更居中。飞秒激光前囊膜切开这种恰到好处的大小，形状和居中性，会带来更好的前囊膜覆盖。更加合适的前囊口可能会减少IOL位置的变化，从而对屈光结果影响更小[5,6]。

IOL移位是一个可以引起术后屈光状态改变的众所周知的因素[11~15]。一些研究虽然利用了不同方法计算IOL度数，但是得到的结论是一致的。IOL偏心和倾斜引起近视漂移和斜轴散光，导致焦点的侧向位移，最终导致的屈光误差取决于偏心和倾斜的量。纵向IOL位置误差是影响视力结局的主要因素，对位误差很小但对术后屈光状态有很大的影响[14]。一些研究者利用计算机程序模拟了IOL移位引起的视觉损害[16]。研究已证实零像差IOL对偏心和倾斜的敏感性较像差矫正型IOL低[17]。前囊口的类型和形状对IOL位置具有很大的影响。研究表明，传统连续环形撕囊较开罐式或线性截囊术安全，且不易发生前囊撕裂[18]，IOL偏心和倾斜也较少[19~21]。即使完成了完整的连续环形撕囊，撕囊形状引起的囊袋不对称性收缩也可以导致IOL偏心增加[22]。再者，前囊口尺寸以及前囊膜IOL覆盖的面积和规则性都可以对IOL的位置产生影响[23]。

在以往研究中，我们科研小组已确定，飞秒激光撕囊后的IOL偏心和倾斜显著低于标准传统技术[5,6]。在本研究中，我们发现，眼内飞秒激光组的IOL度数计算误差显著低于手工撕囊组，即MAE相对较小。飞秒激光制作的前囊口尺寸预测性更好，形态和位置更佳，有助于IOL减小IOL的移位，偏心和倾斜，从而导致预估的有效晶状体位置变化更小。我们研究的局限性在于多种IOL类型的应用，但是统计学分析没有发现基于IOL类型的相关性。

作者贡献

研究理念和设计(T. F.，Z. Z. N.)；数据收集(T. F.，A. T.，E. H.)；数据分析和解读(T. F.，I. K.，M. C. K.)；文稿起草(T. F.)；文稿专业修改(I. K.，A. T.，E. H.，M. C. K.，Z. Z. N.)；统计分析(T. F.，I. K.)；资金赞助(J. L. A.，Z. Z. N.)；管理、技术或物质支持(Z. Z. N.)；监管(I. K.，Z. Z. N.)

（李明　译）

参考文献

1. Krueger RR, Kuszak J, Lubatschowski H, Myers RI, Ripken T, Heisterkamp A. First safety study of femtosecond laser photodisruption in animal lenses: tissue morphology and cataractogenesis. *J Cataract Refract Surg*. 2005;31(12):2386-2394.
2. Nagy Z, Takacs A, Filkorn T, Sarayba M. Initial clinical evaluation of an intraocular femtosecond laser in cataract surgery. *J Refract Surg*. 2009;25(12):1053-1060.
3. Olsen T. Sources of error in intraocular lens power calculation. *J Cataract Refract Surg*. 1992;18(2):125-129.
4. Norrby S. Sources of error in intraocular lens power calculation. *J Cataract Refract Surg*. 2008;34(3):368-376.
5. Kránitz K, Takacs A, Mihaltz K, Kovács I, Knorz MC, Nagy ZZ. Femtosecond laser capsulotomy and manual continuous curvilinear capsulorrhexis parameters and their effects on intraocular lens centration. *J Refract Surg*. 2011;27(8):558-563.
6. Nagy ZZ, Kránitz K, Takacs AI, Mihaltz K, Kovács I, Knorz MC. Comparison of intraocular lens decentration parameters after femtosecond and manual capsulotomies. *J Refract Surg*. 2011;27(8):564-569.
7. Akaike H. A new look at the statistical model identification. *IEEE Transactions on Automatic Control*. 1974;19(6):716-723.
8. Olsen T. Prediction of the effective postoperative (intraocular lens) anterior chamber depth. *J Cataract Refract Surg*. 2006;32(3):419-424.
9. Gale RP, Saha N, Johnston RL. National Biometry Audit II. *Eye (Lond)*. 2006;20(1):25-28.
10. Aristodemou P, Knox Cartwright NE, Sparrow JM, Johnston RL. Formula choice: Hoffer Q, Holladay 1, or SRK/T and refractive outcomes in 8108 eyes after cataract surgery with biometry by partial coherence interferometry. *J Cataract Refract Surg*. 2011;37(1):63-71.
11. Lakshminarayanan V, Enoch JM, Raasch T, Crawford B, Nygaard RW. Refractive changes induced by intraocular lens tilt and longitudinal displacement. *Arch Ophthalmol*. 1986;104(1):90-92.
12. Atchison DA. Refractive errors induced by displacement of intraocular lenses within the pseudophakic eye. *Optom Vis Sci*. 1989;66(3):146-152.
13. Erickson P. Effects of intraocular lens position errors on postoperative refractive error. *J Cataract Refract Surg*. 1990;16(3):305-311.
14. Kozaki J, Tanihara H, Yasuda A, Nagata M. Tilt and decentration of the implanted posterior chamber intraocular lens. *J Cataract Refract Surg*. 1991;17(5):592-595.
15. Korynta J, Bok J, Cendelin J. Changes in refraction induced by change in intraocular lens position. *J Refract Corneal Surg*. 1994;10(5):556-564.
16. Korynta J, Bok J, Cendelin J, Michalova K. Computer modeling of visual impairment caused by intraocular lens misalignment. *J Cataract Refract Surg*. 1999;25(1):100-105.
17. Eppig T, Scholz K, Löffler A, Messner A, Langenbucher A. Effect of decentration and tilt on the image quality of aspheric intraocular lens designs in a model eye. *J Cataract Refract Surg*. 2009;35(6):1091-1100.
18. Assia EI, Apple DJ, Barden A, Tsai JC, Castaneda VE, Hoggatt JS. An

experimental study comparing various anterior capsulectomy techniques. *Arch Ophthalmol.* 1991;109(5):642-647.

19. Caballero A, López MC, Losada M, Pérez Flores D, Salinas M. Long-term decentration of intraocular lenses implanted with envelope capsulotomy and continuous curvilinear capsulotomy: a comparative study. *J Cataract Refract Surg.* 1995;21(3):287-292.
20. Akkin C, Ozler SA, Mentes J. Tilt and decentration of bag-fixated intraocular lenses: a comparative study between capsulorhexis and envelope techniques. *Doc Ophthalmol.* 1994;87(3):199-209.
21. Oner FH, Durak I, Soylev M, Ergin M. Long-term results of various anterior capsulotomies and radial tears on intraocular lens centration. *Ophthalmic Surg Lasers.* 2001;32(2):118-123.
22. Ohmi S. Decentration associated with asymmetric capsular shrinkage and intraocular lens size. *J Cataract Refract Surg.* 1993;19(5):640-643.
23. Nanavaty MA, Raj SM, Vasavada VA, Vasavada VA, Vasavada AR. Anterior capsule cover and axial movement of intraocular lens. *Eye (Lond).* 2008;22(8):1015-1023.

经典论文 9

飞秒激光前囊膜切开术对后囊膜混浊发展的影响

Illés Kovács, MD, PhD; Kinga Kránitz, MD; Gábor L. Sándor, MD; Michael C. Knorz, MD; Eric D. Donnenfeld, MD, FACS; Rudy M. Nuijts, MD, PhD; Zoltán Z. Nagy, MD, DSC

摘　　要

目的:评价和比较飞秒激光(FS)辅助的前囊膜切开术和手工撕囊术(CCC)对后囊膜混浊(PCO)发展的影响。

方法:对40例患者的40只眼进行飞秒激光辅助的前囊膜切开术(FS组),对39例患者的39只眼进行手工撕囊术(CCC组)。在所有患者眼内植入一片式疏水性丙烯酸酯人工晶状体(Alcon Laboratories, Inc. 沃斯堡,得克萨斯州)。在术后18~26个月,使用开放式系统性囊膜评估(OSCA)软件来测定PCO水平。术后人工晶状体位置(即倾斜和偏心)由Scheimpflug图像(Pentacam; Oculus Optikgeräte GmbH,韦茨拉尔,德国)测定。

结果:在年龄、眼轴长度和随访时间方面,这两组间无明显统计学差异($P>0.05$)。在CCC组人工晶状体的垂直倾斜度、水平和总偏心以及PCO发生率明显高于FS组(P分别为0.03,0.04,0.03,0.01)。在对眼轴长度和随访时间校正后,发现在多因素回归模型中手工撕囊术是具有更高PCO分数的重要预测因子(β: 0.33;95%置信区间:0.01~0.65;$P=0.04$);垂直倾斜度影响PCO分数(β:0.07;95%置信区间:0.01~0.12;$P=0.02$)。在随访期间两组都未行后囊膜切开术。

结论:飞秒激光辅助的前囊膜切开术被证明是一个能够降低术后PCO发生率的安全的手术过程。由于术后更佳的人工晶状体位置,飞秒激光辅助的前囊膜切开术可降低PCO分数;然而还需要进一步研究来评价其临床意义。

[J Refract Surg. 2014;30(3):154-158.]

2014年3月首次发表在*Refractive Surgery*杂志。

后囊膜混浊(PCO)是目前最常见的术后并发症,由残留在囊袋内的晶状体上皮细胞迁移和增殖造成[1,2]。360°覆盖光学面的前囊膜可以产生对称的囊袋收缩力和皱缩包裹效应,从而阻止人工晶体状光学区的偏心和倾斜[3],因此制作一个精确的前囊口对于避免PCO来说是至关重要的。然而,超出人工晶状体光学边缘的偏心或不规则形状的前囊口可能会导致人工晶状体位置异常。前囊膜的不完全覆盖使得囊膜屏障不完整,导致残留的晶状体上皮细胞迁移,这可能转而导致PCO的发生率更高[4,5]。直到不久前,撕囊术一直是一项手工过程。然而,飞秒激光技术使得手术医师们能够完成准确性和再现性更好的前囊膜切开术[6]。

在我们以往的研究中发现在术后1年,大小适中、形状规则及位置居中的飞秒激光辅助的前囊膜切开术相比手工撕囊术有更好的囊膜覆盖参数。360°覆盖光学面的前囊膜边缘被认为能够维持人工晶状体处于预期的中心位置,防止人工晶状体倾斜,这对于术后屈光结果的标准化有重要意义[5,7]。本研究的目的在于评估飞秒激光辅助的前囊膜切开术和手工撕囊术在术后中期对PCO发展的影响。

患者和方法

患者人群

在此研究中,对79例患者的79只眼进行PCO程度进行回顾性分析,本研究在匈牙利布达佩斯的塞麦尔韦斯大学的眼科部门进行。所有来自之前一个关于飞秒激光手术的前瞻性、随机性研究中随访了至少18个月的患者都被加入到我们的数据库,并且他们的数据被加工后进行进一步的统计分析。40患者的40只眼(FS组)进行飞秒激光辅助的前囊膜切开术(制作一个4.9mm前囊膜切开口)。同时,39例患者39只眼尝试进行4.9mm手工撕囊作为对照组(CCC组)。将带有6mm光学区域的一片式疏水性丙烯酸人工晶状体(Alcon Laboratories, Inc. 沃斯堡,得克萨斯州)植入所有患者的囊袋内。

所有患者均进行术前眼部评估。本研究入选患者需排除之前眼部手术史,外伤,活动性眼病(如假性剥脱综合征、葡萄膜炎等),瞳孔不易散大者以及已知的悬韧带松弛者。

这项研究符合赫尔辛基宣言,符合相应的国家和当地伦理委员会或机构审查委员会的要求,以及其他涉及生物医学研究中受试者权利和福利的法律法规。所有患者均签署知情同意书。

手术技术

采用Lenstar LS 900光学生物测量仪测量眼轴长度(Haag-Streit AG,Koeniz,瑞士)。除了撕囊方法不同外,每位患者均接受统一的标准化手术操作。所有手术操作均由同一个手术医师完成。在散瞳(0.5%托吡卡胺,每15分钟1滴×3次)和表面麻醉(0.5%盐酸丙美卡因)后,通过弯曲的接触镜压平角膜使激光(LenSx;Alcon Laboratories, Inc.)固定在术眼。使用整合的光学相干断层扫描成像系统确定晶状体表面的位置。由前囊膜下方至少300μm开始至前囊膜上方至少300μm结束,以圆柱形扫描模式进行4.9mm直径的前囊膜切开术。前囊膜切开术以散大的瞳孔为中心,采用先前研究中已经优化过的专用能量和点间距参数。在CCC组中,试用截囊针和撕囊镊进行4.9mm的手工撕囊(以散大的瞳孔为中心),并且未使用撕囊标记。两组角膜切口均使用一次性的角膜刀制作(Alcon Laboratories, Inc.)。水分离后,标准化的晶状体核的超声乳化与残留皮质的吸除均由Infinity超声乳化机(Alcon Laboratories, Inc.)完成。所有患者均使用折叠式一片式疏水性丙烯酸人工晶状体,并通过注射器经角膜切口植入囊袋内。使用SRK-T公式计算人工晶状体的屈光度。人工晶状体植入后,采用灌注/吸除将前房和囊袋内的黏弹剂清除。所有的角膜切口均不缝线。无术中或术后的并发症发生。在术后10天内,患者接受0.1%地塞米松和0.3%妥布霉素混合制剂滴眼,一天四次。

PCO分析

术后18~26个月,在瞳孔散大最大时用后部照明法拍摄眼部照片(将相机聚焦在后囊膜),并将这些照片输入开放的软件平台进行单盲客观的PCO评估[8]。一只眼的两幅图像(显示不同角度)被用于识别并除去光反射。在PCO评估过程中,OSCA使用位置敏感、基于信息熵的纹理分析来计算PCO分数。此方法的验证分析表明,PCO分数与对比敏感度和视力(受PCO影响显著的两个因素)相关,从而提供了一个客观、有效和可靠的PCO量化的方法。合理的OSCA得分范围从0(没有PCO)至大约15(实际预期最大值)。极少量或没有PCO图像的OSCA的标准值大约为0.5。需要接受激光囊膜切开术患者的OSCA值大约为4~5[8]。

术后人工晶状体位置的评估

术后12个月,使用一个Scheimpflug成像系统(Pentacam;Oculus Optikgeräte GmbH,韦茨拉尔,德国)对人工晶状体的倾斜和偏心进行评估。根据如下de Castro等的理论测量偏心和倾斜[9]。根据人工晶状体中心与瞳孔轴之间的距离得到人工晶状体偏位程度。正的横坐标代表右眼的鼻侧和左眼颞侧。正的纵坐标代表上方偏心,负的纵坐标代表下方偏心。水平和垂直的偏心幅度取绝对值,其大小不考虑鼻侧或颞侧,上方或下方的方向。总偏心(用三角函数分析测定)显示水平和垂直偏心的最终矢量大小。对于人工晶状体倾斜,水平轴上的正垂直倾斜表明上缘已经向前移动,而负垂直倾斜意味着上缘向后移动。在右眼,垂直轴上的正水平倾斜表明人工晶状体鼻侧缘向后移动;在左眼,正水平倾斜表明人工晶状体鼻侧缘向前移动。负水平倾斜值对应类似的颞侧缘运动。

通过绝对值表达倾斜度，水平和垂直倾斜的幅度无需参考方向就能确定。

统计学分析

使用 SPSS 软件 16.0 版本进行统计分析（SPSS 公司，芝加哥，伊利诺伊州）。$P<0.05$ 被认为具有统计学意义。通过 Shapiro-Wilks W 来检验数据是否符合正态分布。由于数据属于正态分布，描述性统计采用平均值和标准差表示。用独立样本 t 检验来比较 FS 组和 CCC 组数据。为了确定多元预测模型对 PCO 的影响，采用广义估计方程模型进行多因素回归分析，增加眼轴长度和随访时间作为协变量来调整它们对 PCO 发展的影响。广义估计方程模型通过提供回归系数和标准误差的合理估量来说明预测变量之间可能存在的依赖关系。

结　果

这两组在年龄、性别、眼轴长度上均无显著的统计学差异（表 1）。所有患者均接受 360°覆盖的前囊膜切开术。然而，两组术后的人工晶状体的倾斜和偏心值存在显著的统计学差异。在 CCC 组测得更高的人工晶状体垂直倾斜度（表 1）。CCC 组的水平和总偏心值也比 FS 组更高（表 1）。FS 组（0.58±0.30）的 PCO 水平相比 CCC 组（0.84±0.52）明显较低（$P=0.01$，表 1）。随访期间均未进行囊膜切开术。调整眼轴长度和随访时间后，在多因素回归模型中发现手工撕囊术是 PCO 发展的一个显著预测因子（β:0.33；95% 置信区间：0.01～0.65；$P=0.04$）。无论是眼轴长度还是随访时间，在该模型中两者都不是显著的 PCO 预测因子（两个参数的 $P>0.05$）。在术后人工晶状体位置参数中，两组都显示与 PCO 水平显著相关的参数只有垂直倾斜度（FS：$r=0.58$，$P<0.001$；CCC：$r=0.35$，$P=0.03$，图 1）。同样在多变量模型中，在调整眼轴长度，随访时间和囊膜切开类型后，垂直倾斜度依旧是术后 PCO 的一个显著预测因子（β:0.07；95% 置信区间：0.01～0.12；$P=0.02$）。

表 1　两组的描述性统计分析

变量	FS 组（n=40）		CCC 组（n=39）		P 值
	平均值	标准差	平均值	标准差	
年龄（岁）	65.50	12.94	68.95	10.84	0.37
性别（女性∶男性）	28∶12		29∶10		0.67[a]
眼轴长度（mm）	23.25	1.48	23.82	1.93	0.31
随访时间（月）	22.37	4.36	21.74	5.46	0.30
水平倾斜（度）	2.01	2.24	2.24	1.36	0.69
垂直倾斜（度）	3.50	2.13	5.10	2.23	0.03
垂直偏心（μm）	106.32	114.66	158.50	101.27	0.14
水平偏心（μm）	154.74	126.24	260.50	187.07	0.05
总偏心（μm）	212.01	126.62	320.54	172.07	0.03
PCO 水平（OSCA 得分）	0.58	0.30	0.84	0.52	0.01

FS＝飞秒激光辅助前囊膜切开术；CCC＝手工撕囊；SD＝标准差；PCO＝后囊膜混浊；OSCA＝开放式系统性囊膜评估（OSCA，Inc，Carson，CA）

[a] 卡方检验

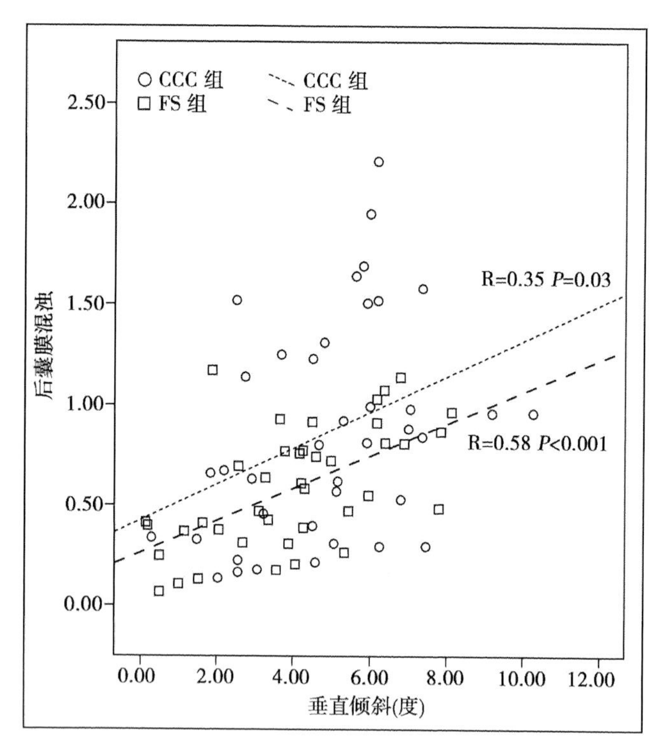

图 1　在飞秒激光辅助囊膜切开术(FS)组($r=0.58$;$P<0.001$)和手工撕囊(CCC)组($r=0.35$;$P=0.03$)人工晶状体垂直倾斜度和后囊膜混浊之间显著相关

讨　论

PCO 是白内障超声乳化吸除并人工晶状体植入术后最常见的远期并发症[1]。虽然 Nd:YAG 激光后囊切开术是有效的 PCO 治疗方法,但是已知的并发症有眼压升高,黄斑囊样水肿和视网膜脱离[10]。

人工晶状体的光学设计和直径,人工晶状体的材料,边缘结构和光学面与脚襻连接部分的设计(指是否为 360°直角方边)均可影响 PCO 发展。此外,在囊袋内植入人工晶状体并且前囊膜完整的覆盖光学面对 PCO 发展有显著的预防作用[5,11~13]。

完成一个适当大小和居中的前囊切开来实现完整的前囊覆盖往往是具有挑战性的,但随着飞秒激光的出现,手术已经变得更加标准。根据我们之前的结果,飞秒激光辅助的前囊膜切开是圆形的,直径精确且可重复,而人工撕囊可能会形状不规则,而且很难控制中心定位[6]。一个大小合适且位置居中的前囊切开可保证前囊口呈完整的圆形并覆盖光学面,维持植入的人工晶状体在术后的正确位置[4,7]。在这项研究中,我们发现 FS 和 CCC 组之间的人工晶状体定位参数有显著的统计学差异。CCC 组术后垂直、水平倾斜度与总偏心显著高于 FS 组,证实了我们之前发表的结果。

根据多变量统计分析,在调整眼轴长度和随访时间(已经被描述为 PCO 预测因子)的影响后,撕囊类型被认为是一个独立的、显著的 PCO 预测因子[1,14]。在我们的研究中,调整眼轴长度和随访时间后,与飞秒激光辅助的前囊膜切开术相比,手工撕囊术的 PCO 得分增加了 33%。无论是眼轴长度,还是随访时间,两者都不是显著的 PCO 预测因子。垂直倾斜度和 PCO 严重程度之间存在具有统计学意义的正相关关系。根据多变量模型,在调整眼轴长度,随访时间和撕囊类型(激光辅助或手工)后,人工晶状体每倾斜 1°导致 PCO 得分增加 7%。这些结果支持关于 PCO 预防的屏障原理,该原理认为一个前囊口 360°覆盖光学面边缘产生的对称收缩力将人工晶状体光学区域推向后囊,使它们紧密贴附在一起,建立一个有效的屏障来阻止晶状体上皮细胞的迁移。在我们的研究中,两组均创建了一个 360°覆盖前囊撕囊术,并且灌注和抽吸的技术及时间没有差异。

根据我们之前的结果,在正视或高度近视的眼中,飞秒激光辅助的前囊膜切开比手工撕囊更加精确[15]。当对高度近视眼进行囊膜切开术时,提供完美的覆盖并建立一个连续圆形屏障来阻止晶状体上皮细胞的迁移,以预防 PCO 是很重要的,因为激光囊膜切开术提高了长眼轴患者的视网膜脱离的风险[16]。

我们的研究结果表明,精确且居中的前囊膜切开术可能对人工晶状体的边缘设计和预防 PCO 疏水性人工晶状体材料选择有附加作用。在这项研究中,没有出现因为严重的 PCO 而进行后囊膜切术。飞秒激光辅助前囊膜切开术被证明是一个安全的手术过程,它并没有增加 PCO 程度。事实上,我们发现该方法的一个附加优点是 PCO 的形成略有减少。最后,还需要对 PCO 发展风险增高的患者群体进一步研究来评估这些结果的临床意义。

作 者 贡 献

研究理念和设计(EDD,IK,KK,ZZN);数据采集(ZZN,GLS);分析和数据解释(MCK,IK,KK,RMN);原稿的起草(IK);原稿的重要修订(EDD,MCK,KK、ZZN,RMN,GLS);统计专业知识(IK);管理、技术、或材料支持(ZZN);监督(EDD,IK,KK,ZZN)

(常平骏　译)

参考文献

1. Schaumberg DA, Dana MR, Christen WG, Glynn RJ. A systematic overview of the incidence of posterior capsule opacification. *Ophthalmology*.1998;105:1213-1221.
2. Nishi O, Nishi K, Sakanishi K. Inhibition of migrating lens epithelial cells at the capsular bend created by the rectangular optic edge of a posterior chamber intraocular lens. *Ophthalmic Surg Lasers*. 1998;29:587-594.
3. Ravalico G, Tognetto D, Palomba M, Busatto P, Baccara F. Capsulorhexis size and posterior capsule opacification. *J Cataract Refract Surg*. 1996;22:98-103.
4. Kránitz K, Miháltz K, Sándor GL, Takacs A, Knorz MC, Nagy ZZ. Intraocular lens tilt and decentration measured by Scheimpflug camera following manual or femtosecond laser created continuous circular capsulotomy. *J Refract Surg*. 2012;28:259-263.
5. Smith SR, Daynes T, Hinckley M, Wallin TR, Olson RJ. The effect of lens edge design versus anterior capsule overlap on posterior capsule opacification. *Am J Ophthalmol*. 2004;138:521-526.
6. Nagy Z, Takacs A, Filkorn T, Sarayba M. Initial clinical evaluation of an intraocular femtosecond laser in cataract surgery. *J Refract Surg*. 2009;25:1053-1060.
7. Kránitz K, Takacs A, Miháltz K, Kovács I, Knorz MC, Nagy ZZ. Femtosecond laser capsulotomy and manual continuous curvilinear capsulorrhexis parameters and their effects on intraocular lens centration. *J Refract Surg*. 2011;27:558-563.
8. Aslam TM, Patton N, Rose CJ. OSCA: a comprehensive open-access system of analysis of posterior capsular opacification. *BMC Ophthalmol*. 2006;6:30.
9. de Castro A, Rosales P, Marcos S. Tilt and decentration of intraocular lenses in vivo from Purkinje and Scheimpflug imaging. Validation study. *J Cataract Refract Surg*. 2007;33:418-429.
10. Burq MA, Taqui AM. Frequency of retinal detachment and other complications after neodymium:YAG laser capsulotomy. *J Pak Med Assoc*. 2008;58:550-552.
11. Hollick EJ, Spalton DJ, Ursell PG, et al. The effect of PMMA, silicone, and polyacrylic lenses on posterior capsule opacification 3 years after surgery. *Ophthalmology*. 1998;106:49-54.
12. Schmidbauer JM, Escobar-Gomez M, Apple DJ, Peng Q, Arthur SN, Vargas LG. Effect of haptic angulation on posterior capsule opacification in modern foldable lenses with a square, truncated optic edge. *J Cataract Refract Surg*. 2002;28:1251-1255.
13. Meacock WR, Spalton DJ, Boyce JF, Jose RM. Effect of optic size on posterior capsule opacification: 5.5mm versus 6.0mm AcrySof intraocular lenses. *J Cataract Refract Surg*. 2001;27:1194-1198.
14. Zhao Y, Li J, Lu W, et al. Capsular adhesion to intraocular lens in highly myopic eyes evaluated in vivo using ultralong-scan depth optical coherence tomography. *Am J Ophthalmol*. 2013;155:484-491.
15. Nagy ZZ, Kránitz K, Takacs AI, Miháltz K, Kovács I, Knorz MC. Comparison of intraocular lens decentration parameters after femtosecond and manual capsulotomies. *J Refract Surg*. 2011;27:564-569.
16. Dardenne MU, Gerten GJ, Kokkas K, Kermani O. Retrospective study of retinal detachment following neodymium: YAG laser posterior capsulotomy. *J Cataract Refract Surg*. 1989;15:676-680.

经典论文 10

飞秒激光辅助的白内障手术对黄斑的影响

Mónika Ecsedy, MD; Kata Miháltz, MD; Illés Kovács, MD, PhD; Ágnes Takács, MD; Tamás Filkorn, MD; Zoltán Z. Nagy, MD, DSc

摘　　要

目的：通过光学相干断层扫描（OCT）比较传统白内障超声乳化术与飞秒激光辅助（爱尔康，LenSx Inc）的白内障手术对黄斑的影响。

方法：对两组20例患者的20只眼均顺利完成了白内障手术：分别为飞秒激光辅助的白内障术（激光组）和传统超声乳化术（对照组）。术前及术后1周、1个月均采用OCT测量患者的黄斑厚度及容积。主要结果为术后1周、1个月OCT测量的3个黄斑区域的视网膜厚度及总黄斑容积。次要结果为结合术前视网膜厚度及有效的超乳时间，评估术后1周、1个月视网膜厚度的变化。

结果：运用多变量模型分析手术对黄斑厚度的影响，结果提示：对年龄、术前视网膜网膜厚度校正后，激光组术后随访期间黄斑内环区视网膜厚度的较对照组明显降低（$P=0.0002$）。术后1周对照组的黄斑内环区视网膜增厚且有统计学意义（平均21.68μm；95%置信区间或者可信区间11.93～31.44μm，$P<0.001$）。1个月后差异下降至平均17.56μm（95%置信区间或者可信度：-3.21～38.32μm，$P<0.09$）。

结论：本研究提示飞秒激光辅助的白内障手术与传统超声乳化吸除术对术后黄斑区视网膜厚度的影响无统计学差异。

[J Refract Surg. 2011;27(10):717-722.]
doi:10.3928/1081597X-20110825-01

2011年10月首次发表在*Refractive Surgery*杂志。

本研究小组的前期研究已证实，与常规白内障超声乳化术相比，眼内飞秒激光（LenSx激光系统，Alcon LenSx Inc，亚里索维耶荷，加利福尼亚）辅助的白内障手术能够更加精确、安全地完成前囊切开术，且能在猪眼及人眼中减少超乳的能量[1]。

在飞秒激光手术操作中，负压环在角膜缘睫状环区施加压力，避免眼球运动及激光错位。既往的实验室及临床研究指出负压环的应用可引起短暂却较大的眼内压力波动（用LenSx技术可高至40mmHg）[2]，这可能会引起眼内结构的多种变化，从而导致从结膜杯状细胞到视网膜的恶化[3]。有描述在LASIK术中显微角膜板层刀的应用可导致晶状体厚度变薄及玻璃体距离的增加，这提示眼前节对后节存在牵引[4]。这些改变可引起后玻璃膜脱离、一过性脉络膜血液循环障碍、黄斑出血[7]及视神经萎缩[8]。

另一方面，由于白内障超声乳化术本身创伤性的操作，其自身就可能导致术后黄斑水肿。临床黄斑囊样水肿为其最常见并发症之一，发生率为0.1%～12%[9,10]，再者，有研究利用血管造影术发现术后亚临床中心凹旁渗出率高至19%[11,12]。近期研究用OCT测量得出非复杂超声乳化术后中心凹旁视网膜厚度增加，中心凹容积及总的黄斑容积也会增加[13～16]。

本研究目的在于利用OCT评估比较飞秒激光辅助的白内障手术与传统白内障超声乳化术对黄斑厚度的影响。

患者及方法

患者

在此前瞻性研究中，20例白内障患者的20只眼接受LenSx飞秒激光系统辅助的白内障手术（激光组）；另一组20例白内障患者的20只眼进行传统的白内障超声乳化术（对照组）。排除标准包括患者之前眼部手术、外伤史、其他眼部疾病，以及已知的黄斑改变（伴有糖尿病性视网膜病变或年龄相关性黄斑变性）。

本研究符合赫尔辛基宣言，符合相应国家及当地伦理委员会或机构审查委员会的要求，以及其他涉及生物医学研究中受试者权利和福利的法律法规。所有患者均签署知情同意书。

手术

所有手术均由同一术者（Z. Z. N.）使用Accurus超声乳化仪（Alcon Laboratories Inc，沃思堡，德克萨斯州）进行操作。

散瞳后使用表面麻醉药物或行球后麻醉，飞秒激光系统将进行以下操作：LenSx激光系统利用弧形的患者接口压平角膜，然后通过OCT定位晶状体平面。用圆柱形扫描方式行4.5mm直径前囊切开，激光从前囊下最少100μm处开始并于囊膜上方至少200μm处结束。用十字切割法将晶状体核碎裂为四个象限。再用激光制作角膜双平面自闭的主切口（2.8mm）及侧切口（1.0mm）。所有激光操作均使用之前研究中已经优化过的专用能量和点间距参数（晶体碎核：11μJ，点及层间距8/6μm；囊膜切开13μJ；主切口及侧切口6μJ，点间距6μm，层间距3μm），如图1。

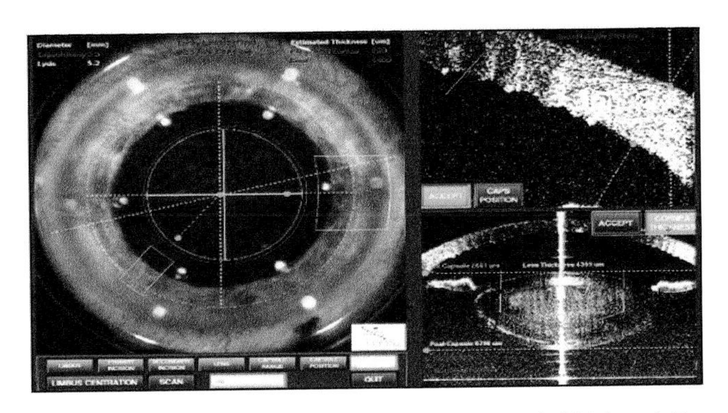

图1　眼内飞秒激光控制系统图和实时OCT扫描图。可观察到角膜切口、囊膜切开、裂核过程

在飞秒激光处理过后，患者被转移至主手术间。用钝头切口分离器打开密闭的角膜切口，向前房注入黏弹剂。用撕囊镊将4.5mm直径的前囊完整取出，然后行水分离。在不利用任何超声乳化能量的条件下用晶体劈核钩将晶体分为四个象限。用传统超声乳化技术将四个象限的晶体吸出。手术包含皮质的吸除及一片式疏水性丙烯酸后房型人工晶状体的植入，通过灌注抽吸完全吸除黏弹剂。在激光组，由于角膜切口的自闭特征无需水化密闭。传统超声乳化组（对照组），利用分而治之法碎核。

所有步骤中均未出现术中及术后并发症。术后10天内所有患者均使用抗生素联合类固醇类滴眼液（妥布霉素，地塞米松，典必舒；Alcon Laboratories Tnc），每天5次，未使用非甾体抗炎药。

OCT测量

在术前2小时及术后1周、1个月均进行光学相干断层扫描仪（Stratus OCT3；Carl Zeiss Meditec，都柏林，加利福尼亚）测量。使用早期糖尿病视网膜病变治疗（ETDRS）研究中使用的黄斑区扫描方案评估黄斑，它由6条独立的长为6mm的直线进行放射状规律扫描。为与常规临床实践相一致，使用默认眼轴长度（24.46mm）及屈光不正（右眼）参数进行扫描。若所有独立线性扫描均无尾影且生成完整的横断层面影像，则扫描结果被采用。视网膜厚度为系统自动生成的内界膜层到视网膜色素上皮层之间的距离。仪器测量近轴同轴的3个区域：中心视盘区（小凹区）为半径0.5mm（CSMT）的区域，内环、外环区分别为半径外1.5mm及3mm的区域，其被划分为4个象限。平均视网膜厚度通过这9个区域得出，系统软件通过分析这些数据自动计算出黄斑总容积（TMV）。小凹厚度（FT）的测量通过软件分析6条独立线性扫描的切点获得。同样，可计算出4个内部（黄斑内环区AT）及4个外部（黄斑外环区AT）的平均视网膜厚度。

统计学分析

使用SPSS15.0软件（SPSS Inc，芝加哥，伊利诺伊州）进行统计分析。所有数据用中位数及相应的四分位数间距（IQR）表示。使用Mann-Whitney U 检验进行组间比较，$P<0.05$ 被认为差异有统计学意义。

多元回归分析术后1周、1个月黄斑厚度的预测因素。由于对术后结果有所影响，年龄及术前黄斑厚度将作为此次重复测量回归模型中的协变量。本研究监测手术对小凹区厚度(CSME 及 FT)、黄斑内外环区及 TMV 的影响。本研究还评估了有效的超声乳化时间与视网膜厚度变化之间的关系。有效的超声乳化时间通过总超声乳化时间与所用超声乳化能量百分比相乘得出。在多元化分析中,若变量相关 $P<0.05$ 且总模型拟合度提高,则该变量被保存于模型中。

结　果

患者特征

激光组 12 例女性(60%)及 8 例男性(40%)的平均年龄为(58.85±15.27)岁(范围:23~75 岁)。对照组由 15 例女性(75%)及 5 例男性(25%)组成,平均年龄为(66.85±11.77)岁(范围:52~84 岁)。两组间的年龄($P=0.53$)、屈光不正($P=0.95$)、眼轴长度($P=0.12$)及有效超声乳化时间($P=0.94$)之间均无统计学意义(表 1)。

表 1　行传统超声乳化术与飞秒激光辅助的白内障手术间患眼的比较

人口统计	中位数(IQR)		P 值
	激光组	对照组	
年龄(岁)	64 (53.5~69.5)	66 (59~74.5)	0.18
等效球镜(D)	0.25 (-0.35~2.00)	0.25 (-2.75~2.75)	0.95
眼轴长度(mm)	22.66 (22.01~23.80)	23.81 (22.42~24.77)	0.12
超乳时间(s)	0.08 (0.03~0.12)	0.08 (0.03~0.15)	0.94

IQR=四分位数间距,SE=等效球镜度,AL=眼轴长度

屈光结果

激光组平均远距矫正视力(CDVA)为术前(0.32±0.24)logMAR,术后 1 周、1 个月分别为(0.16±0.27)logMAR、(0.08±0.19)logMAR。对照组中术前平均 CDVA 为(0.39±0.28) logMAR,术后 1 周、1 个月分别为(0.08±0.161)ogMAR、(0.02±0.06) logMAR。

OCT 参数

术前及术后激光组及对照组视网膜厚度参数如表 2。

即使两组术后的视网膜厚度参数的差异并没有达到统计学意义,但是在分析手术对术后黄斑厚度影响的多元模型中,在矫正了随着时间推移年龄与术前网膜厚度的变化因素后,发现激光组内环区黄斑视网膜厚度明显变薄,且有统计学意义($P=0.002$)。对照组黄斑内环区于术后 1 周明显增厚并有统计学意义(平均 21.68μm;95% 置信区间[CL]:11.93~31.44,$P<0.001$)。1 个月后差异减小到平均 17.56μm(95% CL:-3.21~38.32,$P=0.09$),统计学意义不显著(表 3)。手术方式对于术后 1 周、1 个月黄斑总体积、中心凹厚度及黄斑外环区平均厚度的影响无统计学差异($P>0.05$,表 2)。

表 2　光学相干断层扫描仪测量的术前、传统白内障超声乳化术及飞秒辅助的白内障手术术后 1 周、1 个月视网膜厚度值

时间/参数	中位数(IQR)		P 组
	激光组	对照组	
术前			
TMV	6.93(6.44~7.14)	6.66(6.3~7.2)	0.63
FT	169.5(144~205.5)	174.5(160.0~199.0)	0.46
CSMT	210(186.0~239.0)	211.5(195.0~226.5)	0.80
内环区 AT	280(263.1~291.5)	259.75(252.8~283.8)	0.12
外环区 AT	238.25(229.5~253.5)	238.0(219.8~247.3)	0.40
1 周			
TMV	6.99(6.63~7.33)	6.91(6.61~7.34)	0.84
FT	172.0(155.0~200.0)	195.5(172.0~212.0)	0.12
CSMT	215.0(180.0~239.0)	223.5(198.0~242.0)	0.23
内环区 AT	270.5(257.0~282.7)	273.63(254.5~293.0)	0.59
外环区 AT	241.0(224.2~252.2)	238.12(226.5~251.5)	0.93

续表

时间/参数	中位数(IQR)		P 组
	激光组	对照组	
1 个月			
TMV	7.31(7.14~7.77)	7.05(6.56~7.78)	0.27
FT	218.0(163.0~247.0)	210.0(173.0~253.0)	0.91
CSMT	244.0(206.0~258.0)	221.0(211.0~265.0)	0.85
内环区 AT	281.8(275.0~317.5)	275.7(261.0~297.7)	0.45
外环区 AT	253.6(242.5~268.7)	238.2(226.0~262.7)	0.14

IQR=四分位数间距,TMV=总黄斑容积,CSMT=中央区黄斑厚度,AT=平均网膜厚度

表 3 传统超声乳化术与飞秒激光辅助的白内障手术患眼不同区域黄斑厚度的差异*

时间/黄斑区域	差异(μm)	95%CL(μm)	P 值
1 周			
FT	-10.69	-45.97~24.59	0.53
CSMT	0.86	-16.42~18.14	0.92
内环区 AT	21.68	11.93~31.44	<0.001
外环区 ATA	11.67	-9.21~32.55	0.26
1 个月			
FT	41.19	-29.40~111.79	0.24
CSMT	22.62	-36.42~81.67	0.43
内环区 AT	17.56	-3.20~38.32	0.09
外环区 ATA	0.99	-15.81~17.80	0.91

差值=对照组视网膜厚度-激光组视网膜厚度,CL=置信区间或者可信度,CSMT=中央区黄斑厚度,AT=平均网膜厚度

* 根据患者年龄及术前厚度做了调整

图 2 提示调整年龄、术前黄斑区厚度因素,术后两组间黄斑内环区厚度的变化趋势。与平均基线(平均:273.3μm)相比,对照组黄斑内环区厚度增加(平均:287.76μm;95% CL:282.32~293.20;$P<0.001$),但激光组并无增加(平均:268.38μm;95% CL:253.10~273.67;$P>0.05$)。术后 1 个月与基线相比,激光组平均黄斑内环区厚度增加(平均:281.98μm;95% CL:267.73~296.22;$P=0.02$),对照组增幅更大(平均:298.38μm;95% CL:287.05~309.72;$P=0.003$)。

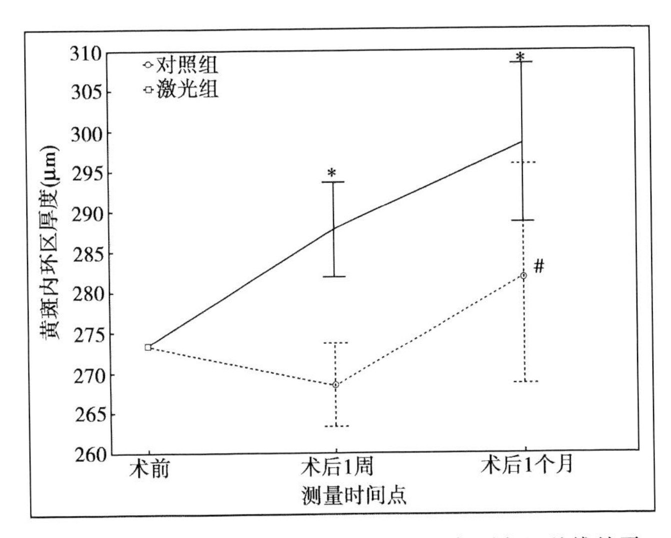

图 2 对年龄及术前内环区厚度校正后,各研究组基线处平均内环区厚度及术后 1 周、1 个月平均内环区厚度。* 代表 $P<0.01$,# 代表 $P<0.05$。Whisker=95% 的平均置信区间。虚线表示激光组,实线表示对照组

讨 论

常规白内障术后亚临床型黄斑水肿的发生率已成为此类常见手术的安全隐患。既往研究发现术后血管造影渗漏高达 19%[11,12],OCT 显示在人工晶状体眼中心凹周边的视网膜厚度在术后 1 周至 6 个月增加,并在术后 4~6 周达峰值[14,16-18]。

在本研究中,我们发现术后 1 周及 1 个月在对照组中同样存在呈持续增长的亚临床型中心凹周边黄斑水肿。然而,激光组术后 1 周黄斑内环区厚度并没有改变;术后 1 个月轻度增加。根据我们的结果,由于激光组术后 1 周黄斑厚度并没有明显变化,我们认为

飞秒激光定位时所用的负压环损伤黄斑区视网膜的可能性不大。与 LASIK 在此步骤中所用的负压吸引（最高 90mmHg）相比，白内障手术操作中需要较低的负压（最高 40mmHg）可以解释这种差异。

后续观察发现黄斑增厚可能是由前列腺素介导的，由于眼内操作促发了各种眼内组织（虹膜）亚临床炎症机制[19,20]。与既往研究一致，我们没有发现黄斑改变与超声时间有关[21]，提示与飞秒激光辅助的白内障手术相比，普通的手术方式更易破坏血-视网膜屏障。术中减少前房内操作可能解释我们对于术后黄斑水肿程度不同的假说。

本研究的局限性在于样本量较小，随访时间较短。

本研究结果提示，就术后早期黄斑增厚程度来讲，两种方式行白内障摘除术是同等安全的。飞秒激光辅助的白内障摘除术与普通白内障手术相比，导致早期黄斑增厚的可能更低，虽然 1 个月后这种差异仍未知。这种早期的差异在更易发生术后进展性黄斑囊样水肿的患者中可能尤为显著，例如伴有葡萄膜炎、糖尿病视网膜病变的患者，这需要更长时间的随访来完善研究以得出充分的结论。今后我们需要更大队列的随机对照试验来研究排除糖尿病患者及其他有术后黄斑囊样水肿风险的患者，飞秒激光辅助的白内障手术对黄斑的影响。

作者贡献

学习定义及设计（M. E.，K. M.，Z. Z. N.）；数据采集（M. E.，I. K.，A. T.，T. F.，Z. Z. N.）；数据分析及解读（M. E.，K. M.，I. K.）；文稿起草（M. E.，I. K.）；文稿修改（K. M.，I. K.，A. T.，T. F.，Z. Z. N.）；专业统计分析（K. M.，I. K，A. T.，T. F.）管理；指导（I. K，Z. Z. N.）。

（常平骏 译）

参考文献

1. Nagy Z, Takacs A, Filkorn T, Sarayba M. Initial clinical evaluation of an intraocular femtosecond laser in cataract surgery. *J Refract Surg.* 2009;25(12):1053-1060.
2. Vetter JM, Holzer MP, Teping C, et al. Intraocular pressure during corneal flap preparation: comparison among four femtosecond lasers in porcine eyes. *J Refract Surg.* 2011;27(6):427-433.
3. Davis RM, Evangelista JA. Ocular structure changes during vacuum by the Hansatome microkeratome suction ring. *J Cataract Refract Surg.* 2007;23(6):563-566.
4. Mirshahi A, Kohnen T. Effect of microkeratome suction during LASIK on ocular structures. *Ophthalmology.* 2005;112(4):645-649.
5. Luna JD, Artal MN, Reviglio VE, Pelizzari M, Diaz H, Juarez CP. Vitreoretinal alterations following laser in situ keratomileusis: clinical and experimental studies. *Graefes Arch Clin Exp Ophthalmol.* 2001;239(6):416-423.
6. Smith RJ, Yadarola MB, Pelizzari MF, Luna JD, Júarez CP, Reviglio VE. Complete bilateral vitreous detachment after LASIK retreatment. *J Cataract Refract Surg.* 2004;30(6):1382-1384.
7. Moshfeghi AA, Harrison SA, Reinstein DZ, Ferrone PJ. Valsalva-like retinopathy following hyperopic laser in situ keratomileusis. *Ophthalmic Surg Lasers Imaging.* 2006;37(6):486-488.
8. Conway ML, Wevill M, Benavente-Perez A, Hosking SL. Ocular blood-flow hemodynamics before and after application of a laser in situ keratomileusis ring. *J Cataract Refract Surg.* 2010;36(2):268-272.
9. Flach AJ. The incidence, pathogenesis and treatment of cystoid macular edema following cataract surgery. *Trans Am Ophthalmol Soc.* 1998;96:557-634.
10. Miyake K, Ibaraki N. Prostaglandins and cystoid macular edema. *Surv Ophthalmol.* 2002;47 Suppl 1:S203-S218.
11. Mentes J, Erakgun T, Afrashi F, Kerci G. Incidence of cystoid macular edema after uncomplicated phacoemulsification. *Ophthalmologica.* 2003;217(6):408-412.
12. Lobo CL, Faria PM, Soares MA, Bernardes RC, Cunha-Vaz JG. Macular alterations after small-incision cataract surgery. *J Cataract Refract Surg.* 2004;30(4):752-760.
13. Lederer DE, Schuman JS, Hertzmark E, et al. Analysis of macular volume in normal and glaucomatous eyes using optical coherence tomography. *Am J Ophthalmol.* 2003;135(6):838-843.
14. Biro Z, Balla Z, Kovacs B. Change of foveal and perifoveal thickness measured by OCT after phacoemulsification and IOL implantation. *Eye (Lond).* 2008;22(1):8-12.
15. Ghosh S, Roy I, Biscuvas PN, et al. Prospective randomized comparative study of macular thickness following phacoemulsification and manual small incision cataract surgery. *Acta Ophthalmol.* 2010;88(4):e102-106.
16. Jagow B, Ohrloff C, Kohnen T. Macular thickness after uneventful cataract surgery determined by optical coherence tomography. *Graefes Arch Clin Exp Ophthalmol.* 2007;245(12):1765-1771.
17. Hee MR, Izatt JA, Swanson EA, et al. Optical coherence tomography of the human retina. *Arch Ophthalmol.* 1995;113(3):325-332.
18. Perente I, Utine CA, Ozturker C, et al. Evaluation of macular changes after uncomplicated phacoemulsification surgery by optical coherence tomography. *Curr Eye Res.* 2007;32(3):241-247.
19. Frank RN, Schulz L, Abe K, Iezzi R. Temporal variation in diabetic macular edema measured by optical coherence tomography. *Ophthalmology.* 2004;111(2):211-217.
20. Lobo CL, Bernardes RC, de Abreu JR, Cunha-Vaz JG. One-year follow-up of blood–retinal barrier and retinal thickness alterations in patients with type 2 diabetes mellitus and mild non-proliferative retinopathy. *Arch Ophthalmol.* 2001;119(10):1469-1474.
21. Cagini CF, Iaccheri B, Piccinelli F, Ricci MA, Fruttini D. Macular thickness measured by optical coherence tomography in a healthy population before and after uncomplicated cataract phacoemulsification surgery. *Curr Eye Res.* 2009;34(12):1036-1041.

飞秒激光辅助的屈光性白内障手术与传统超声乳化术后中央角膜体积及角膜内皮细胞计数的比较

Ágnes I. Takács, MD; Illés Kovács, MD, PhD; Kata Miháltz, MD; Tamás Filkorn, MD; Michael C. Knorz, MD; Zoltán Z. Nagy, MD, DSC

摘　　要

目的: 利用 Scheimpflug 成像技术及非接触式角膜内皮镜比较常规超声乳化和飞秒激光辅助的白内障手术对角膜的影响。

方法: 每组中有 38 只眼(38 例患者)接受飞秒激光(Alcon LenSx laser)辅助的白内障手术(飞秒组)或常规白内障超声乳化吸除术(超声组)。用旋转 Scheimpflug 相机(Pentacam HR, Oculus Optikgerate Gmbh)测量中央角膜厚度、3mm 角膜体积及 Pentacam 核分级(PNS),术后 1 天及 1 个月时测量体积应力指数。术前、术后 1 天、术后 1 周、术后 1 个月均用非接触式角膜内皮镜行角膜内皮细胞计数。

结果: 中央角膜厚度在术后 1 天超声乳化组[(607±91)μm]明显高于飞秒组[(580±42)μm],但在术后 1 周及术后 1 个月时两组无明显差异。体积应力指数在术后 1 天飞秒组明显低于超声乳化组($P<0.05$),但是在术后 1 个月时无明显差异。多元回归分析发现手术类型对中央角膜厚度有明显影响。

结论: 相对于手动白内障超声乳化术,飞秒激光辅助的白内障手术在术后早期的角膜水肿更轻、角膜内皮损伤更少。

[J Refract Surg. 2012; 28(6): 387-391.] doi: 10.3928/1081597X-20120508-02

2012 年 6 月首次发表在 *Refractive Surgery* 杂志。

随着飞秒激光辅助的白内障手术的出现,使得高可控性和重复性的撕囊、高效的劈核或液化,以及精准而高重复性的角膜切口的制作成为可能[1~6]。

角膜水肿是超声乳化手术术后早期最常见的并发症之一,可能导致永久性的严重视觉干扰。术后角膜水肿及内皮细胞减少与多种因素相关,包括超声乳化时间和能量、白内障密度、角膜病变、前房深度、眼轴长度、眼外伤、自由基的产生、机械和热损伤、超声乳化的技术、术者的经验以及粘弹剂的使用等[7~13]。

多种技术可测量角膜水肿,包括超声或光学测量,前节光学相干断层扫描(OCT)或 Scheimpflug 成像[14,15]。使用 Pentacam HR(Oculus Optikgerate GmbH,韦次拉尔,德国)作为评价整个前节的三维方法,增加了测量中央 3mm 范围内角膜体积的能力[15]。

中央角膜水肿必须与周边角膜水肿区别讨论,因为二者的起源和发展的本质不同。Pentacam 分析发现,尽管超声乳化术后 1 个月时中央 3mm 角膜基本已恢复到术前状态,但是 10mm 范围内角膜体积在术后 3 个月仍高,这说明手术切口附近的角膜比中央角膜需要更多的恢复时间[15,16]。

Suzuki 等[17]建立了一个公式来反映内皮细胞功能的情况,称为体积应力指数(volume stress index, VSI),用于表示每个角膜内皮细胞的体积-内环境稳定功能。这种方法需要测量术后改变的中央角膜体积(3mm 直径范围内)和内皮细胞密度。

本研究的目标是分析并比较飞秒激光辅助的超声乳化吸除术与传统超声乳化吸除术后中央角膜水肿程度、内皮细胞计数和内皮细胞功能(由 VSI 表示)的差异。

患者和方法

依据我们之前的数据,至少需要 32 例患者来达到 90% 的统计学效能。本项前瞻性研究在 2010 年 2 月至 2011 年 2 月,对 38 例患者的 38 只眼进行了飞秒激光辅助的白内障手术(飞秒组),对 38 例患者的 38 只眼进行了传统超声乳化手术(超声组)。两组眼均为各种分级的白内障。术者(Z. Z. N)将所有患者随机分配(利用计算机随机化)至两组中。配合度差、致密的(4 级以上)或白色的核、角膜瘢痕或混浊、前节畸形、虹膜松弛综合征及散瞳效果差的患者未入组。

表 1 为患者的统计描述,表 2 为术前资料,两组组间均无明显差异。

表 1　接受飞秒激光辅助的白内障手术与接受传统超声乳化白内障手术患者的人口统计学资料

人口统计学	飞秒组	超声乳化组	*P* 值
年龄(岁)	65.81±12.42	66.93±10.99	>0.05
性别(男:女)	10:28	15:23	>0.05
MRSE(D)	-1.00±4.70	-1.00±5.50	>0.05

MRSE = 显性验光的等效球镜

表 2　接受飞秒激光辅助的白内障手术与接受传统超声乳化白内障手术的患者前节及手术参数

参数	飞秒组	超声乳化组	*P* 值
术前 CCT(μm)	545±32	550±39	>0.05
术前 CV 3mm(mm^3)	3.93±0.2	4.03±0.3	>0.05
角膜 ECD(细胞/mm^2)	2861±215	2841±215	>0.05
ACD(mm)	2.575±0.39	2.625±0.45	>0.05
晶体厚度(mm)	4.5±0.5	4.4±0.5	>0.05
眼轴(mm)	24.1±3.0	23.95±2.9	>0.05
术前 IOP(mmHg)	16.0±3.2	15.6±2.9	>0.05
Scheimpflug 测量晶体核密度	2.32±0.97	2.13±1.22	>0.05
超声乳化能量(%)	12.7±8.3	20.4±12.6	<0.05
超声乳化时间(s)	0.56±0.6	0.67±0.75	>0.05
有效超声乳化时间(s)	0.10±0.12	0.12±0.13	>0.05

CCT = 中央角膜厚度;CV = 角膜体积;ECD = 角膜内皮层细胞密度;IOP = 眼内压

本研究的设计符合大学伦理委员会的要求。所有研究步骤遵循赫尔辛基宣言。所有患者均知情同意。

所有的手术均由同一术者(Z. Z. N.)在表面麻醉下(0.5% 丙美卡因盐酸滴眼液)下完成。术前均以 0.5% 托吡卡胺散瞳,用法:15 分钟 1 次,每次 1 滴,术前共点 3 次。

在超声组,用一次性角膜刀(Alcon Laboratories Inc,沃思堡,得克萨斯州)做 2.8mm 透明角膜切口及侧切口,利用截囊针和撕囊镊进行连续环形撕囊,利用"分而治之"超声乳化技巧进行超声乳化。

在飞秒组,利用 LenSx 飞秒激光系统(Alcon LenSx Inc,亚里索维耶荷,加利福尼亚)来制作 4.75mm 直径的前囊口,用十字模式进行劈核,按之前描述做 2 个角膜切口(1 个 2.8mm 双平面主切口和 1 个 1.0mm 单平面侧切口)[3]。飞秒激光治疗结束后,利用钝性切口分离器打开角膜切口,前房内填满黏弹剂(Provisc, Alcon Laboratories Inc)。利用截囊针确定激光切开的边缘被彻底分离,利用撕囊镊取出分离的前囊膜。水分离之后,用传统超声乳化去除被激光预劈成 4 块的核。在两组中,均使用 Infinity 超声乳化系统(Alcon Laboratories Inc,负压:380mmHg,流速:35ml/min,瓶高:110cm),吸除皮质后植入一片式疏水性丙烯酸人工晶体(Alcon Laboratories Inc),黏弹剂用 I/A 针头完全吸除。两组的角膜主切口均动作轻柔地水密。

术前和术后的检查

所有患者均进行完整的眼科评估,包括远距矫正视力、显性验光、裂隙灯检查、眼内压(intraocular pressure,IOP)测量。利用非接触式光学低相干反射测量仪(Lenstar LS 900; Haag-Streit AG,Koeniz,瑞士)进行生物测量。

利用 Pentacam HR Scheimflug 成像技术测量中央3mm 角膜体积(3mm CV)及厚度,同时评估术前晶状体核密度(Pentacam 核分级,Pentacam Nucleus Staging,PNS)。利用 Konan 非接触式角膜内皮镜 NSP-9900(Konan Medical Inc,兵库县,日本)进行中央角膜内皮细胞计数。术后 1 天、1 周、1 个月均进行所有检查。检查者在行术后检查时均不知道患者的手术类型。

利用 Suzuki et 等[15,17]所述的公式计算得到体积压力指数;公式为:$VSI=\Delta V-(CD\times7.065)$($\Delta V=V_2-V_1$),$V_2$指白内障超声乳化术后的 3mm CV,$V_1$指超声乳化术前的 3mm CV,$7.065=1.5\times1.5\times3.14$(3mm 直径的面积)。

统计学分析

采用 Statistica 8.0(StatSoft Inc,Tulsa,Oklahoma)进行统计分析。利用 Shapiro-Wilk W 检验数据的正态性。数据符合正态分布,所以用均值和标准差描述。连续性变量的组间比较用独立样本的 t 检验。角膜中央厚度的变化采用重复测量的方差分析。利用多元回归分析术式对术后中央角膜厚度的影响。术前中央角膜厚度、中央内皮细胞计数、前房深度、PNS、有效超声乳化时间等均作为多元回归模型中的协变量,用以调整它们对术后中央角膜厚度的影响。若 $P<0.05$ 且 R^2(决定系数,用于衡量模型的拟合度)的变化提示模型整体拟合改善,则将其保留在模型中。在所有统计分析中,$P<0.05$ 被认为差异有统计学意义。

结　　果

两组中 PNS 均与有效超声乳化时间有明显的正相关性($r=0.35$,$P<0.05$,飞秒激光组;$r=0.5$,$P<0.05$,超声乳化组)。两组中央角膜厚度的数值在表 3 和图 1A 中给出。最终的多元模型,自变量包括中央角膜内皮细胞计数、PNS、术前中央角膜厚度及组别,有最佳拟合指数,$R^2=0.48$。在这个多元模型中,术后第 1 天,剔除其他因素的影响后,手术方式对中央角膜厚度有明显影响。

表 3　中央角膜厚度对比

分组	中央角膜厚度(μm)			
	术前	1 天	1 周	1 个月
飞秒激光组	545±31	580±42*	554±36	545±31
超声乳化组	550±39	607±91*	559±52	557±42

* $P<0.05$ 方差分析对比重复测量的术前值

在飞秒激光组,术后第 1 天中央角膜厚度明显低于传统超声乳化组,有 29μm 的平均差异(表 3)。中央角膜内皮计数($P<0.05$)、PNS($P<0.05$)以及术前中央角膜厚度($P<0.001$)均对术后中央角膜厚度有明显影响。前房深度和有效超声乳化时间对术后中央

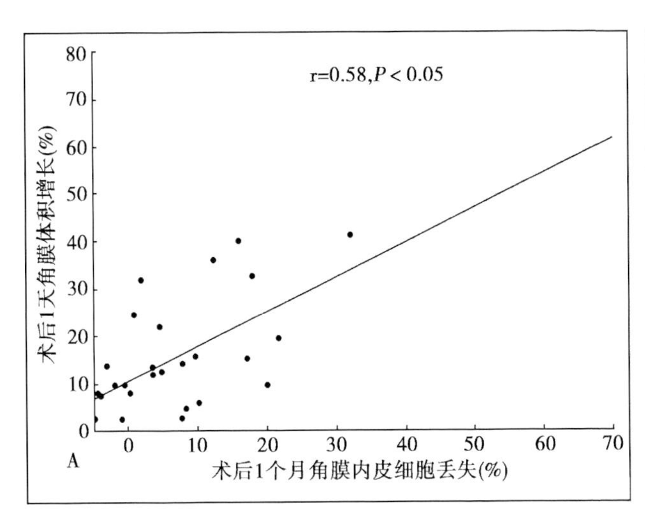

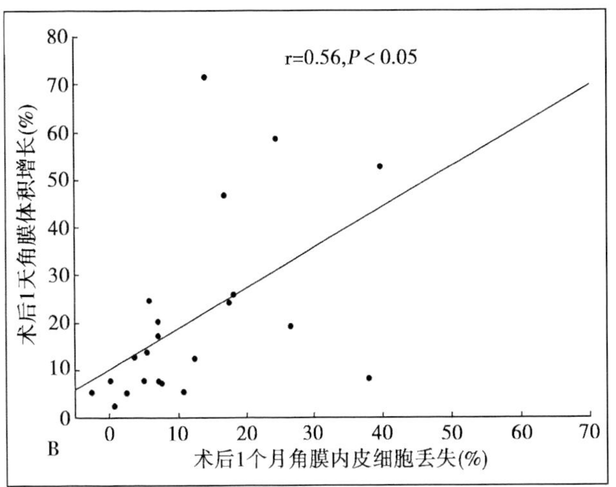

图 1　在超声乳化之前进行眼内的飞秒激光辅助操作(飞秒激光组)及单纯进行超声乳化手术(超声组)的术后 1 天角膜体积的增长(%)与术后 1 个月时内皮细胞的丢失(%)的相关性。A 飞秒组,$r=0.58$,$P<0.05$。B 超声组,$r=0.56$,$P<0.05$

角膜厚度无明显影响($P>0.05$)。在所有术后随访的检查中,传统超声乳化组的角膜内皮计数均稍低,但差异无统计学意义,可能是由于传统超声乳化组数据较大的标准差导致(表4)。

表4 内皮细胞计数对比

分组	内皮细胞计数(细胞数/mm^2)			
	术前	1天	1周	1个月
飞秒组	2861±216	2860±217*	2730±205	2738±245
超声乳化组	2841±215	2719±350*	2669±377	2542±466

表1显示了两组术后1天时3mm角膜体积的增长与术后1个月时内皮细胞的丢失成明显正相关。

术后1天时,飞秒组的体积压力指数为$(3.0\pm2.3)\times10^{-5}$,超声组为$(5.3\pm6.0)\times10^{-5}$,差异有统计学意义。术后1个月时两组的VSI差别不明显,分别是$(1.7\pm3.7)\times10^{-6}$及$(1.7\pm3.5)\times10^{-6}$。

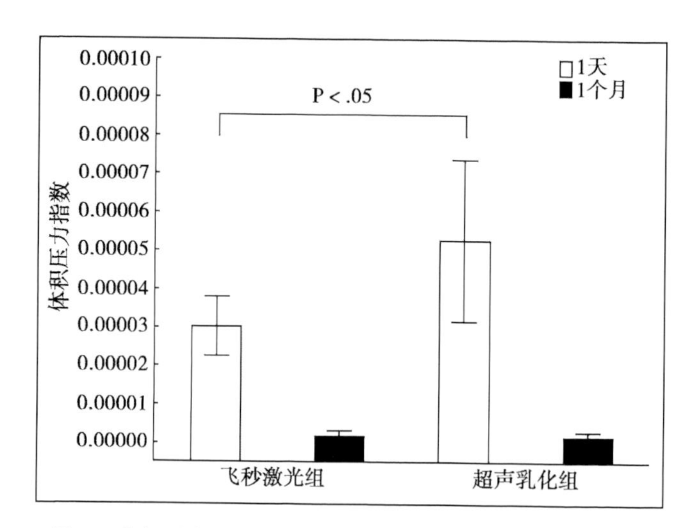

图2 进行眼内飞秒激光和超声乳化的眼(飞秒激光组)及仅进行超声乳化手术(超声乳化组)的眼的体积压力指数(术后1天$P<0.05$,术后1个月$P>0.05$)

讨 论

本次前瞻性研究关注的是飞秒激光对核的预处理对术后中央角膜厚度、中央角膜内皮细胞功能(用VSI表示)的影响。利用Pentacam光密度测量(PNS)进行晶状体密度分级,因为它是一个客观的测量方法且与晶状体混浊分级系统Ⅲ(Lens Opacities Classification System,LOCS)有显著相关性[18]。两组间的白内障分级没有明显区别(表2)。

Elnaby等[19]发现与分而治之技术相比,应用超声乳化预劈核技术,术中的平均有效超声乳化时间、术后3个月的内皮细胞丢失率均明显降低。

我们也发现飞秒激光组在术后1天时中央角膜厚度明显低于超声乳化组,但在术后1周及1个月时无明显差别(表3)。此外,术后1天时,飞秒激光组的VSI明显低于超声组(图2)。超声乳化组的超声能量明显高于飞秒组。虽然超声乳化时间和有效超声乳化时间在超声乳化组较高,但差异无统计学意义(表2)。在所有术后随访中,超声组的角膜内皮计数均较低,但差异无统计学意义,可能是由于超声乳化组数据较大的标准差导致(表4)。

本研究仍存在少许缺陷,例如缺乏内皮细胞形态学的扩展分析(变异系数、六边形细胞的比例)。另外,尽管两组间的晶状体密度平均值无明显差别(表2),但患者未依据晶状体密度进行匹配,而且随机分组由术者进行而非依据随机数表。

尽管有这些缺陷,但我们发现与传统超声乳化吸除术相比,飞秒激光预劈核能减少超声能量的使用及减少对内皮细胞的损伤。

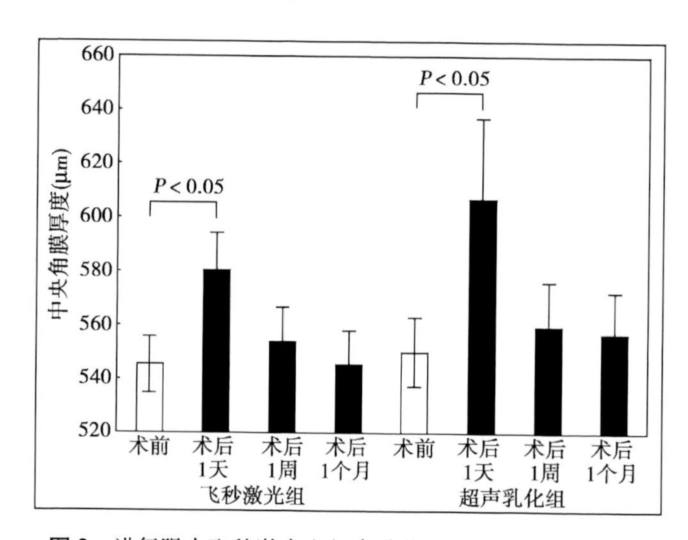

图3 进行眼内飞秒激光和超声乳化的眼(飞秒激光组)及仅进行超声乳化手术的眼(超声乳化组)在不同时间点的平均中央角膜厚度($P<0.05$用重复测量的方差分析;Whisker:95%置信区间)

作 者 贡 献

学习和设计（A. T. ,Z. Z. N. ）；数据收集（A. T. ,I. K. , K. M)；数据分析和解读（A. T. , I. K. , K. M. , T. F. , M. C. K)；文稿起草（A. T. ,K. M. ）；文稿专业修改（I. K. , T. F. ,M. C. K. ,Z. Z. N. ）；统计分析（I. K. ,Z. Z. N. ）；管理、技术或物质支持（A. T. ）；监管（K. M. ,Z. Z. N. ）

（赵银莹 译）

参 考 文 献

1. Nagy Z, Takacs A, Filkorn T, Sarayba M. Initial clinical evaluation of an intraocular femtosecond laser in cataract surgery. *J Refract Surg*. 2009;25(12):1053-1060.
2. Nagy ZZ, Kránitz K, Takacs AI, Miháltz K, Kovács I, Knorz MC. Comparison of intraocular lens decentration parameters after femtosecond and manual capsulotomies. *J Refract Surg*. 2011;27(8):564-569.
3. Kránitz K, Takacs A, Mihaltz K, Kovács I, Knorz MC, Nagy ZZ. Femtosecond laser capsulotomy and manual continuous curvilinear capsulorrhexis parameters and their effects on intraocular lens centration. *J Refract Surg*. 2011;27(8):558-563.
4. Mihaltz K, Knorz MC, Alió JL, et al. Internal aberrations and optical quality after femtosecond laser anterior capsulotomy in cataract surgery. *J Refract Surg*. 2011;27(10):711-716.
5. Nagy ZZ, Kránitz K, Takacs A, Filkorn T, Gergely R, Knorz MC. Intraocular femtosecond laser use in traumatic cataracts following penetrating and blunt trauma. *J Refract Surg*. 2012;28(2):151-153.
6. Ecsedy M, Mihaltz K, Kovács I, Takacs A, Filkorn T, Nagy ZZ. Effect of femtosecond laser cataract surgery on the macula. *J Refract Surg*. 2011;27(10):717-722.
7. Baradaran-Rafii A, Rahmati-Kamel M, Eslani M, Kiavash V, Karimian F. Effect of hydrodynamic parameters on corneal endothelial cell loss after phacoemulsification. *J Cataract Refract Surg*. 2009;35(4):732-737.
8. Takahashi H. Free radical development in phacoemulsification cataract surgery. *J Nihon Med Sch*. 2005;72(1):4-12.
9. Yeniad B, Corum I, Ozgun C. The effects of blunt trauma and cataract surgery on corneal endothelial cell density. *Middle East Afr J Ophthalmol*. 2010;17(4):354-358.
10. Crema AS, Walsh A, Yamane Y, Nosé W. Comparative study of coaxial phacoemulsification and microincision cataract surgery. One-year follow-up. *J Cataract Refract Surg*. 2007;33(6):1014-1018.
11. Richard J, Hoffart L, Chavane F, Ridings B, Conrath J. Corneal endothelial cell loss after cataract extraction by using ultrasound phacoemulsification versus a fluid-based system. *Cornea*. 2008;27(1):17-21.
12. Storr-Paulsen A, Nørregaard JC, Farik G, Tårnhøj J. The influence of viscoelastic substances on the corneal endothelial cell population during cataract surgery: a prospective study of cohesive and dispersive viscoelastics. *Acta Ophthalmol Scand*. 2007;85(2):183-187.
13. Cho YK, Chang HS, Kim MS. Risk factors for endothelial cell loss after phacoemulsification: comparison in different anterior chamber depth groups. *Korean J Ophthalmol*. 2010;24(1):10-15.
14. Hutchings N, Simpson TL, Hyun C, et al. Swelling of the human cornea revealed by high-speed, ultrahigh-resolution optical coherence tomography. *Invest Ophthalmol Vis Sci*. 2010;51(9):4579-4584.
15. Suzuki H, Takahashi H, Hori J, Hiraoka M, Igarashi T, Shiwa T. Phacoemulsification associated corneal damage evaluated by corneal volume. *Am J Ophthalmol*. 2006;142(3):525-528.
16. Amann J, Holley GP, Lee SB, Edelhauser HF. Increased endothelial cell density in the paracentral and peripheral regions of the human cornea. *Am J Ophthalmol*. 2003;135(5):584-590.
17. Suzuki H, Oki K, Takahashi K, Shiwa T, Takahashi H. Functional evaluation of corneal endothelium by combined measurement of corneal volume alteration and cell density after phacoemulsification. *J Cataract Refract Surg*. 2007;33(12):2077-2082.
18. Grewal DS, Brar GS, Grewal SP. Correlation of nuclear cataract lens density using Scheimpflug images with Lens Opacities Classification System III and visual function. *Ophthalmology*. 2009;116(8):1436-1443.
19. Elnaby EA, El Zawahry OM, Abdelrahman AM, Ibrahim HE. Phaco prechop versus divide and conquer phacoemulsification: a prospective comparative interventional study. *Middle East Afr J Ophthalmol*. 2008;15(3):123-127.

经典论文 12

飞秒激光辅助的白内障切口形态及角膜高阶像差分析

Jorge L. Alió, MD, PhD; Ahmed A. Abdou, MD, PhD; Felipe Soria, MD; Jaime Javaloy, MD, PhD; Roberto Fernández-Buenaga, MD; Zoltán Z. Nagy, MD, DSC; Tamás Filkorn, MD

摘 要

目的:分析飞秒激光屈光性晶状体手术后第1天起的角膜切口形态及角膜高阶像差(higher-order aberration,HOA)效果。

方法:20只眼行飞秒激光屈光性晶状体手术,角膜微切口宽2.2mm,利用高分辨率的前节OCT测量其形态。分析主切口(三平面)的实际长度、内外口弦长、表面角度、表面不规则度、局部厚度及侧切口(单平面)的长度、角度、表面不规则度和角膜厚度。采用Hartmann-Shack像差仪评估对角膜高阶像差的影响。术前和术后1个月时进行评估。

结果:术后1天和1个月主切口的实际长度、内外口弦长、表面角度的平均值分别为(1.50±0.1)mm和(1.47±0.2)mm($P=0.5$),(1.41±0.1)mm和(1.42±0.2)mm($P=0.8$),27°±4°和23°±5°($P=0.07$)。术后1天和1个月侧切口的长度、表面角度分别为(1.17±0.01)mm和(1.04±0.1)mm($P=0.05$),52°±3°和42°±5°($P=0.007$)。主切口和侧切口的局部角膜厚度术后1天时明显增长,术后1个月时明显降低。所有的不规则改变均出现在后表面(角膜内皮):两例出现内切口哆开(术后第1天),1例出现内切口退缩(术后1个月)。术后1个月与术前相比未出现明显的HOA改变。

结论:飞秒激光屈光性晶状体手术的切口是稳定的,且对HOA无明显影响。

[J Refract Surg. 2013;29(9):590-595.]

doi:10.3928/1081597X-20130819-01

2013年9月首次发表在*Refractive Surgery*杂志。

飞秒(10^{-15})激光因其光爆破组织时对周边组织的损伤极小(1μm)的独特特性而得到广泛的应用[1]。这要归功于对超短飞秒激光许多程序的控制,例如队列,电子运动的方向,化学键的断裂及对吸收的控制等[2]。飞秒激光能保证角膜切口的稳定性、精密度、长度、形状和宽度[1]。另一个独特的优点是易于对术前、术中、术后的切削过程进行成像。这是因为激光的过程是一个三维扫描过程,系统包括用于获得三维图像数据的核心三维激光束传输模块。因此,可以容易地扫描目标组织,而不需要额外的空间来放置OCT成像或其他成像技术所需的扫描反射镜和透镜[3]。

白内障手术医师利用飞秒技术进行激光前囊膜切开、碎核、透明角膜切口制作及角膜缘松解切口的制作[4]。已有研究争论透明角膜切口(clear cornea incision, CCI)[5]是可靠的或是有风险的[6~8]。前节OCT(anterior segment OCT, AS-OCT)用来分析超声乳化吸除术的CCI[5]的形态,这与切口自愈的能力及程度相关[9~14]。也有许多研究评估切口的质量,例如角膜高阶像差(higher-order aberration,HOA)的评估[15,16]。

本研究的目的是利用AS-OCT分析飞秒激光屈光性晶状体手术的切口的形态学及角膜像差,且对二者术后1个月内的变化进行评估。

对象和方法

对象

本研究是前瞻性、随机性、观察性的病例研究，纳入 20 只将行飞秒激光屈光性晶状体手术的白内障眼，角膜微切口长度 2.2mm。采集患者的人口统计学数据、眼部情况、全身情况及病史。所有患者均签署知情同意书。本研究遵循赫尔辛基宣言[17]，获得伦理委员会同意。入组标准为年龄 50～90 岁，角膜中央透明，瞳孔直径至少能散大到 6.0mm，Ⅱ级或以上的核性或皮质核性白内障（依据晶体混浊分级系统Ⅲ[18]），无青光眼，眼底正常，无眼部手术史，无影响视力的其他眼病或神经性疾病。排除标准：低于或高于Ⅱ级的皮质核性白内障，或者其他类型的晶状体混浊，屈光性角膜手术史，角膜病变（如 Fuchs'角膜内皮营养不良），晶状体半脱位或悬韧带松弛，瞳孔散大直径<6mm，葡萄膜炎病史，视网膜脱离病史，或伴有影响视力的其他眼部或神经性疾病或手术史。

患者检查

术前行标准的眼科检查，包括临床资料，屈光状态，裸眼视力及远距矫正视力（由 Snellen 视力表测得，用小数记录），裂隙灯检查，Goldmann 眼压计测量眼内压（intraocular pressure，IOP），晶状体混浊程度分级，前置镜下检查黄斑，CSO 地形图仪（Compagnia Strumenti Oftalmici，佛罗伦萨，意大利）测量角膜前表面形态，角膜 AS-OCT Visante（Carl Zeiss Meditec，耶拿，德国）测量角膜厚度，以及 KR1W 分析仪（Topcon Medical Systems，圣克拉拉，加利福尼亚）测量像差。

术后进行以下检查：术后 30 分钟，采用裂隙灯检查切口的位置及采用 Seidel 试验明确切口未泄漏；术后 1 天时查视力、屈光状态、IOP、裂隙灯检查、角膜 AS-OCT Visante 分析角膜切口；术后 1 个月时查视力、屈光状态、IOP、裂隙灯检查、角膜 OCT 和像差仪分析角膜切口。

手术技术

由西班牙阿里坎特市的 Vissum 眼科公司的多位手术医师利用 LENSX（Alcon LenSx Inc.，亚里索维耶荷，加利福尼亚）在激光手术室内做 2.2mm 透明角膜主切口、激光撕囊，然后在常规手术室内进行超声碎核，微共轴超声乳化，植入人工晶状体，完成手术。

在进入激光手术室前，对所有患者行无防腐剂的 2% 利多卡因局部麻醉、1.0% 环喷托酯（环戊通）充分散瞳（≥6.0mm）。

仔细将患者摆好体位后，用飞秒 LENSX（Alcon Laboratories，Inc.，沃斯堡，得克萨斯州）负压吸引固定眼球，然后在三维 OCT 图像引导下精细调整晶状体囊袋位置、核位置、前囊口位置及角膜切口结构。然后进行碎核、前囊膜切开（5mm）及制作 CCI。

制作一个 2.2mm 的三平面主切口（第 1、第 3 面的倾斜角度为 60°～70°，第 2 面的倾斜角度为 15°～25°）用于后续的同轴微切口超声乳化及人工晶状体植入，距主切口 90°位置做一个 1.0mm 的侧切口（倾斜角度为 30°～45°）用于放置操作器械和调置人工晶状体。切口长度是变化的，取决于角膜厚度和主切口的最长平面即平均弦长为 1mm 的第二平面的倾斜角度（图 1）。

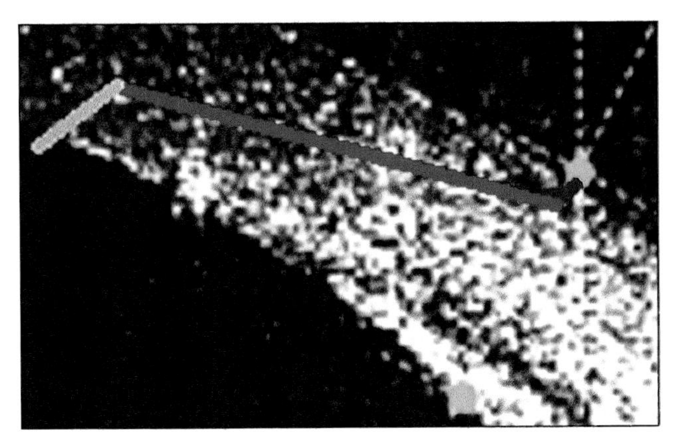

图 1　主切口的三平面结构

随后患者被送进手术室，术者在常规显微镜下操作，用 Sinskey 钩打开切口（2.2mm 及 1mm），撕囊镊取出前囊，用 Stellaris 超声乳化机（Bausch & Lomb，罗切斯特，纽约）超声乳化并吸除预先劈碎的核。

剩下的步骤与常规白内障类似，包括植入 SA60AT AcrySof 人工晶状体（Alcon Laboratories，Inc.），吸除黏弹剂，眼内注入 0.1ml 不含防腐剂的 1.0% 头孢呋辛，检查切口（水密或未水密）的密封性等。术中未使用任何缝线。术后患者休息 30 分钟，然后检查者在裂隙灯下通过荧光素 Seidel 试验［3.0ml 的荧光素包含 2.5mg 荧光素钠+4.0mg 盐酸丁氧普鲁卡因（Colircusi Fluotest；Alcon Cusi，El Masnou，Spain）］检查角膜切口的密闭性。

术后的局部治疗包括 0.3% 氧氟沙星滴眼液、0.1% 地塞米松滴眼液及非甾体抗炎药物点眼。

在术后 1 个月时用 AS-OCT 评估切口形态，Hartmann-Shack 像差仪评估角膜高阶像差。

用 Visante 系统（Carl Zeiss Meditec，耶拿，德国）行角膜 OCT 检查，用 1310nm 波长的红外光线来获得不同的前节结构的干涉扫描（高分辨率的时域 AS-OCT）[19]。用高分辨率的角膜测量来获得角膜结构的精确扫描。采用同一方向的线性扫描，进行 10°顺时针和 10°逆时针旋转扫描获得最佳分辨率的图像。此外，测量全角膜厚度，以评估主切口及侧切口的局部角膜厚度。这个系统与具有图像获取和测量等几个选项的软件的电脑连接。

选取 5 个变量评估主切口、4 个变量评估侧切口。主切口的评估参数包括：切口的实际长度（x、y、z 各段），弦长（切口内外直线距离，图 1），切口的角度（主切口第二平面的沿线和切口在上皮边缘的切线之间的夹角，第二平面在术后会和最短的第一平面一起延伸到表面为一条直线），表面不规则性（术后第 1 天上皮层和内皮层的缝隙，之后会收缩和膨胀），切口处局部的角膜厚度。侧切口测量同样的参数，除了切口内外直线距离（因为切口是单平面的，实际长度和切口内外直线距离无区别）（图 2～3）。测量这个角度用于评估切口结构的任何改变。

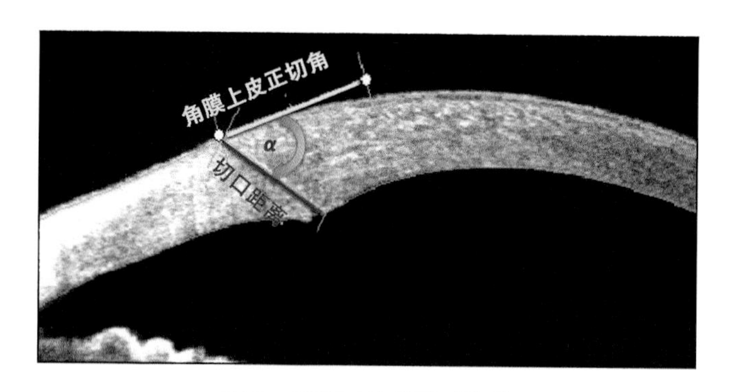

图 2　侧切口的单平面结构

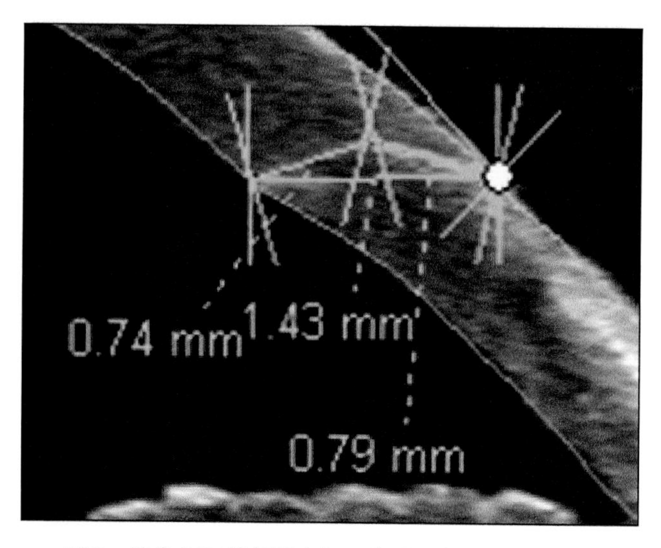

图 3　前节 OCT 拍摄的主切口术后 1 个月的长度分割

角膜像差测量

用 KR-1W 像差仪（Topcon Medical Systems）测量角膜 HOA。该仪器是使用旋转棱镜系统的眼内 Hartman-Shack 像差仪，能详细提供精确的 HOA 数据（用 Zernike 多项式），并能在 4mm 和 6mm 瞳孔直径下区分全眼、眼内及角膜 HOA。本研究分析较大瞳孔直径（6mm）的 HOA，评估的是总 HOA 的彗差 Z(3，±1) 和球差 Z(4，0) 的均方根值（root mean square，RMS）。

统计分析

用 Microsoft Excel 2010（Microsoft Corporation，Redmond，WA）记录数据，采用 Windows 的 SPSS 统计软件包（版本 16，SPSS，Inc.，Chicago，IL）进行统计分析，对结果采用平均秩和检验，$P<0.05$ 为差异有统计学意义。

结　　果

患者

本研究纳入 20 例患者的 20 只眼（13 例女性，65%；7 例男性，35%）。患者的平均年龄为（72.2±6.9）岁（范围：57～86 岁）。

AS-OCT 切口分析

切口长度　主切口的平均切口内外直线距离在术后 1 个月时相比于术后 1 天时有极小的增长（1.41±0.1）mm 和（1.42±0.2）mm，$P=0.8$）；而真实长度无显著减少（1.50±0.1）mm 和（1.47±0.2）mm，$P=0.5$）。但是侧切口的长度在术后 1 个月显著降低，为（1.17±0.01）mm 和（1.04±0.1）mm（$P=0.05$，图 4A）。

切口角度　主切口角度在术后 1 个月时无显著减小（术后 1 天 27°±4°，术后 1 个月 23°±5°，$P=0.07$），但是侧切口角度显著减小（术后 1 天 53°±3°，术后 1 个月 42°±5°，$P=0.007$，图 4B）。

局部角膜厚度　两个切口区域的角膜厚度在术后 1 天都显著增长：主切口术前（670±41）μm，术后 1 天（844±94）μm，$P<0.001$）；侧切口术前（664±89）μm，术后 1 天（779±59）μm，$P=0.003$）。术后 1 个月时显著降低：主切口（731±87）μm，$P=0.02$；侧切口（673±78）μm，$P=0.008$，图 4C）。

切口质量　高分辨率的角膜扫描显示了切口的高度完整性和直线形态。主切口最长的第二平面术后会和最短的第一平面一起融为一条直线。有 3 例患者出现表面不规则且都是在内切口处。有 1 例在术后第 1 天出现主切口处后弹力层脱离,另外有 1 例出现在侧切口,2 例在术后 1 个月时均完全恢复。第三例在术后 1 个月时出现主切口处收缩。

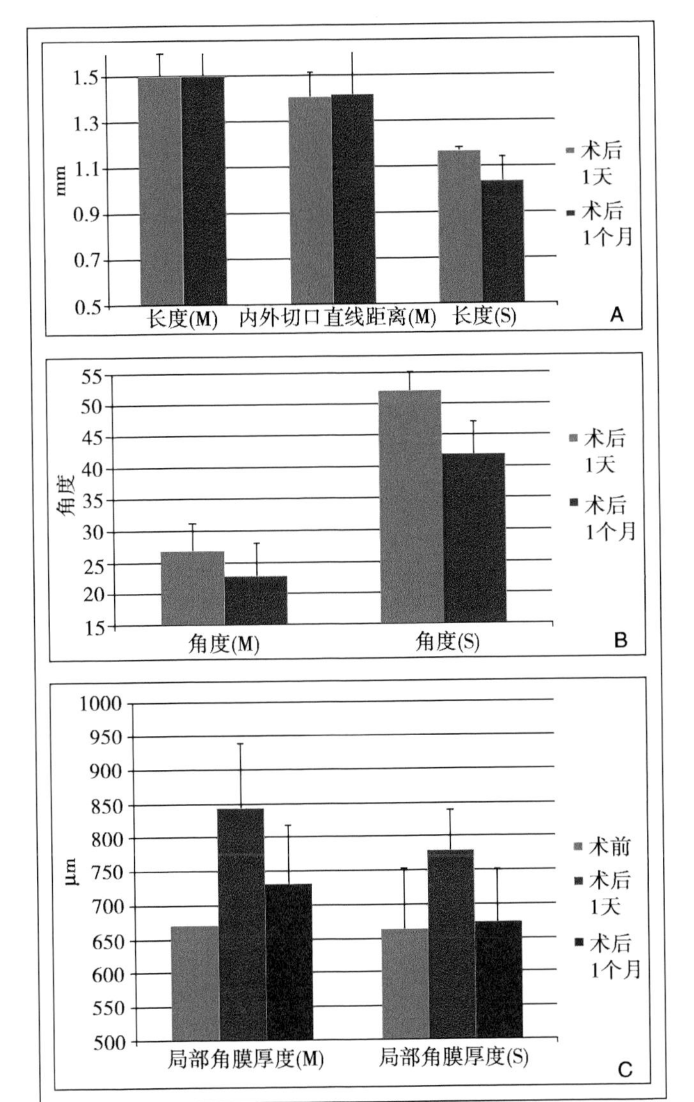

图 4　A,长度;B,角度;C,主切口(M)及侧切口(S)的区域角膜厚度

角膜像差　术后 1 个月 HOA 增加(0.69 ± 0.22μm;P=0.10)几乎接近于术前平均值。特殊高阶像差(彗差和球差)的变化趋势相同(表 1)。

表 1　平均值 ± SD(μm)总高阶像差和特殊 HOA

检查时间	总 HOA	彗差	球差	Trefoil
术前	0.65±0.45	0.27±0.1	0.10±0.3	0.37±0.2
术后 1 个月	0.69±0.22	0.28±0.1	0.18±0.2	0.47±0.2
	P=0.330	P=0.649	P=0.04	P=0.075

SD=标准差,HOA=高阶像差

讨　论

由于白内障切口对于术后视力有显著影响,本研究尝试精确地评估飞秒激光屈光性晶状体手术的切口质量。本研究重点分析两个指标(采用高分辨率 AS-OCT 评估切口形态和完整性),直接评估和分析角膜 HOA 的改变,是切口的远期影响。

本研究结果表明,不同术者制作的切口都是精确的,长度和角度在术后 1 个月内变化极小,达到了术前预期的参数。三平面的主切口的变化更少,切口内外直线距离几乎不变,体现了三平面结构的稳定性。与其他研究类似,本研究也发现手动 CCI 切口长度在术后 1 个月内无明显减少,但是这种减少在飞秒激光屈光性晶状体手术的三平面结构中更少[13]。侧切口角度平均值与这些研究类似[12,13],且所有侧切口的角度都严格按照要求在倾斜的范围内,这可以提供一个安全的对接整齐的光学切口[9,12]。三平面结构的切口可以具有小而安全的入口的好处,并可以表现为宛如更大切口角度(即入口与出口之间的角度)为主导,在不同 IOP 水平下可增加完整性[9]。

与其他研究类似,本研究也发现手动切口[12,20]和飞秒激光切口[21]在术后 1 天时角膜厚度均明显增大,术后 1 个月时明显下降到接近术前水平。主切口的厚度增加更明显,是因为超声乳化针头的使用和更大的切口结构和三平面的结果[22]。尽管更小的直径会造成角膜生物力学弹性降低,我们仍建议尽量减少切口长度和第二切口的角度。更大的三平面切口的结构会在生物力学上更大程度地保留角膜的弹性。另外,本研究中 1 例角膜后弹力层脱离可能是因为一个短的"内皮下"切口或者是 Sinskey 钩操作疏忽造成的。

关于切口的质量,与手动的弧形结构不同,飞秒激光制作的切口几乎是线性的[13,23]。本研究在切口处没有找到任何的上皮缺损。相比于其他文献,本研究中内皮缝隙、后弹力层脱离及回缩的发生率更低且愈合更快[12~14]。

类似于其他已发表的关于手动 CCI 的文献,术后 1 个月总的 HOA 和彗差的无显著改变,而且本研究从术后第 1 天起就开始记录[12,15,16]。由于切口导致角膜变扁平,球差值显著且稍偏正值。本研究发现术后 1 个月时三叶草像差无显著差异,不同于其他文献报道的手动 CCI 术后显著的术源性三叶草像差[16,24]。术后 1 个月时总的和个体 HOA 轻微增长可能与角膜厚度逐渐恢复到术前有关。白内障手术相关的角膜波前像差的改变取决于切口大小。人类角膜上 2mm 的切口大小可能是白内障手术不引起光学改变的临界值[15]。

由于三平面的结构[25]和更长的切口内外直线距离会增加稳定性和重复性，三平面透明角膜切口更稳定[26]。另外，本研究 AS-OCT 分析发现，即使是不同的术者，切口角度和切口长度依然有很高的可预测性。

由于即使是不同的术者，三平面结构的切口角度和切口长度仍具有高度可预测性，因此飞秒激光屈光性晶状体手术的切口稳定且对 HOA 影响较小。

作者贡献

学习和设计（AAA，JLA）；数据收集（AAA，JLA，FS）；数据分析和解读（AAA，JLA，RF-B，TF，JJ，ZZN）；文稿起草（AAA，JLA，FS）；文稿专业修改（JLA，RF-B，TF，JJ，ZZN）；统计分析（AAA，JL）；管理、技术或物质支持（JLA）；监管（JLA，RF-B，TF，JJ，ZZN）

（赵银莹 译）

参考文献

1. Sugar A. Ultrafast (femtosecond) laser refractive surgery. *Curr Opin Ophthalmol.* 2002;13:246-2499.
2. Brumer PW, Shapiro M. *Principles of the Quantum Control of Molecular Processes.* Hoboken, NJ: John Wiley & Sons, Inc.; 2003.
3. Gibson EA, Masihzadeh O, Lei TC, Ammar DA, Kahook MY. Multiphoton microscopy for ophthalmic imaging. *J Ophthalmol.* 2011;2011:870879.
4. Uy HS, Edwards K, Curtis N. Femtosecond phacoemulsification: the business and the medicine. *Curr Opin Ophthalmol.* 2012;23:33-39.
5. Fine IH. Self-sealing corneal tunnel incision for small-incision cataract surgery. *Ocular Surgery News.* 1992;10:38-39.
6. Miller JJ, Scott IU, Flynn HW Jr, Smiddy WE, Newton J, Miller D. Acute-onset endophthalmitis after cataract surgery (2000-2004): incidence, clinical settings, and visual acuity outcomes after treatment. *Am J Ophthalmol.* 2005;139:983-987.
7. Monica ML, Long DA. Nine-year safety with self-sealing corneal tunnel incision in clear cornea cataract surgery. *Ophthalmology.* 2005;112:985-986.
8. Masket S. Is there a relationship between clear corneal cataract incisions and endophthalmitis? *J Cataract Refract Surg.* 2005;31:643-645.
9. Taban M, Rao B, Reznik J, Zhang J, Chen Z, McDonnell PJ. Dynamic morphology of sutureless cataract wounds -effect of incision angle and location. *Surv Ophthalmol.* 2004;49(suppl 2):S62-S72.
10. Schallhorn JM, Tang M, Li Y, Song JC, Huang D. Optical coherence tomography of clear corneal incisions for cataract surgery. *J Cataract Refract Surg.* 2008;34:1561-1565.
11. Dupont-Monod S, Labbé A, Fayol N, Chassignol A, Bourges JL, Baudouin C. In vivo architectural analysis of clear corneal incisions using anterior segment optical coherence tomography. *J Cataract Refract Surg.* 2009;35:444-450.
12. Elkady B, Piñero D, Alió JL. Corneal incision quality: microincision cataract surgery versus microcoaxial phacoemulsification. *J Cataract Refract Surg.* 2009;35:466-474.
13. Can I, Bayhan HA, Celik H, Bostanci Ceran B. Anterior segment optical coherence tomography evaluation and comparison of main clear corneal incisions in microcoaxial and biaxial cataract surgery. *J Cataract Refract Surg.* 2011;37:490-500.
14. Wang L, Dixit L, Weikert MP, Jenkins RB, Koch DD. Healing changes in clear corneal cataract incisions evaluated using Fourier-domain optical coherence tomography. *J Cataract Refract Surg.* 2012;38:660-665.
15. Alió JL, Elkady B, Ortiz D. Corneal optical quality following sub 1.8 mm micro-incision cataract surgery vs. 2.2 mm mini-incision coaxial phacoemulsification. *Middle East Afr J Ophthalmol.* 2010;17:94-99.
16. Tong N, He JC, Lu F, Wang Q, Qu J, Zhao YE. Changes in corneal wavefront aberrations in microincision and small-incision cataract surgery. *J Cataract Refract Surg.* 2008;34:2085-2090.
17. World Medical Association. *World Medical Association Declaration of Helsinki: Ethical Principles for Medical Research Involving Human Subjects.* Presented at the 52nd General Assembly; October 2000; Edinburgh, Scotland. Available at: http://www.wma.net/en/30publications/10policies/b3/. Accessed July 2012.
18. Chylack LT Jr, Wolfe JK, Singer DM, et al. The Lens Opacities Classification System III: the longitudinal study of cataract study group. *Arch Ophthalmol.*1993;111:831-836.
19. Radhakrishnan S, Rollins AM, Roth JE, et al. Real-time optical coherence tomography of the anterior segment at 1310 nm. *Arch Ophthalmol.* 2001;119:1179-1185.
20. Xia Y, Liu X, Luo L, et al. Early changes in clear cornea incision after phacoemulsification: an anterior segment optical coherence tomography study. *Acta Ophthalmol.* 2009;87:764-768.
21. Takács AI, Kovács I, Miháltz K, Filkorn T, Knorz MC, Nagy ZZ. Central corneal volume and endothelial cell count following femtosecond laser-assisted refractive cataract surgery compared to conventional phacoemulsification. *J Refract Surg.* 2012;28:387-391.
22. Vasavada AR, Dholakia SA. Corneal hydration intra-operatively during phacoemulsification. *Indian J Ophthalmol.* 2005;53:249-253.
23. Fine IH, Hoffman RS, Packer M. Profile of clear corneal cataract incisions demonstrated by ocular coherence tomography. *J Cataract Refract Surg.* 2007;33:94-97.
24. Can I, Bayhan HA, Çelik H, Ceran BB. Comparison of corneal aberrations after biaxial microincision and microcoaxial cataract surgeries: a prospective study. *Curr Eye Res.* 2012;37:18-24.
25. May WN, Castro-Combs J, Quinto GG, Kashiwabuchi R, Gower EW, Behrens A. Standardized Seidel test to evaluate different sutureless cataract incision configurations. *J Cataract Refract Surg.* 2010;36:1011-1017.
26. Masket S, Sarayba M, Ignacio T, Fram N. Femtosecond laser-assisted cataract incisions: architectural stability and reproducibility. *J Cataract Refract Surg.* 2010;36:1048-1049.

飞秒激光在穿通伤或钝挫伤引起的外伤性白内障中的应用

Zoltán Zsolt Nagy, MD, DSC; Kinga Kránitz, MD; Agnes Takacs, MD; Tamás Filkorn, MD; Róbert Gergely, MD; Michael C. Knorz, MD

摘 要

目的:研究飞秒激光白内障手术在不同原因导致的外伤性白内障中的应用。

方法:病例 1 是由角膜和晶状体前囊的穿通伤所致的急性外伤性白内障;病例 2 中的外伤性白内障是由 11 年前的角膜穿通伤所致;病例 3 是眼球钝挫伤 12 个月后的全白型白内障。所有病例均使用飞秒激光系统(Alcon LenSx Inc)行 4.5mm 的前囊膜切开及角膜切口的制作。另外,病例 2 中加用激光进行核软化。

结果:所有患者均可利用飞秒激光行前囊膜切开。虽然病例 1 在术前即存放射状前囊膜裂开,但残余的前囊仍可行激光切除。病例 2 和病例 3 均展示了直径 4.5mm 的完整前囊膜切开。所有病例中的角膜切口均稳定,激光晶状体核软化在病例 2 中是可行的(核密度等级为 1~2 级)。

结论:结果提示飞秒激光可被成功地用于穿通伤所致的某些外伤性白内障,甚至伴有前囊撕裂或是钝挫伤所致的全白型白内障。

[J Refract Surg. 2012;28(2):151-153.] doi:10.3928/1081597X-20120120-01

2012 年 2 月首次发表在 *Refractive Surgery* 杂志。

外伤性白内障是眼外伤常见的并发症。穿通伤及钝挫伤所致晶状体前囊撕裂使外伤性白内障手术更加困难。白内障摘除术中囊膜相关并发症(前、后囊膜破裂,玻璃体溢出等)降低了术后获得良好视力预后的可能。患者通常会因囊膜破裂、近视及散光的增加而出现各种抱怨[1-4]。到目前为止,前囊膜切开还是一个手动的多步骤过程。飞秒激光在眼科手术中的辅助作用使得更加精确居中的前囊膜切开在普通病例中成为可能[5-8]。本研究列举了眼内飞秒激光在眼球穿通伤后伴有或不伴有囊膜破裂以及钝挫伤后的外伤性白内障眼中的应用,包括前囊膜切开、晶状体劈核以及角膜切口的制作。

病 例 分 析

病例 1

一位 28 岁的赛车选手用钢丝刷工作时不慎将钢丝刺入左眼。他立即移除眼内钢丝并前来就诊。

入院时裸眼视力(UDVA)为 20/25。角膜旁中心 9 点及 10 点钟方向可见一长 2mm 角膜伤口并伴有虹膜脱出。患者接受角膜伤口(10-0 尼龙缝线间断缝合)缝合及虹膜组织还纳术(图 1)。

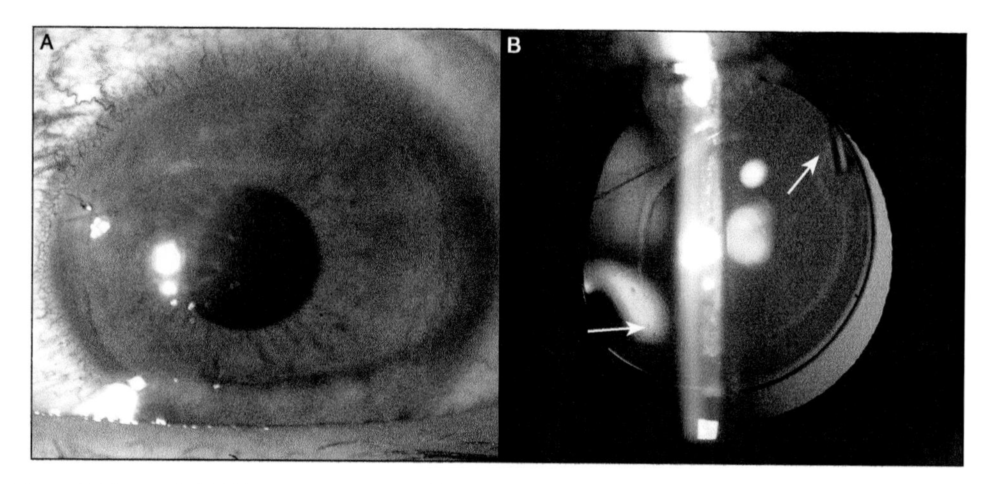

图1　病例1白内障摘除后可见角膜和晶体前囊的穿通伤。**A** 白内障摘除术后1天角膜缝线在位。**B** 术后1周植入的人工晶状体。2点及8点钟方向可见前囊撕裂

散瞳后可见8点到2点钟方向前囊膜由中央向周边处斜行撕裂，但晶状体并没有在这一阶段被摘除。2天后，该受伤眼接受了眼内飞秒激光(Alcon LenSx Inc，Aliso Viejo，加利福尼亚)辅助的白内障手术。由于双眼术前均无屈光不正，术眼人工晶状体的度数用对侧眼参数计算。

散瞳(0.5%环戊通)并滴注表面麻醉剂(0.5%盐酸丙美卡因)后，将曲面压平式接触镜装载到激光输出端，再将患者接口装载到人眼上，并开始负压吸引。由于伤口小且正如预期地一样保持密闭(图1)，术中并未出现负压吸引所致的眼内压力升高而引起的伤口渗漏问题。激光器含内置光学相干断层扫描仪(OCT)，可在负压吸引后对术眼进行扫描。用圆柱形模式行4.5mm直径前囊切开，从前囊膜下至少300μm处聚焦并于前囊膜上至少300μm处结束。接下来用飞秒激光制作3.2mm的角膜主切口及0.9mm的角膜侧切口。由于术前评估晶状体核较软，故激光未对晶状体核进行处理。移除负压吸引并将患者转移至主手术间。对术眼消毒铺巾后，用钝头切口分离器打开角膜切口，用撕囊镊移除前囊膜。可以看到前囊膜口8点及2点位分别有两个术前外伤引起的放射状裂口，其余方位可见激光切除的一个环形规则前囊膜口。吸除软核及皮质，并于囊袋内植入3片式疏水性丙烯酸酯IOL(+24D，Acrysof MN60AC；Alcon Laboratories Inc，沃斯堡，德克萨斯州)。IOL脚襻被固定于11点及5点钟方向以减少裂口扩大的可能。前囊的裂口并没有扩展到后囊。

术后2周UDVA为20/25，矫正远距视力(CDVA)为20/20(+0.5，+0.5D×40°)。人工晶状体倾斜及偏心程度用Scheimpflug成像系统(Oculus Pentacam HR 70900；Oculus Optikgerate GmbH，韦茨拉尔，德国)测量。结果提示IOL在水平方向上偏离0.38mm、垂直方向0.52mm，总的偏离程度为0.64mm。人工晶状体倾斜于垂直轴(y轴)-8.09°，水平轴(x轴)-1.74°。裂隙灯检查提示前囊膜部分覆盖IOL光学面(鼻侧及颞侧覆盖)，上方及下方的前囊膜未覆盖IOL光学面。该患者术后1年视力保持稳定，UDVA为20/20，他现在仍然是一位成功的赛车手。

病例2

一位33岁的女性于1999年被一对剪刀刺伤左眼，引起穿通性眼外伤，并于2010年前来诊治。裂隙灯检查可见一角膜旁中央瘢痕并延伸到周边2点位，周边虹膜前粘连引起瞳孔轻度不规则，晶状体检查提示前皮质性白内障。矫正远距视力为20/40。患眼接受了飞秒激光白内障手术。散瞳后瞳孔直径为8mm。采用圆柱体模式进行核软化(最大直径为4.5mm，最小直径为1mm；从后囊膜前1.2mm开始并于前囊膜后0.5mm结束)。利用激光制作一直径4.5mm前囊口、3.2mm角膜主切口及0.9mm角膜侧切口后，将患者转移至主手术间，确定前囊膜口完整，单纯负压吸除核，并于囊袋内植入三片式疏水性丙烯酸酯IOL(+22.0D，Acrysof MN60AC)，手术顺利。

术后1个月CDVA为20/35(柱镜为+0.75D)(不规则散光是患者少年时期角膜损伤造成的旁中心及周边区域的角膜瘢痕而引起的)。人工晶状体在水平方向上偏离0.34mm、垂直方向0.35mm，总的偏离程度为0.49mm。IOL倾斜于垂直轴(y轴)-1.07°，水平轴(x轴)13.12°。

病例 3

一位 48 岁男性于 2009 年 12 月被碎砖片打伤右眼导致钝挫伤，并于 2010 年 3 月就诊。当时视力只有眼前手动。体格检查见角膜透明，前房正常，瞳孔形状及对光反射均正常，晶状体提示全白型白内障。利用飞秒激光制作一直径 4.5mm 囊口、3.2mm 角膜主切口及 0.9mm 角膜侧切口。由于全晶状体混浊，透光性差，因此没有利用激光对核进行处理。术中直径 4.5mm 的前囊口制作完整，利用常规的白内障超声乳化术行手动劈核及吸核，囊袋内植入三片式疏水性丙烯酸酯 IOL（+19.5D，Acrysof MN60AC）。

术后 1 周 CDVA 为 20/20。人工晶状体在水平方向上偏离 0.07mm、垂直方向 0.48mm，总的偏离程度为 0.49mm。IOL 倾斜于垂直轴（y 轴）-9.84°，水平轴（x 轴）-2.64°（图 2）。

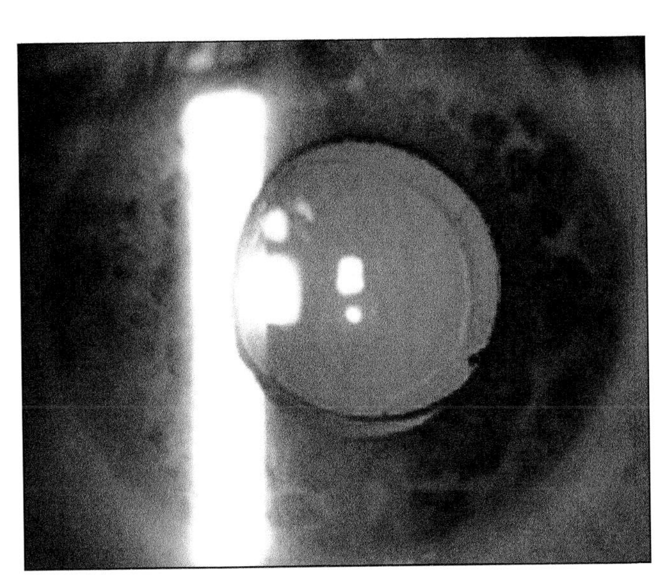

图 2　病例 3 钝挫伤所致全白型白内障眼术后 1 个月裂隙灯图像。前囊口覆盖非对称，人工晶状体在水平方向上偏离 0.07mm、垂直方向 0.48mm

讨　论

角膜穿通伤引起的前囊破裂常使前囊膜切开变得更加困难。依据 Marques 等[9]的报道，外伤性白内障患者术中最常见的并发症为不规则的囊膜切开。前囊的撕裂口可能会延伸到后囊，而且放射状的前囊、后囊裂口会增加任何步骤的手术难度。研究表明囊袋损伤不仅为常见的外伤性白内障并发症，而且是视力恢复较差的预后因素[1~4]。病例 1 中观察到的前囊裂口可能影响 IOL 的位置。为了减少此影响，将 IOL 脚襻放置在远离前囊裂口的位置非常重要，最好位于远离其 90°方向。

我们之前报道过利用飞秒激光在非外伤性白内障眼行囊膜切开的再现性良好[5~8]。飞秒激光技术的一个局限性为其需要充分散瞳。瞳孔直径需大于激光处理区 1.0～1.5mm（即各方位 0.5～0.75mm）。我们通常切开 4.5～5.0mm 直径的前囊口，核内行 4.5mm 直径的激光操作，因此最小瞳孔直径需达 5.5～6.0mm。这三个病例分析提示飞秒激光辅助的前囊膜切开术是切实可行的，甚至适用于伴有前囊膜撕裂或全白型白内障病例。激光辅助的前囊膜切开可能会提高外伤性白内障手术的安全性。

作 者 贡 献

研究选题及设计（Z. Z. N.，R. G.）；数据采集（K. K.，A. T.，R. G.）；分析及解读数据（K. K.，T. F.，M. C. K.）；文稿起草（Z. Z. N.，R. G.，M. C. K.）；文稿专业修改（K. K.，A. T.，T. F.）；管理、技术或材料支持（Z. Z. N.）；指导（K. K.，A. T.）。

（丁锡霞　译）

参 考 文 献

1. Lundström M, Behndig A, Montan P, et al. Capsule complication during cataract surgery: background, study design, and required additional care: Swedish Capsule Rupture Study Group report 1. *J Cataract Refract Surg.* 2009;35(10):1679-1687.
2. Artzén D, Lundström M, Behndig A, Stenevi U, Lydahl E, Montan P. Capsule complication during cataract surgery: case-control study of preoperative and intraoperative risk factors: Swedish Capsule Rupture Study Group report 2. *J Cataract Refract Surg.* 2009;35(10):1688-1693.
3. Johansson B, Lundström M, Montan P, Stenevi U, Behndig A. Capsule complication during cataract surgery: long-term outcomes: Swedish Capsule Rupture Study Group report 3. *J Cataract Refract Surg.* 2009;35(10):1694-1698.
4. Jakobsson G, Montan P, Zetterberg M, Stenevi U, Behndig A, Lundström M. Capsule complication during cataract surgery: retinal detachment after cataract surgery with capsule complication: Swedish Capsule Rupture Study Group report 4. *J Cataract Refract Surg.* 2009;35(10):1699-1705.
5. Nagy Z, Takacs A, Filkorn T, Sarayba M. Initial clinical evaluation of an intraocular femtosecond laser in cataract surgery. *J Refract Surg.* 2009;25(12):1053-1060.
6. Kránitz K, Takacs A, Miháltz K, Kovács I, Knorz MC, Nagy ZZ. Femtosecond laser capsulotomy and manual continuous curvilinear capsulorrhexis parameters and their effects on intraocular lens centration. *J Refract Surg.* 2011;27(8):558-563.
7. Nagy ZZ, Kránitz K, Takacs AI, Miháltz K, Kovács I, Knorz MC. Comparison of intraocular lens decentration parameters after femtosecond and manual capsulotomies. *J Refract Surg.* 2011;27(8):564-569.
8. Miháltz K, Knorz MC, Alió JL, et al. Internal aberrations and optical quality after femtosecond laser anterior capsulotomy in cataract surgery. *J Refract Surg.* 2011;27(10):711-716.
9. Marques FF, Marques DM, Osher RH, Osher JM. Fate of anterior capsule tears during cataract surgery. *J Cataract Refract Surg.* 2006;32(10):1638-1642.

病例报告：飞秒激光辅助的白内障手术在全层角膜移植术后的应用

Zoltán Z. Nagy, MD, DSC; Ágnes I. Takács, MD; Tamás Filkorn, MD; Éva Juhász, MD; Gábor Sándor, MD; Andrea Szigeti, MD; Michael C. Knorz, MD

由于角膜移植术后内皮细胞的数量较正常减少，白内障手术时须减少对内皮细胞的损害。随着飞秒激光被成功应用到白内障手术中[1,2]，我们将此技术应用于一例既往行角膜全层移植术的患者中。

患者，男性，33 岁，曾行右眼 7.0mm 直径角膜全层移植术，随后右眼出现后极性白内障。体格检查见角膜透明，矫正远视力(corrected distance visual acuity, CDVA)为 20/40。利用之前提到的飞秒激光辅助(Alcon LenSx，亚里索维耶荷，加利福尼亚州)的白内障术进行操作[1,2]，角膜瘢痕位于规划的前囊膜切开处的周边，参照瞳孔边缘进行定位，使用飞秒激光切开 4.8mm 的囊膜，并进行核激光液化处理。

为了不受角膜瘢痕的影响，利用 2.8mm 及 15°刀制作角膜切口，注入黏弹剂维持前房，用截囊针确定囊膜切口边缘，撕囊镊移除游离的前囊膜。水分离后用灌注抽吸手柄吸除晶状体核及皮质。囊袋内植入 +12.00D 疏水性丙烯酸酯后房型人工晶状体(Acrysof; Alcon Laboratories Inc，沃斯堡，得克萨斯州)。

术后 1 天由于存在轻度角膜水肿，CDVA 为 20/200，3 个月后提高到 20/25。主觉验光提示术后 1 年屈光度稳定(+1.25D 球镜及-6.00D 柱镜)，CDVA 为 20/20。利用 Scheimpflug 相机(Pentacam HR; Oculus Optikgerate GmbH，韦次拉尔，德国)测量角膜厚度：术前 609μm，术后 1 个月 598μm。

我们报道了首位全层角膜移植后成功行飞秒激光辅助白内障手术的病例。负压环完美地附着于移植角膜的表面。光学相干断层扫描可分辨移植后角膜瘢痕，且瘢痕未影响激光前囊膜切开。由于移植瘢痕位于周边部，我们手动制作角膜切口。

既往研究表明，飞秒激光可能减少去除核过程中所需的超声能量[1]，这可以保护角膜移植术后患者的内皮细胞。白内障超声乳化吸除并人工晶状体植入术的植入失败率为 3% ~8%[3,4]。角膜移植术后超声引起的内皮细胞丢失显著高于正常及非术眼[5]。本病例中，可能由于利用飞秒激光水化核，无须超声移除晶状体，使得术后 1 年内皮细胞数量并未改变。

doi: 10.3928/1081597x-20121228-01

Originally published in Journal of Refractive Surgery, *January 2013.*

(赵陈培 译)

参考文献

1. Nagy Z, Takacs A, Filkorn T, Sarayba M. Initial clinical evaluation of an intraocular femtosecond laser in cataract surgery. *J Refract Surg.* 2009;25(12):1053-1060.
2. Nagy ZZ, Kranitz K, Takacs AI, Mihaltz K, Kovacs I, Knorz MC. Comparison of intraocular lens decentration parameters after femtosecond and manual capsulotomies. *J Refract Surg.* 2011;27(8):564-569.
3. Ohguro N, Matsuda M, Kinoshita S. Effects of posterior chamber lens implantation on the endothelium of transplanted corneas. *Br J Ophthalmol.* 1997;81(12):1056-1059.
4. Nagra PK, Rapuano CJ, Laibson PL, Kunimoto DY, Kay M, Cohen EJ. Cataract extraction following penetrating keratoplasty. *Cornea.* 2004;23(4):377-379.
5. Kim EC, Kim MS. A comparison of endothelial cell loss after phacoemulsification in penetrating keratoplasty patients and normal patients. *Cornea.* 2010;29(5):510-515.

飞秒激光辅助的白内障手术在膨胀期白内障继发性青光眼患者中的应用

Kinga Kránitz, MD; Ágnes Ildikó Takács, MD; Andrea Gyenes, MD; Tamás Filkorn, MD; Róbert Gergely, MD; Illés Kovács, MD, PhD; Zoltán Zsolt Nagy, MD, DSC

摘　　要

目的：本文拟研究飞秒激光辅助的白内障手术在膨胀期白内障继发性青光眼治疗中的应用。

方法：一位 89 岁女性患者，右眼为急性膨胀期白内障继发性青光眼，表现为高眼压(62mmHg)、浅前房及成熟期白内障。经过抗青光眼保守治疗及 Nd:YAG 激光虹膜切除术后进行飞秒激光辅助的白内障手术治疗。术中置入 Malyugin 环机械性扩大瞳孔，利用飞秒激光系统(Alcon Lensx 公司，亚里索维耶荷市，加利福尼亚州)辅助撕囊(直径 4.8mm)并劈核，随后囊袋内植入人工晶状体。

结果：利用飞秒激光可顺利完成 4.8mm 直径的完整撕囊及劈核。白内障术后，患者视力从手动增加到 0.4(Snellen 视力表 4/10)，在未使用抗青光眼滴眼液治疗的情况下眼内压恢复正常水平。

结论：结果表明即使需要机械性扩张瞳孔，飞秒激光也可成功地应用于某些伴有膨胀期白内障继发性青光眼的病例。

[J Refract Surg. 2013;29(9):645-648.]

2013 年 9 月首次发表在 *Refractive Surgery* 杂志。

在膨胀期白内障继发性青光眼发病过程中，由于晶状体厚度增加(成熟期白内障、快速膨胀期晶状体或外伤性白内障)引起瞳孔阻滞或晶状体虹膜膈的前移而使虹膜角膜夹角(前房角)变窄，进而导致继发性闭角型青光眼。急剧升高的眼压可导致患眼不可逆转的视力丧失[1,2]。飞秒激光辅助的白内障手术已被有效地应用于常见病例[3~5]及外伤性白内障患者[6]。本文将对该技术在膨胀期白内障继发青光眼(伴有成熟白内障)病例的治疗有效性进行报道。

手 术 方 法

一位 89 岁女性患者于 2013 年 1 月因急性闭角型青光眼高眼压(62mmHg)于基层医院就诊，予抗青光眼药物(毛果芸香碱、噻吗洛尔、多佐胺滴眼液，配以全身使用碳酸酐酶抑制剂——乙酰唑胺)保守治疗，后转诊至匈牙利布达佩斯 Semmelweis 大学眼科中心。患者诉感右眼疼痛 3 天。

入院后予以裂隙灯生物显微镜、压平式眼压计、前房角镜检查、光学生物测量仪、Scheimpflug 照相及 B 超检查明确具体病情。视敏度检查结果，右眼视力为手动，左眼视力为 0.2(Snellen 视力表 4/20)。裂隙灯眼前节检查发现明显的结膜充血，微囊样、基质层角膜水肿及极浅的前房。由于之前使用拟副交感神经作用滴眼液，瞳孔呈缩小状态。应用 Goldmann 压平式眼压计测量眼压为 40mmHg。房角镜检查发现上、下方前房角关闭。

入院后几天时间内，经过 Nd:YAG 激光虹膜切开及局部抗青光眼滴眼液治疗，患者眼内压下降至 18 ~ 27mmHg，视力增加至 0.4（Snellen 视力表 4/10）。

极浅的前房及成熟的白内障支持膨胀期白内障继发性青光眼的诊断，与之前通过 Scheimpflug 照相（Pentacam；Oculus Optikgeräte GmbH 公司，韦茨拉尔市，德国）、光学生物测量仪（Lenstar；HaagStreit 公司，梅森市，俄亥俄州）的结果（中央角膜厚度：703μm，角膜内皮层到晶状体前表面的前房深度：1.19mm）及 5.31mm 的晶状体厚度、20.33mm 的眼轴测量结果相一致（图 1A）。

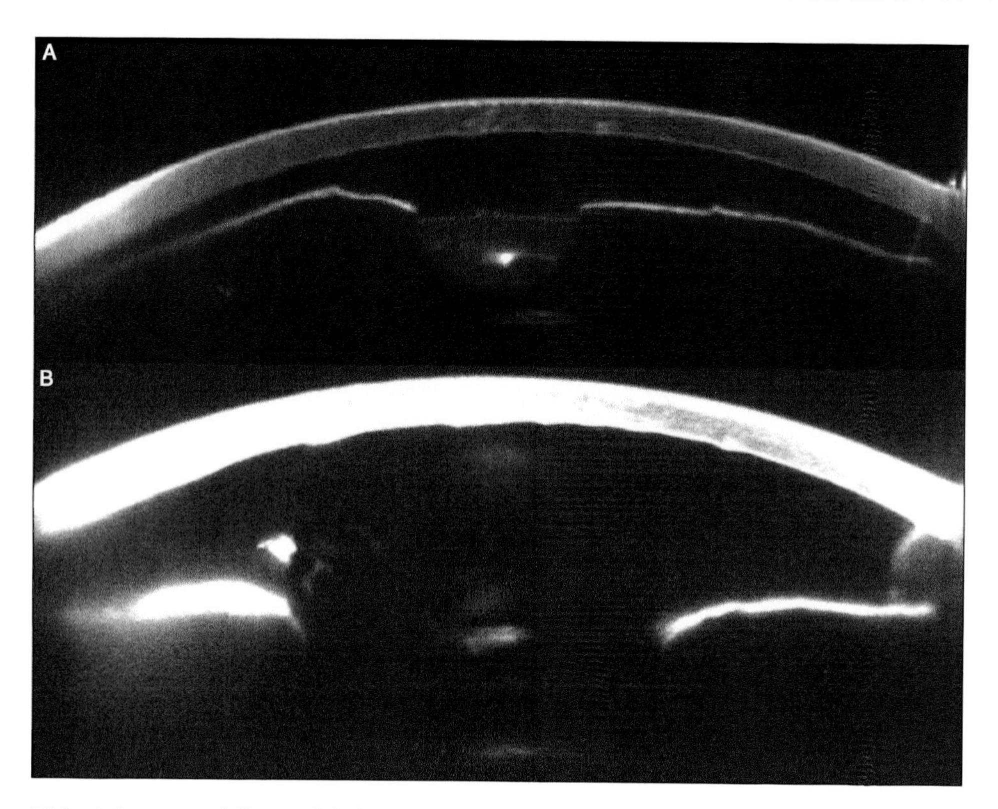

图 1 Scheimpflug 成像。A 手术前见角膜水肿、浅前房、窄房角及成熟期白内障。B 手术后前房深度增加，房角增宽

该患者为成熟期白内障，结合前房的解剖学特征及晶状体厚度结果，考虑到晶状体囊膜张力较大，为保证完整、连续的撕囊，手术方式选择飞秒激光辅助的白内障手术。

制作透明角膜切口并行晶状体囊膜染色（亚甲蓝）之后，植入 Malyugin 环机械性扩瞳。吸除前房黏弹剂，并以平衡盐溶液填充。在使用飞秒激光系统进行后续手术操作前缝合透明角膜隧道（图 2A）。

利用集成光学相干断层扫描成像系统定位晶状体前表面。使用 4.8mm 直径柱状扫描模式行囊膜切开，扫描始于前囊膜后 300μm 并止于前囊膜前 300μm。在前囊膜切开后即行劈核（图 2B）。

在行飞秒激光预处理后，拆除角膜缝线。根据 "Soft-shell" 方法向前房内注入粘弹剂 Duovisco——包含硫酸软骨素（Viscoat）及透明质酸钠（Provisc）（Alcon Laboratories 公司，沃思堡市，得克萨斯州）。用撕囊镊夹出游离、被染色的囊膜，随后应用 Infiniti Vision 系统（Alcon Laboratories 公司，沃思堡市，得克萨斯州）行超声乳化吸除预碎核的晶状体。超声乳化流程总时间为 67.2 秒，总超乳能量为 25%。

囊袋内植入一枚疏水性丙烯酸酯人工晶状体，型号为 Acrysof MA60AC（Alcon Laboratories 公司，沃思堡市，得克萨斯州），其后取出 Malyugin 环及前、后房内粘弹剂。手术结尾在前房内注入 0.1ml 卡巴胆碱，所有切口均未行缝线缝合（图 2C）。

术后前 10 天内予局部联合使用抗生素、类固醇类滴眼液（妥布霉素和地塞米松）治疗。术后无并发症出现，且无需远期抗青光眼治疗。

飞秒激光辅助的白内障术后 1 周时，远距矫正视力为 0.4（Snellen 视力表 4/10），考虑到术后角膜水肿的存在，患者术后视力较术前提高。患者未接受任何抗青光眼相关药物治疗，测得术眼眼内压为 18mmHg。利用 Scheimplug 成像（图 1B，2C 及 2D）可见前房深度的增加及房角的增宽。术后 20 天角膜已透明。

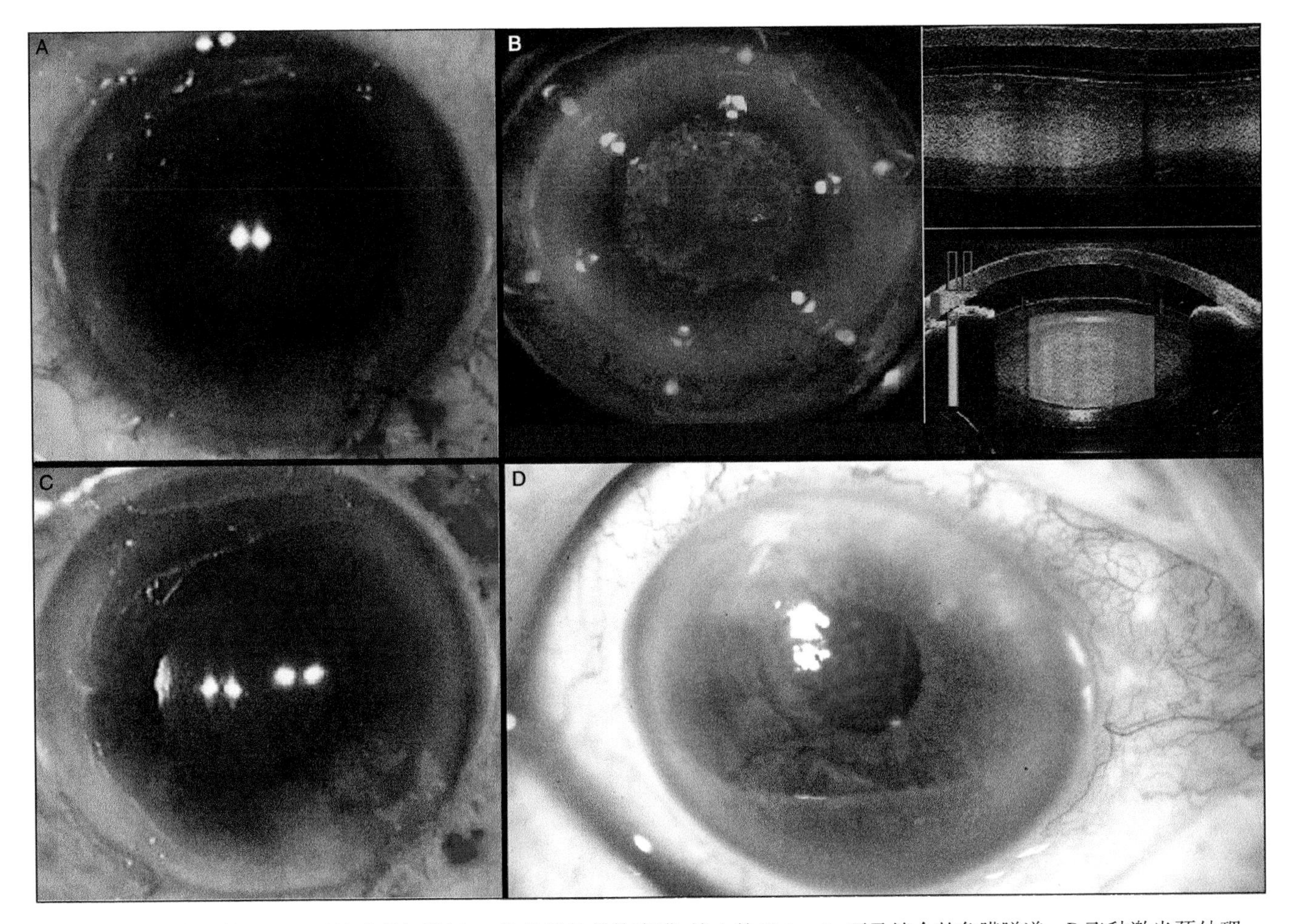

图 2　术中及术后情况。A 可见透明角膜切口，染色的晶状体囊膜，植入的 Malyugin 环及缝合的角膜隧道。B 飞秒激光预处理：囊膜切开及晶状体碎核。C 手术结尾。D 白内障术后 1 周时的眼前节数字图像

讨　论

与白内障囊外摘除术相比，白内障超声乳化吸除术手术切口较小、脉络膜上腔出血风险较低等，因此在病情许可的条件下，选择超声乳化吸除术治疗膨胀期白内障继发性青光眼更有优势。由于这些患者存在浅前房、膨胀期白内障及晶状体内容物液化等情况，进行连续环形撕囊变得具有挑战性，而且如果存在角膜水肿，整个手术将更加困难[1,2]。

有了飞秒激光辅助，即便在某些极浅前房及膨胀期白内障的患者，白内障手术居中定位且完整的撕囊也变成可能。对白内障晶状体的预碎核减少了超声乳化过程中的能量使用，进而减轻了术后角膜水肿[3]。

为了避免虹膜损伤，进行飞秒激光治疗前充分的散瞳十分重要。因此，在瞳孔较小的病例中推荐使用机械性眼内瞳孔扩张器。根据我们的经验，植入 Malyugin 环是一种安全的方法，但在使用飞秒激光系统进行后续手术操作前需缝合角膜切口。

该结果表明，即使需要机械性扩张瞳孔，飞秒激光也可成功地应用于某些伴有膨胀期白内障继发性青光眼的病例。

作 者 贡 献

研究概念及设计（IK，KK，ZZN）；数据采集（AG，RG，IK，KK，ZZN，AIT）；数据分析及解读（TF，RG，IK，KK）；构思撰写论文（IK，ZZN）；论文关键性修改（AG，TF，IK，KK，ZZN，AIT）；专业统计分析（IK）；研究管理、技术及物质支持（AG，KK，ZZN，AIT）；研究管理（RG，KK，ZZN）

（黄子旭　译）

参 考 文 献

1. Bhartiya S, Kumar MHM, Jain M. Phacomorphic glaucoma: evolving management strategies. *Journal of Current Glaucoma Practice.* 2009;3:39-46.
2. Lee JW, Lai JS, Yick DW, Tse RK. Retrospective case series on the long-term visual and intraocular pressure outcomes of phacomorphic glaucoma. *Eye (Lond).* 2010;24:1675-1680.

3. Nagy Z, Takacs A, Filkorn T, Sarayba M. Initial clinical evaluation of an intraocular femtosecond laser in cataract surgery. *J Refract Surg.* 2009;25:1053-1060.

4. Roberts TV, Lawless M, Bali SJ, Hodge C, Sutton G. Surgical outcomes and safety of femtosecond laser cataract surgery: a prospective study of 1500 consecutive cases. *Ophthalmology.* 2013;120:227-233.

5. Conrad-Hengerer I, Hengerer FH, Schultz T, Dick HB. Effect of femtosecond laser fragmentation on effective phacoemulsification time in cataract surgery. *J Refract Surg.* 2012;28:879-883.

6. Nagy ZZ, Kránitz K, Takacs A, Filkorn T, Gergely R, Knorz MC. Intraocular femtosecond laser use in traumatic cataracts following penetrating and blunt trauma. *J Refract Surg.* 2012;28:151-153.

译　后　记

随着国内飞秒激光辅助白内障手术仪器的逐渐普及，国内的医师们亟需一本实用的中文飞秒激光工具书，及时引进和翻译国外权威著作以弥补国内该领域的空白已然成为当务之急。基于此，我们与此书作者以及人民卫生出版社沟通，表达了翻译此书的意愿并最终得以出版。

本书的顺利引进和翻译得到了国内众多专家的支持。感谢姚克教授作序，感谢张劲松教授、毕宏生教授、卢奕教授、张铭志教授、张红教授和张素华教授的协助翻译，感谢温州医科大学眼视光医院的多位同行及研究生参与翻译和校对！

需要说明的是，此书原著于几年前出版，引进、翻译、出版均需要时间。在时间流逝中，当时书中所写的有些内容，已由将来时变成现在完成时或者过去时。翻译过程中，本书为体现忠于原文原则，不进行有意的修改，恳请读者谅解。翻译过程中出现不足和疏漏在所难免，还望读者批评指正。

尽管如此，本书仍不失为一本全面详尽介绍飞秒激光辅助白内障手术技术的经典之作。希望能给各位同行的临床工作带来帮助。

赵云娥　黄锦海

2018 年 1 月